北京医院妇产科主任医师、知名专家

罗立华 [主编]

孕期营养详解与同步食谱500例

畅销升级版

● 更详细的讲解
● 更丰富的营养食谱

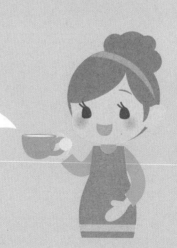

中国人口出版社
China Population Publishing House
全国百佳出版单位

我们坚持以专业的精神,科学的态度,为您排忧解惑。

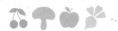

第1章　孕前营养储备与食谱

03 孕前男性营养储备

04 男性备孕食谱

第2章　孕期营养需求

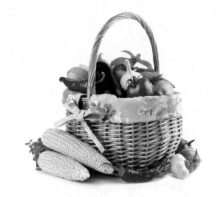

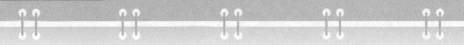

第3章　孕期同步营养方案与食谱

孕1月 饮食指导与食谱

孕2月 饮食指导与食谱

孕3月 饮食指导与食谱

孕4月 饮食指导与食谱

9

孕6月 饮食指导与食谱

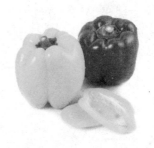

孕7月 饮食指导与食谱

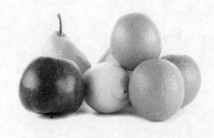

孕8月 饮食指导与食谱

孕9月 饮食指导与食谱

孕10月 饮食指导与食谱

第4章　孕期常见症状食疗方法

05 孕期抽筋

06 孕期贫血

07 孕期便秘

08 孕期腹痛

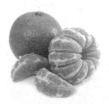

09 孕期水肿

10 妊娠期高血压疾病

11 孕期糖尿病

12 下肢静脉曲张

第1章

孕前营养储备与食谱

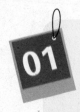

孕前女性营养储备

孕前储备营养的重要性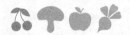

胎宝宝是否能健康地生长发育，这与孕期营养有很大的关系，但只关注孕期的营养是不够的。专家建议，夫妻双方应该从孕前就开始注意营养的储备，也就是说注意日常饮食和营养摄取，这样才能使精子和卵子更具有活力，孕育出优质的宝宝。孕前需储备营养有如下3个理由。

营养不足不容易怀上宝宝

卵子是否能够受精，与它们的活力有很大的关系。如果营养不充足，如现代很多女性有节食、偏食或挑食的不良饮食习惯，导致身体缺乏某些营养素，使卵子的活力减弱或导致月经稀少，就容易造成不孕。

营养不足会影响胎宝宝发育

胎宝宝在怀孕的头1～3个月里，各个重要器官，如心、肝、肾、肠、胃等都要在这一期间分化完毕，并初具规模，且大脑也在急剧地发育，这一期间胎宝宝必须从母体中获得充足而齐全的营养。然而，这些营养的一部分需要在孕前体内就有所准备，否则将会导致孕初期营养供应不足。加之孕初期的孕吐反应使孕妇进食不足，影响了营养的摄取。如果孕前存在营养不良，胎宝宝的早期发育就会受到影响，导致出生低体重儿的几率增大。有的孕妇由于孕前缺乏维生素A或锌，还会导致畸形。

营养不足使女性乳腺发育不良

孕前营养缺乏的女性会影响乳房发育，造成产后泌乳不足，影响新生儿的喂养，导致母乳喂养失败。与此相反的是，那些孕前营养充足的女性，所生的新生儿体重正常，母乳喂养的成功几率较大，身体的抗病力也较强，孕期也不容易生病。

孕前3个月开始补充叶酸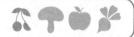

孕期缺乏叶酸，容易导致胎宝宝神经管畸形，并增加了其他器官的畸形率。由于叶酸补充要经过2～3个月的时间，体内叶酸缺乏的状态才能得到切实的改善，并起到预防胎宝宝发育畸形的作用。而一般情况下，确诊自己怀孕时，都已经到怀孕第4周了，这时就错过了补充叶酸的良好时机。所以，建议准妈妈从孕前3个月（最迟孕前2个月）开始补充叶酸，并且至少要坚持到孕早期结束。

关于叶酸的详细讲解，可以参见本书第65页的内容。

每天补充0.4~0.8毫克

目前市场上唯一得到国家卫生部门批准的、预防胎儿神经管畸形的叶酸增补剂是"斯利安"片，每片0.4毫克。孕前到孕早期期间，建议准妈妈坚持每天至少补充0.4毫克叶酸，孕前要补充3个月再怀孕。如果每天补充0.8毫克叶酸，就需补充2个月再怀孕。进入孕中期、孕晚期后，可以每天补充0.4～0.8毫克叶酸。

补充叶酸的原则

1.最好在医生的指导下，选择服用叶酸补充制剂。

2.孕前长期服用避孕药、抗惊厥药的女性，曾经生下过神经管缺陷儿的女性，孕前应在医生的指导下，适当调整每日的叶酸补充量。

3.注意叶酸摄入不宜过量。过量摄入叶酸（每天超过1毫克），会影响体内锌以及维生素B_6、维生素B_{12}的吸收，反而会对胎宝宝的发育不利。因此，在补充叶酸的同时，要注意补锌。

从食物中摄取叶酸

人体不能自己合成叶酸，只能从食物中摄取叶酸。含叶酸的食物很多，但由于天然的叶酸极不稳定，易受阳光、加热的影响而发生氧化，长时间烹调也会将其破坏，所以人体真正能从食物中获得的叶酸并不多。

为了最大限度地保留食物的营养，应该做到以下几点：

1 买回来的新鲜蔬菜不宜久放。制作时应先洗后切，现时炒制，一次吃完。炒菜时应急火快炒，3~5分钟即可。煮菜时应水开后再放菜，可以避免维生素的流失。做馅时挤出的菜水含有丰富的营养，不宜丢弃，可以做汤。

2 淘米时间不宜过长。不宜用力搓洗，不宜用热水淘米；米饭以闷饭、蒸饭为宜，不宜做捞饭，否则会使营养成分大量流失。

3 做肉菜时，最好把肉切成碎末、细丝或小薄片，急火快炒。大块肉、鱼应该先放入冷水中用小火炖煮烧透。

4 最好不要经常吃油炸食品。

叶酸含量比较丰富的食物见下表：

绿色蔬菜	莴苣、菠菜、番茄、胡萝卜、芹菜、龙须菜、菜花、油菜、小白菜、扁豆、豆荚、蘑菇等	
新鲜水果	橘子、草莓、樱桃、香蕉、柠檬、桃子、李子、杏、杨梅、海棠、酸枣、石榴、葡萄、猕猴桃、梨等	
动物食品	动物的肝脏、肾脏、禽肉及蛋类，猪肝、鸡肉、牛肉、羊肉等	
豆类、坚果类食品	黄豆、豆制品、核桃、腰果、栗子、甜杏仁、松子等	
谷物类	大麦、米糠、小麦胚芽、糙米等	

根据中国营养学会公布的《中国居民膳食指南》，食物中叶酸的含量如下表：

食物名称 （每100克）	叶酸含量 （微克）	食物名称 （每100克）	叶酸含量 （微克）
鸡肝	1172.2	核桃	102.6
猪肝	452.2	蒜苗	90.9
黄豆	181.2	菠菜	87.9
鸭蛋	125.4	豌豆	82.6
茴香	120.9	花生	107.5

孕前需要补充的营养素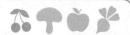

　　为了提高卵子的质量和为孕期贮备营养素，准备怀孕的女性，从孕前3个月就应该开始补充维生素、蛋白质、脂肪、矿物质等营养素。下面我们就简要地讲一下备孕妈妈需要补充的营养素，关于各种营养素的详细讲解，孕妈妈可以参见本书第2章"孕期营养需求"的内容。

维生素

　　备孕妈妈孕前可能会因为不合理的饮食导致维生素缺乏，而维生素的缺乏会妨碍孕育高质量的宝宝。所以备孕妈妈要均衡补充各类维生素。

　　富含维生素A的食物有肝、牛奶、蛋黄；蔬菜如胡萝卜、番茄、南瓜、山芋等；水果如苹果、梨、李子、樱桃等。其中，含量最高的是各种动物肝脏和鸡蛋黄。

　　富含维生素B_1的食物有谷类、豆类、肝类、肉类、蛋类、乳类、水果、蔬菜等，其中，含量最高的是花生仁和豌豆，每100克分别含有1.07毫克和1.02毫克。

　　富含维生素B_2的食物有肝、肾、蛋黄、酵母、牛奶、各种叶菜等，其中含量最高的是羊肝、猪肝和紫菜。

富含维生素B$_3$的食物有酵母、花生、谷类、豆类、鱼类，其中，含量最高的是羊肝和牛肝，每100克分别含18.9毫克和16.2毫克。

富含维生素C的水果有猕猴桃、鲜枣、草莓、枇杷、橙、橘子、柿子等，富含维生素C的新鲜蔬菜有青菜、韭菜、菠菜、青椒、黄瓜、菜花、小白菜、西兰花等，其中西兰花含量最高。

富含维生素D的食物有鱼肝油、蛋黄、牛奶及菌类、干菜等，其中含量最高的是鱼肝油。

维生素E又名生育酚，能促进性激素分泌，增加女性的卵巢机能，使卵泡数量增多，黄体细胞增大，增强孕酮的作用；能促进男性精子的生成及增强其活力，对防治男女不孕症及预防先兆流产具有很好的作用。含维生素E较多的食物有植物油类、坚果类、菌藻类、蛋黄、豌豆、花生酱等，其中，含量最高的是麦胚芽油，每100克含149毫克。

蛋白质

蛋白质是生成精子的重要原材料，备孕妈妈应合理补充富含优质蛋白质的食物。但不能超量摄入，蛋白质摄入过量容易破坏体内营养的摄入均衡，造成维生素等多种物质的摄入不足，并造成酸性体质，对受孕十分不利。

含蛋白质最多的食物是大豆，每100克大豆中含有36克蛋白质，其次是蛋类、瘦肉、乳类、鱼类、虾、蚕豆、花生、核桃、瓜籽等。

热量

女性如果没有摄取足够的热量以保持正常范围内的体重和体脂，则可能会造成生育能力下降。另外，妊娠前后体重偏低可导致胎儿发育迟缓，并增大新生儿并发症的风险。所以孕前应停止减肥，均衡饮食，备孕妈妈要保证摄入足够的热量。

备孕妈妈要多吃水果和含碳水化合物的食物（五谷杂粮），还要适当吃一些含脂肪的食物，以保证热量的供给。

碘

碘是甲状腺素的组成成分，甲状腺素能促进蛋白质的生物合成，促进胎儿生长发育。妊娠期间，甲状腺功能活跃，碘的需要量增加，这样就容易造成妊娠期摄入量不足和缺乏，特别是在缺碘的地区，更易造成孕妈妈缺碘。

补碘的关键时间是在孕早期的3个月，尤以孕前开始最好。如果怀孕后5个月再补碘，已起不到预防后代智力缺陷的作用了。因此，为了孕妈妈自身的健康和胎儿的正常发育，孕妈妈必须从孕前开始补碘，尤其是在缺碘的地区更应该注意多吃些含碘丰富的食物。

最好的补碘食物为海产品如海带、紫菜、海参、海蜇等，甜薯、山药、大白菜、菠菜、鸡蛋等也含有碘，可以适量多吃一些。如果用碘化盐补碘时，要注意不可过量，以免引起产后甲状腺肿大和甲状腺功能低下。

锌

锌是人体多种酶的组成成分或者激活剂，主要参与脱氧核糖核酸（DNA）和蛋白质的生物合成，对胎宝宝尤其对宝宝大脑的发育起着不可忽视的作用，严重缺锌可能会引起无脑畸形等。

备孕妈妈孕前应多摄入富含锌的食物，如牡蛎、蚌、贝类、海带、黄豆、扁豆、麦芽、黑芝麻、紫菜、南瓜子、瘦肉、动物肝脏等。

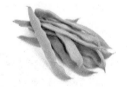
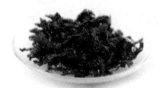

铁

铁是制造红细胞的必需原料，缺铁会引起贫血，严重贫血不仅会影响受孕，还会影响胎宝宝发育，所以备孕妈妈一定要注意补铁。

调查显示，在备孕妈妈当中，缺铁性贫血发生率很高，大约为20%。缺铁性贫血是体内储备铁缺乏，影响血红蛋白所引起的贫血，是贫血中最常见的类型。备孕妈妈由于月经等因素，体内铁贮存往往不足，如果孕前缺铁，孕期更容易发生缺铁性贫血，需要引起足够的重视，否则将影响到胎儿的发育。

孕前的健康检查中，如果发现血色素值低于正常值，即可以判定有轻度贫血，可以在饮食调理的基础上，考虑补充铁剂，把血色素提高到正常水平。例如：补充速力菲，每天的剂量在100毫克，每日3次，连续补充3周后，再复查血常规。注意口服铁剂时，忌饮茶，而且不宜与牛奶同时服用。

含铁量较高的谷类有大米、小米、玉米、燕麦；豆类有黑豆、赤小豆；蔬菜有菠菜、芹菜、油菜、韭菜等；各种动物的肝脏尤以猪肝、鸭肝中含量最多；菌藻类如紫菜、海带、发菜、口蘑、黑木耳；海产品有海蜇、虾米、虾皮等。所有食物中以动物肝脏含量最多，其次为血、心、肾等。另外，蛋黄中铁的含量也很丰富。

锰

缺锰可以造成显著的智力低下，母体缺锰能使后代产生多种畸变，尤其是对骨骼的影响最大，常容易出现关节严重变形，而且死亡率较高。

一般来说，以谷类和蔬菜为主食的人不会发生锰缺乏，但如果经常吃加工得过于精细的米面，或以乳品、肉类为主食时，往往会造成锰摄入不足。备孕妈妈孕前应适当多吃些水果、蔬菜和粗粮。

钙

钙是人体内含量最丰富的矿物质，其量仅次于氧、碳、氢、氮。成人体内含钙总量约1200克，占体重的1.5%～2%。钙是构成牙齿和骨骼的重要材料，99%存在于骨骼和牙中，用以形成和强健牙齿和骨骼。钙可以被人体各个部分利用，能够维持神经肌肉的正常张力，维持心脏跳动，并维持免疫系统机能。钙能调节细胞和毛细血管的通透性，还能维持酸碱平衡，也参与血液的凝固过程。备孕妈妈如果能够注意每天补充钙剂，不但未来的宝宝会更加健康聪明，而且自身的产后恢复也较快，且骨质密度不会受到影响，生产后身体能很快恢复到原来的状态。

孕前补钙是准备怀孕的女性特别要注意的。不要以为怀孕后开始补钙还来得及，事实上，补钙应从准备怀孕时就开始。女性从准备怀孕时起，如果发现自己缺钙，最好能每天摄取600毫克的钙量。

1.备孕妈妈如何补钙

对于很少接受阳光照射，户外活动也比较少的职业女性，可以从孕前3～6个月就开始补钙，在补钙的同时服用维生素D胶丸或者补充骨化醇，每天补充15微克，在连续补充3周后，再到医院检查。补充时，谨防过量摄入，否则会引起食欲减退、口渴、恶心、呕吐、烦躁等不良反应，这样反而对身体有害。

2.哪些食物富含钙

我国居民的膳食是以谷类食物为主，所以钙的来源很少，钙摄入普遍不足。备孕妈妈的钙摄入量应该是孕早期每天摄取800毫克，孕中、晚期每天摄取1000～1500毫克。

乳制品不仅含钙丰富，而且吸收率高，虾皮、鱼类和芝麻酱含钙也很丰富，其他还有蛋黄、骨头、深绿色蔬菜、米糠、麦麸、花生、海带等都富含钙。

孕前帮助排毒的食物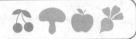

人体每天都会通过呼吸、饮食及皮肤接触等方式从外界接触到有毒物质，时间长了，毒素就会在体内蓄积，会对健康造成危害。对于孕妇来说，这种危害更为严重。所以准备生育的夫妻需要在孕前先通过食物进行排毒。最常见的能够帮助人体排出毒素的食物有以下几种。

豆芽：豆芽含有多种维生素，能清除体内的致畸物质，促进性激素生成。

韭菜：韭菜富含挥发油、纤维素等成分，粗纤维可以帮助吸烟、饮酒者排出身体所吸收的毒素。

鲜蔬果汁：鲜蔬果汁所含的生物活性物质能阻断亚硝胺对身体的危害，还能改变血液的酸碱度，有利于防病排毒。

海藻类：海带、紫菜等所含的胶质能促使体内的放射性物质随大便排出体外，所以可以减少放射性疾病的发生。

动物血：猪、鸭、鸡、鹅等动物血液中的血红蛋白被胃液分解后，会与侵入人体的烟尘和重金属发生反应，提高淋巴细胞的吞噬功能，还有补血的作用。

瘦弱女性孕前饮食调理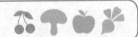

气虚的备孕妈妈怎么吃

气虚者的特征：一般为说话无力、食欲不振、缺乏耐力、易疲劳、易嗜睡、四肢无力、面色苍白、易出汗。

平时饮食需要注意：保证三餐，不要一忙就忘了吃饭。并且要积极摄取一些有营养的食物，如：鱼、蛋、肉、奶、蔬果等。特别是在每次生理期结束之后，最好能吃些调养身体的补品，如：人参、黄芪等。

血虚的备孕妈妈怎么吃

血虚者的特征：血虚的女性一般会面色苍白或蜡黄、嘴唇不红、指甲无血色，还会出现经血过少、贫血，时常心慌、失眠、头晕、眼花、手足发麻冷凉等症状。以后生的宝宝也容易有过敏体质。

平时饮食需要注意：多吃些含铁质的食物，如：葡萄、樱桃、苹果、深绿色蔬菜、鱼、蛋、奶、大豆、猪肝、鸡肝等。

过胖女性孕前饮食调理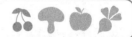

备孕妈妈体重超重或过于肥胖，也会成为怀孕、分娩的不利因素，并成为妊娠高血压、妊娠糖尿病等疾病的诱发因素。而在妊娠期间是不能采用节食减肥措施的，否则难以保证胎儿的营养和正常发育。

因此，体重超重的备孕妈妈应该在怀孕之前通过合理的营养，配合适当的体育锻炼，让自己的体重达到或接近理想体重，在提高了身体的健康水平与适应能力之后才可以受孕。

女性体重多少才算标准

女性的标准体重，一直是随着社会的物质条件与人类的生存状态而不断变化的。其中，还存在个体的差异性，比如有的女性看上去很瘦，但体重并不轻；也有的看上去偏胖，但体重并不是很重。

那体重多少才算正常呢？如果女性的实测体重少于或超过标准体重的15%之内，才可以算是正常范围内的体重。

怎样合理控制体重

体重超重的备孕妈妈，不能因为自己的身体营养状态好，就不再增加营养，而是要保证均衡的营养。如要适当摄入优质蛋白、维生素、矿物质、微量元素等营养素，但应该适当控制进食含脂肪及糖类较高的食物。

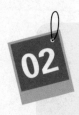

女性备孕食谱

补叶酸的食谱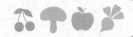

 牛奶菠菜粥

原料：大米100克，菠菜100克，牛奶250毫升，盐、植物油、葱各适量。

做法：1.将新鲜的菠菜择洗净，沸水焯后切碎。

2.大米淘洗干净，用冷水浸泡好。

3.锅中倒入植物油，烧至八成热时，再放入葱末爆香。

4.随后加入约1000毫升冷水，放入大米，用大火煮沸。

5.再用小火煮至粥稠。

6.将碎菠菜放入锅内，加入盐，倒入牛奶搅匀，再次烧沸即可。

功效 牛奶中含钙量很高且容易被人体吸收，菠菜含有丰富的叶酸，两者相互搭酸，有助于备孕妈妈补充叶酸。

 土豆鸡蛋卷

原料：鸡蛋1个，土豆200克，牛奶15毫升，植物油、黄油、盐、香菜各适量。

做法：1.将土豆煮熟，把鸡蛋打碎，放入黄油、盐调好。

2.将煮熟的土豆捣碎，并用牛奶、黄油拌匀。

3.把调好的鸡蛋糊用植物油煎成鸡蛋饼，然后把捣碎的土豆泥放在上面，卷成蛋卷即可。

功效 此菜健脾开胃，补虚养身，且可以为备孕妈妈提供丰富的叶酸。

鲜香菇汤

原料：鲜香菇100克，植物油25毫升，盐适量。

做法：1.将香菇洗干净，去掉蒂，加热油，放入香菇煸炒，加盐调味。

2.另起锅，锅内加水，放入煸炒好的香菇熬煮成汤，即可食用。

功效

鲜香菇不仅含有大量的叶酸，还含有高蛋白、低脂肪、多糖、多种氨基酸和多种维生素等营养素。对促进人体新陈代谢，提高身体适应力有很大的作用。

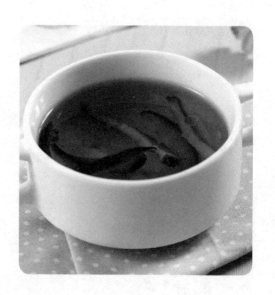

卷心菜拌豆芽

原料：卷心菜叶150克，豆芽100克，香油、酱油、醋各适量。

做法：1.将卷心菜和豆芽用开水焯一下，去除水分，卷心菜切成细丝。

2.将切好的卷心菜和豆芽一起装盘，用香油、酱油、醋拌好即可。

功效

此菜除了可以补充大量的叶酸外，还有清热去火的作用，对治疗骨质疏松和贫血也有效。

海米拌油菜

原料：油菜250克，海米25克，香油、盐各适量。

做法：1.将油菜择洗干净，切成3厘米长的段。

2.将油菜放入开水锅内汆一下，捞出沥去水分，加入盐拌匀，盛入盘内。

3.将海米用开水泡开，切成粒，放在油菜上，加入香油，拌匀即可食用。

功效

油菜中含有丰富的钙、铁、维生素C和叶酸等，可以补充大量的叶酸。

猕猴桃鲜奶饮

原料：猕猴桃1个，鲜奶油、牛奶各75毫升，砂糖适量。

做法：1.将猕猴桃去皮，切成小块，装在碗里。

2.把砂糖、牛奶加入猕猴桃的碗里，充分混合后放在搅拌机里搅拌。

3.不停地朝一个方向搅动鲜奶油，搅好后放入搅拌好的猕猴桃汁里调匀即可。

功效

猕猴桃富含叶酸，饮猕猴桃饮料，能更全面地吸收更多的叶酸。

补铁的食谱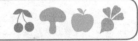

 西式炒饭

原料：大米150克，菠菜100克，白皮洋葱、西芹、番茄、熟鸡蛋、柠檬各50克，盐、植物油各适量。

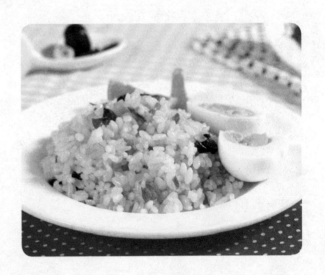

做法：1.将菠菜、洋葱、西芹、番茄都切成小丁。

2.将熟鸡蛋切成两半，柠檬切块。

3.锅内加油，放入洋葱丁炒出香味。

4.下入洗好的大米翻炒。

5.加入番茄、肉汤，用小火焖煮沸。

6.待米饭快熟时，下入菠菜丁、西芹丁、盐翻炒。

7.至汤汁全部收干后，出锅装盘。

8.在米饭上放上热鸡蛋和柠檬块即可。

功效

此饭健脾开胃，除了可以补铁、补血外，还对营养不良有很好的调理作用。

绿豆芽炒鳝丝

原料： 绿豆芽250克，鳝鱼100克，红、绿青椒各30克，姜丝、盐、植物油、淀粉各适量。

做法： 1.将鳝鱼洗净，用开水余烫一下，捞起后切成丝，红、绿青椒去籽后切丝。

2.把绿豆芽、红椒丝、青椒丝一起用开水余烫一下，捞起备用。

3.油烧热后，下入姜丝炒香，再放入全部的材料翻炒，调味后勾薄芡即可。

 功效

此菜气血双补，是补铁的佳品。

麻油猪心

原料： 猪心300克，麻油、料酒、老姜、盐各适量。

做法： 1.将猪心对切成两瓣，去掉内部的血块，洗干净后切成片状。

2.将老姜也切成片状。

3.将麻油倒入炒锅中，油热后放入姜片爆香，加入猪心翻炒，再加入料酒、麻油、盐和水，煮至汤汁滚开即可食用。

 功效

此菜补血益气，麻油含有丰富的不饱和脂肪酸，猪心可以补充丰富的铁质。

雪里蕻炒肉末

原料： 腌雪里蕻150克，五花肉75克，熟黄豆50克，猪油（炼制）30克，红椒、葱、姜、料酒、酱油、香油各适量。

做法： 1.将腌制好的雪里蕻去根，切成碎末，用开水焯过，再用凉水浸泡，将咸味去掉，挤干备用；红椒洗净，切末。

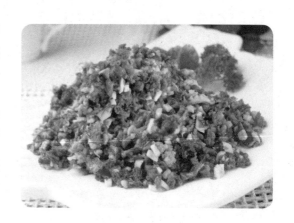

2.将葱、姜洗净切成末；将五花肉剁成肥瘦肉末。

3.锅烧热后，放入油，烧至七成热，下肉末、红椒葱末、姜末煸炒，待肉末断生时烹料酒、酱油少许，下雪里蕻、熟黄豆，颠炒几下后淋香油出锅即可。

 功效

此菜口味咸香，荤素搭配适宜，具有滋阴补血、补铁的功效。

冬瓜雪里蕻汤

原料: 冬瓜350克,雪里蕻75克,香油、盐各适量。

做法: 1.冬瓜去皮、瓤洗净,切成3厘米长、2厘米宽、5毫米厚的片;雪里蕻泡去咸味,切成丁备用。

2.冬瓜片放入开水锅内煮2~3分钟,捞出用冷水过凉,沥水。

3.汤锅放到大火上,倒入素汤,放入冬瓜片和雪里蕻丁,烧开撇去浮沫,放入盐,盖上锅盖,烧30分钟左右,淋入香油即可。

功效 此菜营养均衡,可以补铁、补血。

 桂圆炖猪心

原料: 猪心90克,桂圆50克,姜、盐、鸡汤各适量。

做法: 1.猪心剖开,除去膜及油,然后用刀切成块,用水冲净血污。

2.将洗好的猪心、桂圆及姜片放入炖盅内,加入鸡汤,放在火上烧开。

3.撇去浮沫,盖好盖,用小火炖2小时左右。

4.放盐调好味道,捡出桂圆即可食用。

功效 本品气血双补,还能帮孕前女性调理营养不良、失眠等症状。

补钙的食谱

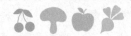

 棒骨海带汤

原料: 海带100克,猪棒骨1根,葱段、姜片、大料、醋、盐各适量。

做法: 1.海带洗净,切成丝。

2.猪棒骨洗干净后,用开水焯一下,再放入热水锅中,和葱段、姜片、大料一起煮。

3.猪棒骨六成熟时放海带下锅,并加入适量的醋。

4.猪棒骨煮至熟透,出锅前放盐调味即可。

功效 猪棒骨含有丰富的钙质,用它煮汤,不仅可以补钙,还可以增进食欲,且味道鲜美。

大枣冬菇汤

原料: 大枣50克，冬菇25克，植物油20毫升，盐1/2小匙，料酒1小匙，姜3克。

做法: 1.将冬菇洗干净；大红枣洗干净去核；姜洗干净，切成片备用。

2.将冬菇、红枣、姜片、盐、料酒、植物油一起放入蒸碗内，加水盖严，上笼蒸60～90分钟，出笼即可食用。

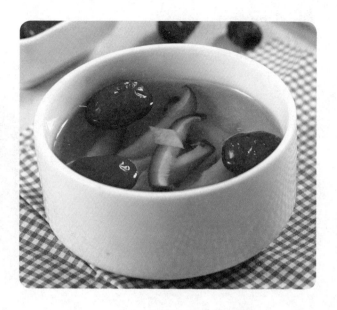

功效

冬菇具有高蛋白、低脂肪、多糖、多种氨基酸和多种维生素的营养特点；冬菇中有麦淄醇，它可以转化为维生素D，促进体内钙的吸收，并且可以增强人体抵抗疾病的能力。

 ## 番茄鸡肉粥

原料: 番茄250克，鸡蛋黄1个，熟鸡肉末100克，软米饭1碗，土豆泥、香油各适量。

做法: 1.将番茄洗净，用开水氽烫后去皮榨成汁。

2.将蛋黄、软米饭、土豆泥、适量水放入锅内煮烂成粥。

3.再将番茄汁、熟鸡肉末拌入蛋黄粥中，加少许香油即可食用。

功效

此粥含有丰富的维生素D，能帮助孕前女性补充充足的钙质。

鲜奶花蛤汤

原料：花蛤500克，鸡汤500毫升，红椒50克，鲜奶200毫升，盐4克，砂糖、姜片各适量。

做法：1.红椒洗净切成丝；将花蛤放入淡盐水中浸泡半小时，使其吐净污物，然后放入开水中煮至开口，捞起后去掉壳备用。

2.在锅内倒入适量植物油，放入红椒丝、姜片爆香，加入鲜奶、鸡汤煮沸后，放入花蛤用大火煮1分钟，最后加入调味料即可。

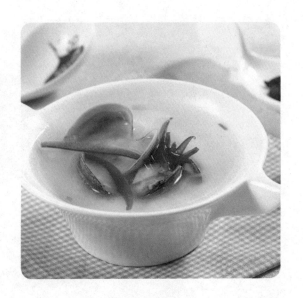

功效

本菜含有丰富的蛋白质及钙质，是备孕妈妈孕前补钙的佳品。

香菇拌豆干

原料：香菇150克，熏豆腐干2块，虾皮15克，盐、香油各适量。

做法：1.香菇浸在水里泡开，煮熟，切丁。

2.将熏豆腐干切条，用开水氽烫后备用。

3.将熏豆腐干、虾皮、香菇放入盘中，加入盐、香油拌匀即可。

功效

虾皮中含有很多钙质和矿物质，香菇能增进食欲，还具有保健作用，熏豆腐干富含蛋白质和钙质。

牛奶洋葱汤

原料：鲜牛奶300毫升，洋葱1个，橄榄油、盐各适量。

做法：1.洋葱去蒂切丝，入油锅炒香。

2.锅中加适量水，用小火慢慢熬出洋葱的甜味。

3.待洋葱软烂后，加入牛奶煮沸，加盐调味即可。

功效

橄榄油富含多种维生素，有抗氧化的作用，并能改善各种系统功能。牛奶含有丰富的钙质，可以补充备孕妈妈所需的钙。

补蛋白质的食谱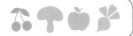

蔬菜鸡肉面

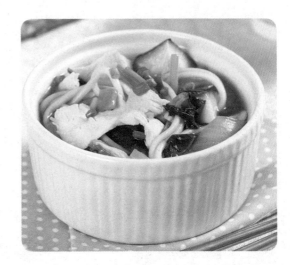

原料: 鸡肉100克,胡萝卜、蘑菇、菠菜各50克,香菇20克,芹菜末10克,香菜末10克,蔬菜面50克,青葱末20克,麻油、盐各1/4小匙,鸡粉1/2小匙。

做法: 1.把胡萝卜、香菇、蘑菇切成片,加水700毫升煮沸,放入调料调好味,制成面汤备用。

2.将鸡肉、菠菜放锅中煮沸。

3.将蔬菜面放入锅中煮透,用冷水过一下后盛入碗中。

4.在上面撒上青葱末、芹菜末、香菜末,倒入调好味的面汤即可食用。

功效

鸡肉含有丰富的蛋白质,且油脂低、热量低,易煮熟,口感润滑,是备孕妈妈蛋白质的最佳来源之一。

鲜贝蒸豆腐

原料: 鲜贝300克,豆腐2块,菜心150克,豆酱40克,姜10克,砂糖、鸡粉各适量。

做法: 1.将鲜贝剖开,取出贝肉洗净备用。

2.把豆腐切成2厘米厚的块,放入碟中,上面撒上鲜贝肉及姜丝、调料,放入蒸锅内用大火蒸2分钟。

3.将菜心放入开水中焯熟,捞起排在碟边即可。

功效

鲜贝肉质鲜甜,含有丰富的蛋白质及钙质;豆腐是高蛋白质、高矿物质、低脂肪的营养食品。

鲜蘑炖豆腐

原料：嫩豆腐1块，鲜蘑菇45克，竹笋片30克，香油5克，盐、素汤汁各适量。

做法：1.将鲜蘑菇洗净放入沸水中焯1分钟，捞出，用清水漂洗，切成片。

2.将嫩豆腐切成小块，用沸水焯后，捞出备用。

3.在砂锅内放入豆腐、笋片、鲜蘑菇片，加入盐和素汤汁，用中火烧沸后，改小火炖熟，淋上香油即可。

功效

此菜除了含有丰富的蛋白质，还含有钙、磷、铁、锌、铜等营养成分，营养较全面。

 姜汁苋菜

原料：紫苋菜300克，姜汁2小匙，酱油、醋各1/2小匙，香油1小匙。

做法：1.将苋菜择洗干净，放入沸水中焯一下，捞起放入凉水中过凉，轻轻挤去水分沥干，放入盘中。

2.将姜汁、酱油、醋、香油放入盘中，拌匀即可。

功效

苋菜易于消化吸收，含有丰富的蛋白质、脂肪、糖类及维生素C，非常适合备孕妈妈补充蛋白质。且有利于牙齿和骨骼的生长、维持正常的心肌活动、防止肌肉痉挛、提高身体的免疫力。

补矿物质的食谱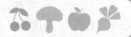

 蛋皮生菜寿司

原料：鸡蛋50克，生菜30克，苹果1/2个，火腿片10克，芦笋20克，粳米饭100克，橄榄、鸡粉各1/4小匙，米醋2小匙，砂糖1小匙。

做法：1.将鸡蛋打散后与调料搅匀，用平底不粘锅以小火煎成蛋皮。

2.将生菜切成碎丝，苹果、火腿片切成条，芦笋汆烫后，滤干切成段。

3.粳米饭与鸡粉拌匀，在寿司卷下铺保鲜膜再放上粳米饭、蛋皮，铺平后再铺生菜丝，摆上苹果条、火腿肉条、芦笋段，卷起压紧成圆柱状切段即可食用。

功效

苹果含有较多的钾，较少的钠，可以降低血压。

香菇瘦肉糯米饭

原料：糯米400克，猪瘦肉100克，香菇30克，姜、虾米、盐、植物油、酱油、料酒各适量。

做法：1.糯米洗净后用水浸泡8小时。

2.猪瘦肉、香菇切细丝，虾米泡软。

3.姜带皮拍软后切末。

4.电饭煲中倒入少量植物油，接通电源。热后放入姜末、猪瘦肉丝，略炒至变色，放虾米、香菇、料酒、酱油、盐。

5.把泡发好的糯米倒入锅中，加入水，像蒸米饭一样蒸熟即可。

功效

糯米含锌量高，是补锌的好选择。

海鲜香菇面

原料：面条150克，香菇、菠菜各20克，虾、鲑鱼、蛎、花枝、姜丝、盐、酒各适量。

做法：1.虾洗净、剔去肠泥，花枝洗净、十字切花，菠菜切段，香菇洗净切开备用。

2.鲑鱼、蛎洗净，去杂质。

3.面条煮成五分熟时，加入虾、花枝、鲑鱼、蛎、香菇、菠菜、及姜丝煮至面条九分熟，再加入调味料拌匀即可。

功效

此面含有丰富的矿物质，具有增加精力、强化体能的作用。

海带炖鲫鱼

原料：小鲫鱼200克，海带80克，料酒、盐、酱油、醋、砂糖、葱段、姜片各适量。

做法：1.将小鲫鱼去内脏洗净；干海带泡发后切成宽条，上锅蒸20分钟后备用。

2.将鱼摆在小锅内，在上面码上一层海带，放上料酒、盐、酱油、醋、砂糖、葱段、姜片。

3.加水没过菜面，大火煮开后，改为小火焖至汤稠即可。

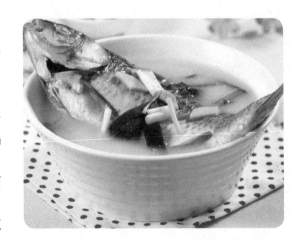

功效

备孕女性多吃海带，可以补充充足的碘。

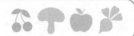

补维生素的食谱

 ## 菠菜炒鱼肚

原料: 菠菜300克，干鱼肚50克，胡萝卜
花数片，高汤1杯，植物油、料酒
各1小匙，砂糖1/4小匙，盐、淀粉
各1/2小匙，姜2片，葱1根，麻油
适量。

做法: 1.鱼肚浸透洗净，放入葱、姜，在开
水中煮2分钟，取出切片，沥干水分。

2.锅中放入调味料，煮开，再放入
鱼肚煨5分钟，取出沥干。

3.菠菜择洗干净，切段。

4.锅置火上，烧热，下植物油放入菠菜、胡萝卜花炒熟，加入鱼肚及芡汁炒
匀，即可装盘。

功效
鱼肚含有丰富的蛋白质和维生素，可以补充人体所需的维生素。菠菜不仅含
丰富铁质，还具补血的作用。

 ## 连理双味鱼

原料: 鳜鱼750克，芝士60克，鸡蛋清1个，姜20克，葱30克，料酒8克，盐4克，豆粉
50克。

做法: 1.鳜鱼去内脏、骨、腮，洗净，切开按平。一半切鱼花一半切鱼片，然后将其
加调料腌入味备用。将嫩葱叶剁细，芝士切成1厘米方形。

2.取入味后的鱼片，包入芝士成鱼包，然后裹豆粉，放入全蛋液中裹匀，蒸后
炸一下即可。

功效
此菜含有较多的优质蛋白、不饱和脂肪酸、维生素B_6等，有降低血脂，易于
消化的作用。

番茄炒菜花

原料: 菜花400克,番茄1个,青菜(小白菜、油菜)2棵,姜1片、盐、糖、生抽、橄榄油各适量。

做法: 1. 菜花洗净,掰成小块;番茄洗净,用开水烫一下,去皮切小块;青菜洗净,切段;姜切丝。

2. 中火烧油,油烧热后爆香姜丝,倒入菜花,不停翻炒,待菜花7成熟后,放入切好的番茄翻炒。

3. 等番茄炒软后,放入青菜继续炒1分钟,然后加适量糖、生抽、盐调味即可出锅。

功效

菜花富含维生素A、维生素B$_1$、维生素B$_2$、维生素C等多种维生素,能清血健身,增强身体免疫力。

 ## 咖喱牛肉土豆

原料: 牛肉500克,土豆150克,植物油、咖喱粉、葱、姜、盐、酱油各适量。

做法: 1. 牛肉洗净,切成4厘米宽的方块。

2. 土豆,洗净去皮,切成方块;把咖喱粉、酱油调好待用。

3. 炒锅置火上,放油烧热,把葱段、姜片放入煸炒,再把牛肉块放入,炒至牛肉变色,加入盐、酱油和少量水煮开,再用温火炖至牛肉块熟烂时,加入土豆块,等快熟烂时,放入调好的咖喱粉即可。

功效

此菜香醇美味,含有多种B族维生素、碳水化合物、蛋白质、氨基酸、钙、锌、镁等营养成分。

补气的食谱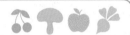

 ## 牛奶燕麦粥

原料: 牛奶500毫升,燕麦100克,山药50克,芹菜30克。

做法: 1. 先把山药去皮,切成小块备用,芹菜切成碎丁。

2. 把鲜牛奶倒入锅中,放入山药块、芹菜丁和燕麦片,边煮边搅拌。

3. 煮至燕麦、山药熟烂即可。

功效

此粥补气、补血,牛奶中钙含量高且容易被人体所吸收,与富含磷、钾、镁等多种矿物质的食物搭配食用,效果更好。

人参莲子汤

原料：人参10克，莲子10个，冰糖30克。

做法：1.将人参和莲子放在碗内，加纯净水适量，泡发人参和莲子，待泡发好之后，再加入冰糖。

2.将碗放在蒸锅的屉上，隔水蒸炖1小时。

3.食用时，喝汤，吃莲肉。人参可连续使用3次，次日再加莲子、冰糖和适量的水，如之前的方法蒸炖和服用，到第3次时，可连同人参一起吃下。

功效

此汤补气益脾，适用于体虚、气弱、食少、疲倦、泄泻的人。

 蒜薹炒腊肉

原料：蒜薹300克，腊肉80克。

做法：1.将蒜薹洗净切成段，把腊肉改刀切成片状。

2.先把腊肉放入锅中，炒出香味。

3.再放入蒜薹段炒熟即可（这里的腊肉也可以根据口味换成瘦肉）。

功效

蒜薹含有丰富的维生素、蛋白质和钙，可以补气血，有助于备孕妈妈储备营养。

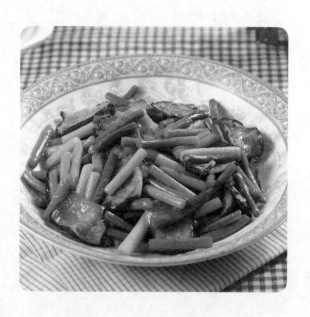

 黄芪红茶

原料：黄芪20克，红茶1克，水适量。

做法：1.将黄芪加水煎5分钟。

2.趁热加入红茶拌匀即成。

3.每日1剂，分3次温饮。

功效

此茶具有止汗、提神、消除疲劳、防止外感等作用。黄芪本身可补气、升阳、固表止汗、健脾养血，适用于面色不华、疲乏无力、气短、虚弱出汗等症状。

补血的食谱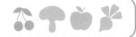

红薯大枣饭

原料：大米200克，鲜红薯150克，大枣20个。

做法：1.将大枣洗净后去核；将红薯去皮、洗净，切成小丁。

2.将锅置火上，加适量水，放入大米、大枣、红薯，先用大火煮开，后改用小火煮至饭熟即可。

> **功效**
>
> 大枣营养丰富，有补气补血、调和脾胃的作用。红薯含糖、蛋白质、粗纤维、维生素等营养成分。本品具有补中和血、益气生津、滋补身体的功效。

南瓜蒸排骨

原料：猪肋排300克，南瓜200克，豆豉5克，盐、酱油、葱、姜各适量。

做法：1.将南瓜洗净去皮，用小刀在1/3处开一个小盖子，挖出里面的瓜瓤。

2.将葱切成小段，姜切成片备用。

3.把排骨切成小块，加入豆豉、盐、葱段、姜片、酱油腌制20分钟。

4.将腌好的排骨放入南瓜盅内，上锅蒸熟即可。

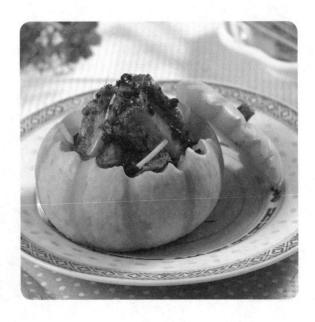

> **功效**
>
> 此菜补虚养身、是气血双补的菜肴。

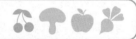 龙眼姜枣汤

原料： 龙眼肉15克，生姜10克，大枣10
个，水300毫升。

做法： 1.大枣洗净去核，生姜洗净切片。

2.将龙眼肉、生姜、大枣一起放
入砂锅中，加水，先用大火烧开
后改小火，共煮约40分钟即可。

3.然后捡去姜片，食用龙眼肉、
大枣，并饮汤。

功效

此汤健脾开胃，益气养血，养心
安神，对气血虚弱者有较好的疗效。

参归炖鸡

原料： 母鸡1只，人参25克，当归25克，
大枣10个，盐、姜、料酒各适量。

做法： 1.将母鸡清洗干净，并将上述原
料一起放入砂锅内用小火慢炖。

2.待母鸡熟烂后即可盛入大碗
内，多次食用。

功效

人参有安神定悸，大补元气的作
用，再加上当归和母鸡，补血效用将
更加明显。

控制体重的食谱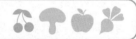

黄豆芽拌芹菜

原料： 芹菜300克，黄豆芽250克，瘦肉
80克，盐、香油各适量。

做法： 1.将芹菜和黄豆芽分别焯至八分
熟，捞出沥干水分，装盘备用。

2.将瘦肉切成细条炒熟。

3.将芹菜、黄豆芽、瘦肉装到盘
中，并加入盐、香油拌匀即可。

功效

芹菜含有丰富的多种维生素，
对改善备孕妈妈的身体内环境十分
有益。芹菜还含有粗纤维，可以帮
备孕妈妈减轻体重。

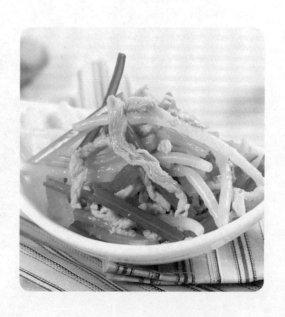

蔬菜沙拉

原料：卷心菜200克，胡萝卜80克，黄瓜60克，沙拉酱、盐、柠檬汁、蜂蜜各适量。

做法：1.把所有原料洗净，卷心菜、胡萝卜、黄瓜切片。

2.把切好的原料混拌匀，放在盘子里备用。

3.把沙拉酱、盐、柠檬汁、蜂蜜混合，搅拌均匀，淋在蔬菜上即可。

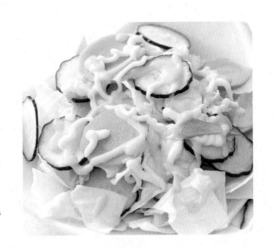

功效

蔬菜中含有丰富的维生素C，卷心菜中所含蛋白质与人体所需要的蛋白质接近，脂肪含量极低，是肥胖者的理想菜肴。

 醋熘白菜片

原料：白菜心400克，胡萝卜15克，海米15克，植物油、醋、砂糖、盐、淀粉、香油、姜丝各适量。

做法：1.将白菜心切成片，胡萝卜切片，海米发好。

2.炒锅加底油，上火烧热，放入胡萝卜片、海米、姜丝、白菜心片煸炒。

3.加醋稍烹一下，放砂糖，添少许汤，加盐稍煨一会儿。

4.勾芡，淋香油出锅即可。

功效

白菜含有丰富的钙、铁、无机盐、维生素C等，并且释放的热量较多。本品适合用来健美身形。

 胡萝卜烧山药

原料：山药200克，胡萝卜40克，香菇50克，藕30克，豌豆30克，葱末、高汤、酱油、盐各适量。

做法：1.山药切成块，胡萝卜、藕切片，香菇切开。

2.油热后用葱花炝锅，将上述原料倒入煸炒。

3.加入高汤及酱油、盐调味，煮熟即可。

功效

山药药性甘、平，具有益气养阴、补脾肺肾的作用。另外，山药的脂肪含量低，吃了不容易长胖。

冬瓜木耳汤

原料：冬瓜500克，瘦肉150克，水发木耳20克，水发香菇15克，姜2片，葱段5克，油10克，盐2克。

做法：1.瘦肉切片；冬瓜洗净，切成2～3厘米的厚块；冬菇、木耳洗净，撕碎。

2.锅里放油至七分热时，同时，放入肉片翻炒，变色后加水烧开，再放入冬瓜、木耳、冬菇、姜片、葱段，改文火煲20分钟，最后加盐调味即可。

功效

冬瓜含有多种维生素和人体必需的微量元素，可调节人体的代谢平衡。黑木耳中含有丰富的纤维素和一种特殊的植物胶质，能促进胃肠蠕动，减少对食物中脂肪的吸收。

 腰果炒西芹

原料：西芹80克，腰果50克，胡萝卜30克，盐适量。

做法：1.将胡萝卜切片备用；将西芹用开水余烫，捞出切段备用。

2.油热后放入腰果翻炒，至腰果金黄时放入西芹、胡萝卜片同炒。

3.炒匀后放入酱油、盐，翻炒几下出锅即可。

功效

腰果可以润肠通便，润肤美容，延缓衰老。

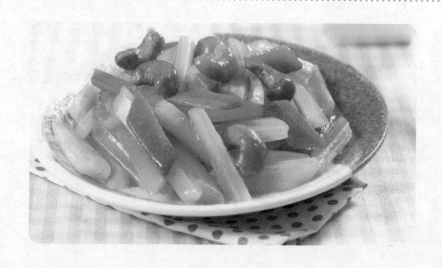

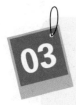

03 孕前男性营养储备

孕前男性也要补充叶酸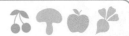

补充叶酸不只是孕前女性的需要，对孕前男性来说同样很重要。

孕前男性如果缺乏叶酸，会导致精液浓度降低、精子活力减弱，而且精液中携带的染色体数量也会发生异常，出现过多或过少的情况。这不仅会增加孕妈妈流产的几率，而且还会引起新生儿出生缺陷，如唐氏综合征，还会增加新生儿长大后患癌症的危险性。

孕前男性要补充微量元素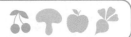

微量元素对男性的生殖内分泌功能有重要的影响，特别是会影响精液的质量，所以男性一定要补充微量元素，以提高精子的质量，孕育出健康的宝宝。

缺锰能引起睾丸组织结构上的变化，使生精细胞排列紊乱，精子细胞的结构发生异常。含锰较多的食物有粗粮、豆类、核桃、花生、葵花子、芝麻、茶叶等。绿叶蔬菜含锰较多，但含草酸也较多，会影响人体对锰的吸收。鱼、蛋等含锰量不高，但易被人体吸收利用。所以，食物宜杂不宜偏，以达到取长补短的目的，增加锰的摄入。

铜能明显影响精子的存活率和活动度，铜缺乏能降低精子穿透宫颈黏液的能力，还能导致精子浓度明显下降。在不育男子的精液中，铜离子浓度明显偏低。既然铜不

47

可缺乏，那么，男性就应该注意在饮食中多摄入铜。其实铜广泛存在于各种食物中，牡蛎中含量最高。贝类，动物肝、肾及坚果类、谷类胚芽、豆类等含铜也较丰富。植物性食物的含铜量取决于所生长的土壤中铜的水平，一般奶和蔬菜中铜含量较低。

我国推荐成人每日膳食铜摄入量为2毫克。

 锌

锌在人体中含量约为1.5克，男性主要集中分布于睾丸、附睾和前列腺等组织中，精液中含量尤为丰富，比血浆的锌含量高出50~100倍。锌缺乏可导致睾丸萎缩，精子数量少，质量差，使生殖功能降低或不育。即使精子有受精能力，但妻子怀孕后的流产率也高，且易引起子代的畸形。缺锌影响生殖机能的主要原因是其影响精子代谢和精子膜稳定性。给缺锌的男性补充锌剂后，精子的数量和质量均有明显的改善。在饮食方面，男性可以通过对食物的选择来摄取更多的锌，其中含锌丰富的食物有豆类、小米、萝卜、大白菜、牡蛎、牛肉、猪肉、茶叶、干酪、花生酱、鸡肉、面粉等。

我国推荐成人每日膳食锌摄入量为2.2毫克。

 硒

硒的不足可引起睾丸发育和功能受损，附睾也会受到很大影响。缺硒的男性性欲减退，且其精液质量差，影响生育能力。硒同样可以从食物中获取，其中海产品和动物内脏是硒的良好食物来源，如鱼子酱、海参、牡蛎、蛤蜊和猪肾等。植物性食物中的硒含量与地表土壤层中的硒元素的水平有关。

我国推荐成人每日膳食硒摄入量为50微克。

水果能提高男性生育能力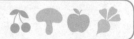

水果不但营养丰富、口感好，而且可以提高男性的生育能力。国外的研究人员发现，西瓜、葡萄、番茄等水果可以治疗不育症。因为这些水果中含有大量的番茄红素，而番茄红素可以增加和提高精子的数量和质量。另外，一些蔬菜、水果中的维生素C能激活精子，使精子充满活力。比如奇异果、柳丁、橘子、青花椰菜、芦笋等。

提高精子质量的食物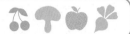

医学实验发现，下表中的食物具有提高精子质量、生精助育的功效。

泥鳅	泥鳅含优质蛋白质、脂肪、维生素A、维生素B₁、烟酸、铁、磷、钙等。其味甘，性平，有补中益气、养肾生精功效。对调节性功能有较好的作用。泥鳅中含一种特殊蛋白质，有促进精子形成作用。成年男子常食泥鳅可滋补强身。
麦芽油	含有丰富的B族维生素、维生素E，而缺乏维生素E会导致阴茎退化和萎缩、性激素分泌减少。因此，应经常食用含麦芽油多的食物，如玉米、小米、全麦粉等
辛味食物	调味食物如葱、蒜、韭、小蒜等具有刺激性欲的功效
蜂蜜	含有一种和人体垂体激素相仿的植物激素，具有活跃性腺的作用，且蜂蜜中的糖分对精液的形成十分有益
种仁	种仁如松子、芝麻、葵花仁、南瓜子、桃仁、花生等有激发性欲、引起性冲动的功效
蚕蛹	含有丰富的营养，能补肝肾、益精气，壮阳治痿。备孕男性如果有肝肾亏虚、精气不足、阳痿遗精等症，均可以食用。
鸡蛋	含有8种人体必需的氨基酸，可以强精益气，提高精液的质量，增强精子的活力，同时也是男女同房后恢复体力的最佳食物
淡菜	淡菜又名壳菜，含有丰富的蛋白质、碘、B族维生素、锌、铁、钙、磷等。其味咸，性温，有温肾固精、益气补虚的功效。适用于男子性功能障碍、遗精、阳痿、房劳、消渴等症。男子常食可强壮身体，增强性功能
驴肉	驴肉味道鲜美，是一种高蛋白、低脂肪、低胆固醇的肉类。中医认为，驴肉性味甘凉，有补气养血、滋阴壮阳、安神去烦的功效。驴肾味甘、性温，有益肾壮阳、强筋壮骨的功效。可以治疗阳痿不举、腰膝酸软等症

续表

牡蛎	牡蛎又称蛎蛤、蚝子。含有丰富的锌元素及铁、磷、钙、优质蛋白质、糖类、多种维生素等。其味咸，性微寒，有滋阴潜阳、补肾涩精的功效。男子常食牡蛎可以提高性功能及精了的质量。对男子遗精、虚劳乏损、肾虚阳痿等有较好的效果
鹌鹑	鹌鹑肉不仅味道鲜美、营养丰富，还含有多种无机盐、卵磷脂、激素和多种人体必需氨基酸。鹌鹑的肉和蛋，是很好的补品，有补益强壮的作用。中医认为，鹌鹑肉可"补五脏，益精血，温肾助阳"，男子经常食用鹌鹑可以增强性功能，并增加气力、壮筋骨
狗肉	狗肉味甘咸，性温，具有益脾和胃、滋补壮阳的作用。《本草纲目》记载：狗肉有"轻身益气，益肾补胃，暖腰膝，壮气力，补五劳七伤"等功效
韭菜	韭菜因温补肝肾，助阳固精作用突出，所以在药典上有"起阳草"之名。韭菜籽为激性剂，有固精、助阳、补肾、治带、暖腰膝等作用，适用于阳痿、遗精、多尿等疾患。用韭菜籽研粉，每天早晚各服15克，开水送服，对治疗阳痿有效。用韭菜根、煎汁内服，可治盗汗、自汗。
羊肾	羊肾又称羊腰子。含有丰富的蛋白质、脂肪、维生素A、维生素E、维生素C、钙、铁、磷等。其味甘，性温。有生精益血、壮阳补肾功效。适用于肾虚阳痿者食用
荔枝	现代医学研究发现，荔枝可改善人的性功能，可以用于治疗遗精、阳痿、早泄、阴冷诸症，并可以改善机体的贫血状况，以及肾阳虚而致腰膝酸痛、失眠健忘等症
枸杞子	枸杞子又名枸杞。含有胡萝卜素、维生素B$_1$、维生素B$_2$、烟酸、维生素C、维生素E、多种游离氨基酸、亚油酸、甜菜碱、铁、钾、锌、钙、磷等成分。中医认为：枸杞子味甘，性平，入肝、肾、肺经，有滋补肝肾、益精明目、和血润燥、泽肤悦颜、培元乌发等功效，是提高男女性功能的良药
麻雀	祖国医学认为，雀肉能补阴精，是壮阳益精的佳品，适用于治疗肾阳虚所致的阳痿、腰 痛、小便频数及补五脏之气不足。雀肉烧熟食或酒浸饮，有温阳作用。对阳虚、阳痿、早泄、带下症等有较好的疗效。

避免食用"杀精"食物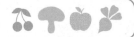

油炸烧烤食物

炸鸡、炸薯条、烧烤等这类油炸烧烤食物中含有丙烯酰胺，可以导致男性少精、弱精。少精、弱精、精子活力下降的情况，与微量元素锌的缺乏有关系，如果男性以前吃油炸烧烤类食物较多，可以吃些牡蛎、虾皮、紫菜、芝麻、花生等食物来改善。

含咖啡因的饮料

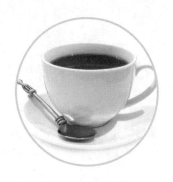

咖啡之所以具有提神醒脑的作用，是因为它所含的咖啡因刺激了人的交感神经。交感神经掌握人日间的所有活动，它受到刺激，人就会精神振奋，活力倍增。而副交感神经掌握人夜间的生理、勃起等与性相关的活动，它与交感神经属于表与里的关系。当交感神经活动频繁时，相对较弱的副交感神经就会受到压抑，临床表现为性欲的减退。

● 平常感情起伏较大，交感神经容易兴奋的人，做爱前最好不要喝咖啡等含咖啡因的饮料，以免压抑副交感神经，降低性欲。

大豆制品

爱吃豆腐等大豆制品的男性要当心了。据有关报道称，如果每天都食用大豆制品，会让男性的精子数量明显下降。

众多专家做了关于这个报道的研究，其研究结果令人吃惊：每天都吃大豆制品的男性，其每毫升精液中只有4100万个精子，明显低于少吃大豆制品的男性。据了解，每毫升精液中精子数量少于2000万个就属于精子浓度过低，容易导致不育。此外，这一现象在肥胖男性身上体现得更为明显。

有专家认为，大豆制品对男性生殖系统，尤其是精子的生成有不利的影响。大豆及其制品中含有丰富的异黄酮类植物雌激素，若摄入过多，自然会影响到男性体内雄性激素的水平，从而导致一系列不良的后果。

我国也曾有男科专家提出，吃大豆制品过多会影响男性的精子数量。近5年来一直在关注这一问题。他还发现，常吃大豆制品的男性，发生勃起功能障碍的几率是不常吃者的3.46倍。

● 适量吃大豆制品，是避免男性出现健康隐患的最好方法。所谓"适量"，是指一周吃3次以下，每次100克左右。

含反式脂肪酸的食物

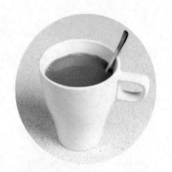

目前市面的珍珠奶茶多是用奶精、色素、香精和木薯粉（指奶茶中的珍珠）及自来水制成。而奶精主要成分氢化植物油，是一种反式脂肪酸。反式脂肪酸会减少男性激素的分泌，对精子的活跃性产生负面影响，中断精子在身体内的反应过程。

● 其实，在我们经常吃的饼干、薄脆饼、油酥饼、巧克力、色拉酱、炸薯条、炸面包圈、奶油蛋糕、大薄煎饼、马铃薯片、油炸干吃面等食物中，均含有不等量的反式脂肪酸。

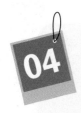

男性备孕食谱

海鲜粥

原料：大米300克，虾、鲑鱼、蚵、花枝、姜丝、盐、酒各适量。

做法：1.大米洗净，加水熬成粥。

2.虾洗净、剔去肠泥，花枝洗净、十字切花。

3.鲑鱼、蚵洗净，去杂质。

4.待粥煮烂后，加入虾、花枝、鲑鱼、蚵及姜丝煮沸，再加入调味料拌匀即可。

 功效

此粥可以增加精力、强化体能。

六味鸡汤

原料：鸡腿1只，山菜英、熟地、丹皮、泽泻、荷苓、山药、盐各适量。

做法：1.鸡腿洗净切块，入热水中滚烫后，捞起沥干。

2.药材清水快速冲净，沥干。

3.将药材及鸡腿加水熬汤，大火开后转小火约煮20分钟，滤去药渣，加调味料和匀即可。

 功效

此汤可以改善精液稀薄，增强男性体力。

炒腰花

原料：羊腰子300克，料酒10毫升，白糖25克，淀粉150克，酱油15毫升，醋10毫升，姜末、葱末各5克，花生油100毫升，精盐适量，熟猪油少许。

做法：1.将羊腰洗干净切成两半，将中间的腰腺片去掉，再将每个腰子切片，注意片要均匀，厚薄要合适，然后裹上水淀粉。

2.花生油烧至五成热，将腰子一块块地分别放入小油锅，以防粘连，待油九成热时，端到微火继续炸约2分钟，捞出，控净油。

3.用酱油、料酒、醋、白糖、精盐、葱末、姜末加少许水淀粉对成芡汁。

4.另置锅，放熟猪油，油热时放入芡汁，汁稠时倒入腰花，翻炒两下即可。

功效

此菜中的羊腰有补肾气、强腰膝的功效，适合孕前男性食用。

沙茶羊肉片

原料：羊肉片500克，沙茶酱、酱油、糖、油各适量。

做法：1.油入锅中烧热，放入沙茶酱炒香。

2.再放入羊肉片爆炒，加调味料快炒和匀即可盛盘，不宜久炒以免羊肉变老。

功效

此菜适合手脚冰冷、遗精、尿白的男性食用。

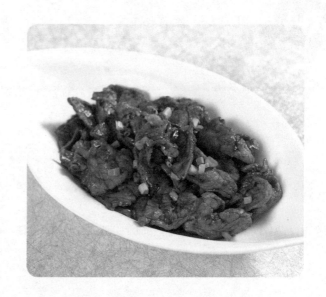

 洋葱牛肉卷

原料：牛肉片200克，洋葱100克，韭菜100克，盐、油各适量。

做法：1.韭菜洗净，去老叶及粗头部切段，洋葱切细丝。

2.油热后，放入洋葱丝、韭菜、加调味料拌炒熟后，盛入盘中即可。

3.将牛肉片平铺于平底锅上，开小火煎熟，将上述盛盘的熟料夹入牛肉片中卷起即可。

功效

此菜适合缺乏运动、腰酸背痛、膝盖无力的男性食用，能壮阳补精。

 胡桃粥

原料：胡桃肉15个，粳米100克。

做法：1.将胡桃肉捣碎，备用。

2.加粳米与清水同煮为粥。

功效

此粥可以补肾、益肺、润肠，适于肾亏腰疼、脚软无力的男性食用。

里脊菱肉

原料： 猪里脊肉100克，鲜菱角500克，淀粉30克，素油30克，精盐、葱花、料酒各适量。

做法： 1.将菱角切片，里脊肉切片，用料酒、精盐、淀粉微腌。

2.锅置火上加入素油，等油温六成热的时候倒入里脊肉炒匀出锅。

3.然后放油炒菱片，炒一会儿后，倒入里脊肉、料酒、葱花、精盐炒匀，再用水勾芡就可以了。

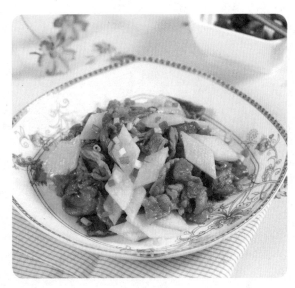

功效

此菜营养丰富，可以强身健体。菜肴中的菱角有益气健脾的功效，可以增强人体对营养物质的消化吸收能力，男性食用，有益于优生。

 ## 甲鱼骨髓汤

原料： 甲鱼（鳖）1只，猪脊髓120克，姜、葱各适量。

做法： 1.将甲鱼去头、甲、内脏及爪，将猪脊髓同甲鱼一起放入锅内。

2.加姜、葱和适量清水，以旺火煮沸，再用小火煮至肉烂为止。

功效

甲鱼，有补中益气、滋阴的功效。适合中气不足、虚劳不足者食用，所以特别适合孕前男性食用。

 ## 猪肾粥

原料： 猪肾100克，粳米100克，盐适量。

做法： 1.粳米洗净；猪肾剖开，挖去白色筋膜和臊腺洗净，放锅内加清水、盐，煮沸成汤。

2.将粳米倒入猪肾汤内，先用武火煮沸，再用文火煎熬20～30分钟，至米熟烂为止。

功效

此粥可以帮助备孕男性补肾、养胃、强身健体。

第 2 章

孕前营养需求

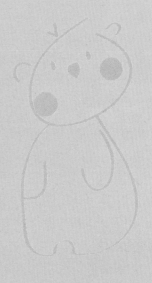

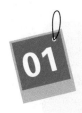

蛋白质

了解蛋白质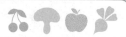

蛋白质是组成人体的重要成分之一，是由许多氨基酸结合而成的生物高分子化合物，其中有些氨基酸是人体内不能合成的，必须由食物蛋白质来供应，这些氨基酸称为必需氨基酸。食物蛋白质营养价值的高低，主要取决于其所含有的必需氨基酸的种类、含量及比例是否与人体内的蛋白质相近似，食物蛋白质中的各种必须氨基酸的比例越接近人体蛋白质的组成成分，越容易被人体消化吸收，其营养价值也就越高。一般来说，动物性蛋白质在各种必需氨基酸组成的相互比例上更接近人体蛋白质，因此是优质蛋白质。

蛋白质的功效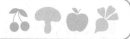

蛋白质有促进生长发育和修补组织的作用，是胎儿生长发育的基本原料。机体的每一个细胞和所有的重要组成部分都需要有蛋白质的参与。从人体构成来说，蛋白质含量占脑干总重量的30%～35%。我们的皮肤、肌肉、内脏、毛发、韧带、血液等都是以蛋白质为主要成分，更为重要的是蛋白质是人大脑复杂智力活动中不可缺少的基本物质。胎儿期各种器官功能的发育、体格增长等活动，都是依靠体内组织蛋白质的合成与积累为基础。

缺乏时对母胎的影响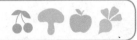

为了满足母体、胎盘和胎儿生长的需要，孕期对蛋白质的需要量会增加。

如果在胎儿期蛋白质供应严重不足，就会引起胎儿大脑发育障碍，将严重影响出生后孩子的智力水平，使胎宝宝出生后发育迟缓，体重过轻。同时也会增加妊娠期贫血、营养不良性水肿、妊娠期高血压疾病的发病率。

孕妇建议摄取量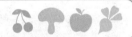

根据孕期胎儿的发育所需，整个怀孕期孕妈妈应在体内保留1000克蛋白质，其中一半留给胎儿，其余分布于胎盘、子宫、羊水、乳腺和母体血液中。1000克蛋白质按照280天的孕期，在前3个月每天增加1克，孕中期4个月每天增加4克，孕晚期3个月每天增加6克。如果将个体差异估计在内，再加上尿中排出的氨基酸量和体内代谢的消耗，建议孕妇在孕中、晚期分别摄取85～90克左右的蛋白质。

血、禽、蛋、瘦肉是优质蛋白的良好来源。中国孕期妇女膳食指南建议孕中、晚期每日增加总量约50～100克的血、禽、蛋、瘦肉、鱼类作为动物性食物的首先，每天1个鸡蛋。

蛋白质的食物来源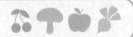

很多食物中都含有丰富的蛋白质，孕妈妈只要在生活中不偏食，不厌食，就可以获得足够的蛋白质。如：

植物性蛋白质	豆腐、黄豆、小米、大麦、花生仁、南瓜籽、西瓜籽、甜杏仁、核桃仁、葵花籽等
动物性蛋白质	鹅蛋、鸡蛋、兔肉、鸡肉、鸭肉、牛肉、羊肉，以及牡蛎、墨斗鱼、章鱼、带鱼、虾和牛奶、羊奶、豆奶等

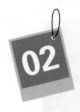

02　脂　肪

了解脂肪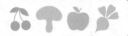

　　脂肪是由甘油和脂肪酸组成的三酰甘油酯，其中甘油的分子比较简单，而脂肪酸的种类和长短却不相同。脂肪的营养价值与它所含的脂肪酸种类有关。脂肪酸分为饱和脂肪酸和不饱和脂肪酸两大类。亚麻油酸、次亚麻油酸、花生四烯酸等均属在人体内不能合成的不饱和脂肪酸，只能由食物供给，又称作必需脂肪酸。必需脂肪酸主要含在植物油中，在动物油脂中含量较少。

　　脂肪是构成脑组织极其重要的营养物质，在大脑活动中起着重要、不可替代的作用。脂肪占脑比重的50%～60%，其来源大多数要从食物中摄取，体内只能制造一小部分脂肪。

　　胎宝宝所需的必需脂肪酸是由母体通过胎盘供应的，因此为了让胎宝宝健康地成长发育，孕期应适当多吃些植物油。

脂肪的功效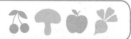

　　脂肪是人体所必需的营养素之一，而动、植物油类是人们所需脂肪的重要来源。1克脂肪在体内氧化可产生38千焦（9千卡）能量，比蛋白质和碳水化合物所产生的能量高1倍多。脂肪是构成人体器官和组织的重要部分，也是热量的不良导体，能防止体热散失和阻止外热传到体内，具有维持体温恒定的作用。

脂肪还是脂溶性维生素的良好溶剂，可帮助运载和促进脂溶性维生素的吸收。脂肪能产生能量、输送氧气、促进血液凝固，并能产生前列腺素，它是保持身体健康的必需物质。脂肪还能够减轻外界因素对重要器官的冲击，保护人体并可转化为能量。脂肪不仅有益于新细胞的形成，还能保证细胞膜的相对流动性，确保细胞的正常生理功能。

脂肪对维持大脑的正常发育和神经功能也有着重要的作用，可提高脑细胞的活性，增强记忆力和思维能力。还可降低血中胆固醇和三酰甘油的含量，降低血液黏稠度，改善血液循环。

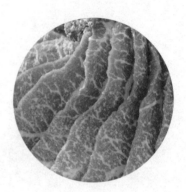

脂肪是妊娠早期女性体内不可缺少的营养物质。它能促进脂溶性维生素E的吸收，起着安胎的作用。脂肪可以帮助固定内脏器官的位置，使子宫衡定在盆腔中央，给胚胎发育提供一个安宁的环境。此外，脂肪还有保护皮肤、神经末梢、血管及脏器的作用。

缺乏时对母胎的影响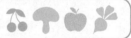

如果孕妇缺乏脂肪，会影响免疫细胞的稳定性，导致免疫功能降低，引起食欲不振、情绪不宁、体重不增、皮肤干燥脱屑、容易患流感等多种传染病，还会导致维生素A、维生素D、维生素E、维生素K缺乏症，使孕妇缺钙而造成骨质疏松等疾病。

孕妇建议摄取量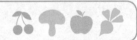

足月新生儿体重的13%～16%为脂肪组织。显然越到妊娠晚期胎儿越需要充足的脂肪。这只有靠孕妈妈在孕晚期通过增加膳食脂肪的摄入来保证，而不能认为脂肪越少越好。

因此，孕妇膳食中应有适量的脂肪，以保证胎儿不成熟的神经系统完成其成熟过程及脂溶性维生素的吸收。孕妇血脂较平时升高时，脂肪摄入量不宜过多，一般认为脂肪提供的能量占总能量的25%～30%较为适宜。孕期要吃适量的脂肪。妊娠30周以前，母体内必需有脂肪蓄积，以便为妊娠晚期、分娩以及产褥期作必要的能量储备。虽说身体内的蛋白质和碳水化合物可以转化为脂肪，但是，仍有一部分脂肪（如不饱和脂肪酸）在体内不能合成，必须由食物供给。

妊娠过程中孕妇增重2～4千克的脂肪。胎儿储备的脂肪量是其体重的5%～15%。而且胎儿体内脂肪的增长，要到妊娠中期以后才开始，所以，如果在孕早期过多摄入高热量和高脂肪，只能使脂肪都长在母体身上，导致母亲体重增长很快，胎儿却比正常发育的孩子小。可见，脂肪的主要储备时期应在妊娠中、晚期。妊娠中、晚期脂肪供给热量应占总膳食供给热量的20%～25%。

尤其是妊娠的最后2个月，胎儿皮下脂肪开始大量蓄积，从20克剧增至350克，体内的脂肪也由10克增长到80克。因此越到妊娠晚期胎儿就越需要充足的脂肪。母亲应在孕晚期增加膳食脂肪的摄入，以保证胎儿成长的需要。

脂肪的食物来源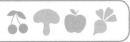

植物性脂肪含量较多的食物有豆油、橄榄油、菜籽油、豆制品等。动物性脂肪含量较多的食物有各种动物内脏、肉类、蛋黄、动物油、奶制品等。

谷类	小米、大麦等
豆类	黄豆、红小豆、黑豆等
水果类	柠檬、椰子、西瓜、桑葚等
坚果类	如花生、瓜籽、核桃、甜杏仁、开心果、松子等
蔬菜类	深绿色蔬菜和藻类，如紫苏、海带等

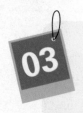

碳水化合物

了解碳水化合物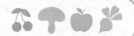

　　碳水化合物亦称糖类化合物，是自然界存在最多、分布最广的一类重要的有机化合物。主要由碳、氢、氧所组成。葡萄糖、蔗糖、淀粉和纤维素等都属于糖类化合物。碳水化合物按照其结构可以分为单糖、双糖和多糖。单糖易溶于水，可以不经过消化液的作用而被人体所吸收和利用，常见的有葡萄糖和果糖。双糖常见的有蔗糖、麦芽糖、乳糖等，也易溶于水，经机体分解为单糖后可以被吸收利用。多糖常见的是淀粉，没有甜味，不易溶于水，经消化酶作用可以分解为单糖，被人体吸收和利用。血液中的葡萄糖是碳水化合物在体内的主要运输形式。食物中的碳水化合物是多糖淀粉和纤维素。其中多糖被降解为单糖后可以被人体利用，纤维素则只有在具有纤维素酶的生物体内才能被降解和利用，而人体缺少这种纤维素酶。在膳食热量摄入不足时，尽管机体的脂肪组织和蛋白质会被分解以补充热量的不足，但仍然会出现生长停滞，体重下降等症状，严重的甚至可能导致死亡。

　　碳水化合物是人类获取能量最主要的来源，人类膳食中有40%～80%的能量来源于碳水化合物。碳水化合物在体内被消化后，主要以葡萄糖的形式被吸收，并能迅速氧化供给机体能量。碳水化合物也是构成人体的重要物质，它参与细胞的多种活动和营养素正常代谢的过程。

　　人类膳食中碳水化合物供给的热量一般占总热量消耗的45%～80%，不少于总热量的45%才有利于人体的健康。如果膳食中碳水化合物的热量过低，脂肪热量过高则容易发生酮症酸中毒症。

碳水化合物的功效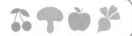

所有生物都需要热量维持生命活动，人体所需要的热量都是来自能产生热量的营养素，即蛋白质、脂肪和碳水化合物。碳水化合物能够储存和提供能量，提供的能量占人体所消耗热量的60%，其作用是蛋白质、脂肪所不可取代的。

碳水化合物是由碳、氢、氧3种元素组成的，主食中的淀粉分解成葡萄糖后，在细胞内与氧合成，生成二氧化碳和水，并释放出能量供身体使用。其中一部分能量用来维持体温，另一部分储存在三磷酸腺苷（ATP）中，进行心脏跳动、肌肉收缩等各种生理活动。

碳水化合物中的葡萄糖是神经系统唯一的能量来源，所以当摄入量过少时就会导致血糖过低，严重时可能会发生昏迷、休克甚至死亡。

缺乏时对母胎的影响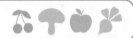

葡萄糖为胎儿代谢所必需，用于胎儿呼吸。故应保持孕妇血糖的正常水平，以免胎儿血糖过低。人类每天都需要充足的热能，而糖类是供给热能的最主要来源。如果糖类摄入不足，组织细胞就只能靠氧化脂肪、蛋白质的方式来获得人体必需的热能。虽然脂肪也是组织细胞的燃料，但是在肝脏中，脂肪的氧化不彻底，可能导致血中的酮体堆积，甚至发生酮症酸中毒，将影响胎儿的生命安全。蛋白质在体内氧化代谢生成二氧化碳和水，如果蛋白质氧化过多，将会增加肝脏的负担。因此孕妇应保证每天充足的糖类供应。

孕妇在妊娠过程中由于大量贮存脂肪和胎儿新组织生成，能量消耗高于未妊娠时期。因此，妊娠后热量的需要增加，且随妊娠延续而增加。保证孕妇热量供应极为重要，如果孕期热量供应不足，母体内贮存的糖原和脂肪被动用，人就会变得消瘦，从而导致精神不振、皮肤干燥、骨骼肌退化、体温降低、抵抗力减弱等情况的出现。

孕妇建议摄取量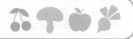

妊娠期间女性每天碳水化合物的需要量为300～400克，最好根据体重的增加情况调整每日热量的供给量。按照孕妇平常每日进食的蛋、鱼、肉类的多少来决定。蛋、鱼、肉类进食较多，谷类食物就应该相对减少一些。

蔗糖等纯糖摄取后被迅速吸收，容易以脂肪的形式储存起来，另外，还容易引发龋齿、肥胖、心血管病、糖尿病等病症。因此，孕妇每天摄入纯糖不能超过总热量的10%，但也应保证由糖类提供的总热量应达到60%～70%。

孕妇膳食热量的主要来源应该是碳水化合物，如各种谷类食品，它在体内消耗吸收和利用比脂肪、蛋白质迅速且完全。碳水化合物富含在每天所吃的主食中，如米饭、面包、土豆、燕麦和早餐麦片粥等，其中谷类、薯类和水果富含碳水化合物。孕妇所需要的能量可以根据年龄、体重和活动水平而有所不同。

推荐每天可食用200～500克的谷物和薯类，其中粗杂粮50～150克，薯类50～100克，水果150～200克（品种1～2种）。

碳水化合物的食物来源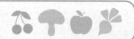

薯类	马铃薯、白薯、红薯等
谷类	水稻、小麦、玉米、大麦、燕麦、高粱等
豆类	大豆以外的干豆类，如：红豆等
水果类	甘蔗、甜瓜、西瓜、香蕉、葡萄等
蔬菜类	胡萝卜、番茄等

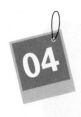

维生素

了解叶酸

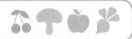

叶酸也叫维生素B$_9$，是一种水溶性维生素，存在于小到病毒、细菌，大到人类的所有生命系统中，因最初是从菠菜叶中提取得到的，故称为叶酸。叶酸又称为叶精，虽然只是一种水溶性的维生素，可它却是蛋白质和核酸合成的必需因子，血红蛋白、红细胞、白细胞快速增生、氨基酸代谢、大脑中长链脂肪酸如DNA的代谢等都少不了它，在人体内具有不可或缺的作用。

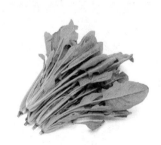

叶酸的功效

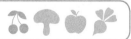

叶酸的最重要的功能是它参与核酸代谢，在蛋白质合成以及细胞分裂生长过程中起着非常重要的作用。叶酸是B族维生素的一种，是细胞制造过程中不可缺少的营养素，对于孕期营养和健康极为重要，尤其在孕早期。

缺乏时对母胎的影响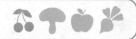

人体缺乏叶酸时，会有贫血、倦怠、脸色苍白、眩晕、情绪低落、皮肤灰褐色素沉着、呼吸急促、舌炎、腹泻等症状。还会导致肠道黏膜改变、生殖功能障碍等。

因为叶酸会影响胎儿脑部和脊髓的发育，摄取不足将会导致胎儿神经管畸形（如脊柱裂）。

孕妇建议摄取量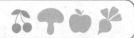

孕妇每日应保证供给400～800微克的叶酸。对于有不良妊娠史、高龄及家族中有生育过畸形胎儿史等高危因素的孕妇，最好在医生的指导下，每天加大叶酸片用量。

叶酸的食物来源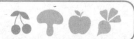

关于叶酸的食物来源，可以参见本书的第22页表格中的内容。

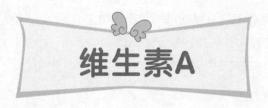

维生素A

了解维生素A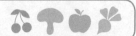

维生素A是一种脂溶性维生素，是人体生长发育及维持机体生命活动所必不可少的微量营养素。维生素A不仅在视觉、细胞分化方面具有明确的作用，而且还参与许多其他生理过程，如精子形成、味觉、食欲、生长发育以及维持机体正常免疫功能等，尤其对维持正常妊娠、胚胎及胎盘发育有非常重要的作用。

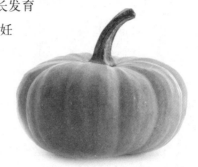

维生素A主要储存在肝脏食品中，有两种形式：视黄醇和β-胡萝卜素。视黄醇主要存在于肉类、鱼类、蛋类和乳制品等动物食品中，β-胡萝卜素是一种有效的抗氧化剂，能够中和自由基，防止人体老化，保护人体健康，在人体内可转化为维生素A，主要存在于柑橘和黄色水果、蔬菜以及深色叶状绿色食物中。两者在加热过程中都容易被破坏。

维生素A在人体视觉的形成中发挥着重要作用，因此有时也被称为视黄醇，它参与视网膜内视紫红质的合成，是形成视紫红质的必要物质，可预防夜盲症和干眼病，能增强机体的抵抗力，在黑暗的环境中有助于维持正常视力。视紫红质是一种能够让人眼在暗光下看见物体的色素，人体维生素A缺乏的主要表现就是暗适应能力降低和夜盲症。维生素A是保持健康的皮肤所必需的，有助于新细胞的形成，也可促进牙齿和骨骼的强健，并可维持正常的大脑发育和神经功能。

维生素A的功效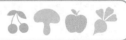

维生素A可促进人体生长发育，维护正常视觉功能，保护免疫系统功能完整性及骨质正常代谢，预防缺铁性贫血的发生。

缺乏时对母胎的影响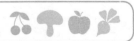

如果维生素A不足，则会导致暗适应功能下降，对弱光敏感度降低，产生暗适应障碍，重症者会患夜盲，在夜间就会看不清东西，也可能会患结膜和角膜干燥症、干眼病和角膜软化病。

此外，缺乏维生素A还可能使人体对传染病的抵抗力降低，对感染的易感性增加，甚至有可能造成死亡。对于胎儿，则可能影响其生长和生殖功能，造成胎儿生长发育迟缓，生殖功能衰退。维生素A能促进上皮细胞的生长和分化，也是胎儿正常发育的要素，孕妇缺乏则会出现皮肤变厚、上皮干燥，也可能引发流产、胚胎发育不全或胎儿生长迟缓等症状的发生。

胎儿骨骼发育也离不开维生素A，孕妇缺乏还会导致胎儿骨骼中的骨质向外增生而损伤邻近神经组织。但是也不可大剂量摄取维生素A，因为长期摄入过量的维生素A，可引起维生素A中毒，或造成胎儿的畸形。

孕妇建议摄取量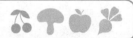

维生素A是脂溶性维生素，长期过量摄入，可以在体内蓄积引起中毒，主要症状有厌食、体重不增长、头发脱落、皮肤瘙痒、肝脾肿大等。孕妇的维生素A推荐摄入量为孕早、中期每日800微克，不可过量用鱼肝油来补充维生素A，过量食用可能会引起胎儿先天性畸形。

维生素A的食物来源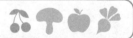

鱼类	鱼肝油、鱼卵等
蔬菜类	胡萝卜、红柿子椒、白菜、菜豆、青豌豆、青花菜、结球甘蓝、芥菜、南瓜、荠菜、菠菜、茼蒿、葱、韭菜等
禽蛋类	鸡肉、鸭蛋等
乳奶类	牛奶、羊奶、豆奶等
其他	各种动物肝脏等

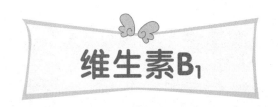

维生素B₁

了解维生素B₁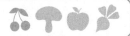

维生素B₁被称为精神性的维生素，这是因为维生素B₁对神经组织和精神状态有良好的影响；维生素B₁的缺乏容易引起各种脚气病。

维生素B₁的功效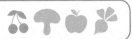

维生素B₁又叫硫胺素或抗神经炎因子，人体每天摄入1.2毫克就能满足需要。维生素B₁在能量代谢和葡萄糖转变利用过程中必不可少，维生素B₁在末梢神经的传导方面也起着重要作用。

缺乏时对母胎的影响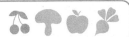

孕妇若缺乏维生素B₁，可能导致新生儿致命性青紫症状、吮吸无力、嗜睡，如果诊断及时，迅速补充，可以缓解病情。孕妇如果严重缺乏维生素B₁，也可影响胎儿的能量代谢，严重的可使婴儿发生先天性脚气病。由患脚气病的母亲和母乳喂养的婴儿，还可能会患脑型脚气病，其症状主要表现为食欲不佳、呕吐、呼吸急促、面色苍白、心率快以及突然死亡。

孕妇建议摄取量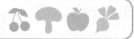

　　因为维生素B_1在能量代谢、特别是碳水化合物代谢的过程中是必不可少的，所以维生素B_1的需要量通常与摄入的能量有关。孕妇维生素B_1的推荐摄入量是孕早期1.5毫克每日，孕中、晚期1.8毫克每日。

维生素B_1的食物来源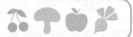

肉类	猪瘦肉等
乳类	豆奶、牛奶等
坚果类	花生、甜杏仁、核桃等
谷类	小米、全麦、燕麦、酵母、米糠等
蔬菜类	菜豆、香椿、青豌豆、黄花菜、荠菜、菠菜、茼蒿、葱、韭菜等

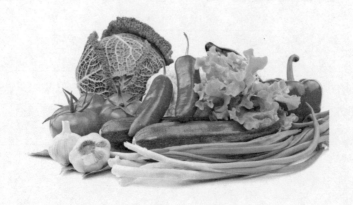

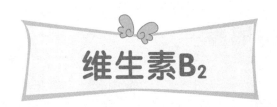

维生素B$_2$

了解维生素B$_2$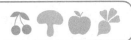

　　维生素B$_2$是一种黄色物质，由于分子含有核糖酸，故又名核黄素。维生素B$_2$进入人体后磷酸化，转变成磷酸核黄素及黄素腺嘌呤二核苷酸，与蛋白质结合成为一种调节氧化还原过程的脱氢酶。脱氢酶是维持组织细胞呼吸的重要物质，缺乏它体内的物质代谢就会紊乱，出现口角炎、皮炎、舌炎、脂溢性皮炎、结膜炎和角膜炎等。

维生素B$_2$的功效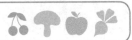

　　维生素B$_2$对维持正常的物质代谢和能量代谢，尤其是在氨基酸、脂肪和碳水化合物的代谢中起重要作用。

缺乏时对母胎的影响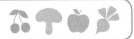

　　孕妇在孕期经常会出现"烂嘴角"的症状，表现为口角部位湿白，有的会发生干裂，这是缺乏维生素B$_2$的表现。

　　此外还有嘴角、嘴唇发红甚至溃烂、舌炎等都是缺乏维生素B$_2$的症状。孕期缺乏维生素B$_2$会影响胎儿的生长发育，还可能导致骨骼畸形。

孕妇建议摄取量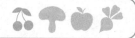

人体每天需要1.2～1.6毫克维生素B_2就能维持健康，我国推荐孕妇每日膳食维生素B_2的摄入量为1.8毫克。

维生素B_2的食物来源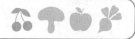

奶类	牛奶、羊奶、豆奶等
蛋类	鸭蛋、鸡蛋等
蔬菜类	韭菜、洋葱、西葫芦、番茄、芥菜等
其他	动物内脏（心、肝、肾）中维生素B_2含量最高

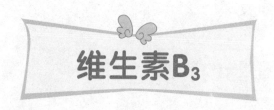

维生素B_3

了解维生素B_3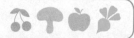

维生素B_3又名尼克酸或烟酸。它是以尼克酸胺的形式在体内构成辅酶，并以辅酶的形式参与体内的能量代谢，特别是在胆固醇的代谢中发挥着重要的作用。

维生素B$_3$的功效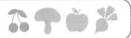

维生素B$_3$是维持良好血液循环和皮肤健康所必需的。还能帮助神经组织行使正常的生理功能。此外糖类、脂肪、蛋白质类代谢及盐酸制造也离不开维生素B$_3$。参与胆汁及胃液性激素合成，可降低胆固醇，改善血液循环。对于预防精神分裂症，提高记忆力，心理疾病的治疗也有帮助。

缺乏时对母胎的影响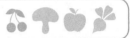

人体尼克酸的缺乏病叫做"赖皮病"。发病初期一般有体重减轻、乏力、口腔和舌的烧灼感，食欲不振、消化不良，腹痛、腹泻、失眠、头痛等症状。皮炎多是对称性分布在面部、颈部、手背、足背等易受摩擦的暴露部位，皮肤红肿、水泡、溃疡，随后皮肤色素沉着呈棕红色，表皮粗糙。

孕妇建议摄取量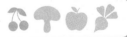

孕妇、乳母每日推荐的维生素B$_3$摄入量为50毫克。

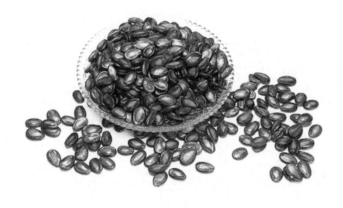

维生素B₃的食物来源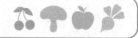

奶类	牛奶、羊奶、豆奶等
坚果类	花生仁、南瓜籽、西瓜籽、甜杏仁、核桃仁等
肉类	鸡肉、瘦肉等
谷类	全麦制品、糙米、芝麻等
蔬菜类	茼蒿、葱、韭菜等

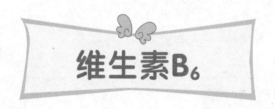

维生素B₆

了解维生素B₆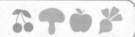

　　维生素B₆是机体内许多重要酶系统的辅酶，参与氨基酸的脱羧作用、色氨酸的合成、含硫氨基酸的代谢和不饱和脂肪酸的代谢等生理过程，是动物正常发育、细菌和酵母繁殖所必需的营养成分。

　　在肝脏和红细胞中，在锌或镁的催化作用下，维生素B₆成为有活性的辅酶，并以辅酶的形式参与体内氨基酸、脂肪酸代谢以及神经递质的合成。它不同于维生素B₂、尼克酸等维生素，主要参与能量代谢，尤其是主要作用于蛋白质的代谢，所有氨基酸的合成和分解中都离不开维生素B₆，大脑形成神经递质也必需有维生素B₆的参与。

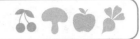

维生素B₆的功效

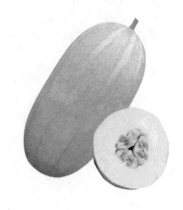

维生素B₆有利于核酸合成及脂肪、蛋白质的吸收，协助维持身体内钠钾平衡，促进红细胞的形成。另外还有利于解决体内水分滞留带来的不便，帮助脑和免疫系统发挥正常的生理功能。控制细胞增长和分裂的DNA、RNA等遗传物质的合成也离不开维生素B₆。此外，维生素B₆还可以活化体内的许多种酶，并有助于维生素B₁₂的吸收。还能增强机体免疫力、防止动脉硬化也有一定的作用。

缺乏时对母胎的影响

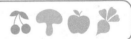

缺乏维生素B₆容易引起贫血症、脂溢性皮肤炎、舌炎，还会引起头痛、惊厥、贫血、恶心、呕吐、皮肤脱屑、舌疮、厌食，关节炎，结膜炎，生疮及裂口；抑郁，眩晕，疲劳，易激动，伤口愈合不良，牙槽与口腔炎，学习能力及记忆力下降，生长迟缓，刺痛感。腕管狭窄综合征也与维生素B₆的缺乏有一定的关系。

孕妇建议摄取量

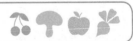

由于维生素B₆与氨基酸的代谢密切相关，妊娠期间，由于对蛋白质的需要增加，也应随之增加维生素B₆的摄取量。一般来说，孕妈妈每天摄入3～4毫克维生素B₆即能够满足需要。

维生素B₆的食物来源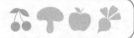

谷类	小麦、糙米、酵母粉、白米、全麦制品等
蔬菜类	菠菜、甘蓝等
豆类	红豆、大豆等
水果类	番茄、甘蔗、香蕉、甜瓜等

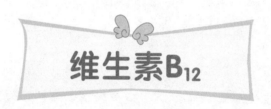

维生素B₁₂

了解维生素B₁₂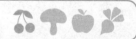

维生素B₁₂是人体三大造血原料之一，它是唯一含有金属元素钴的维生素，故又称为钴胺素。维生素B₁₂与四氢叶酸（另一种造血原料）的作用是相互联系的。维生素B₁₂呈红色，易溶于水和乙醇中，耐热，在强酸、强碱及光照下不稳定。

维生素B₁₂进入消化道后，在胃内通过蛋白水解酶作用而游离出来，游离的维生素B₁₂与胃底壁细胞所分泌的内因子结合后进入肠道，在钙离子的保护下，在回肠中被吸收进入血液循环，运送至肝脏储存或补利用。维生素B₁₂是由微生物制造的，肠道中的细菌能合成大量的维生素B₁₂，但是大肠不能吸收这种维生素。

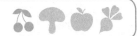

维生素B$_{12}$的功效

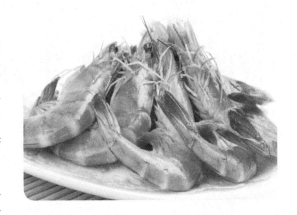

维生素B$_{12}$是抗贫血所必需的，维生素B$_{12}$参与造血功能，提高叶酸的利用率，它可以协助叶酸调节红细胞的生成并有利于铁的利用。而且消化功能的正常，食物的消化和蛋白质的合成，及脂肪和糖类的代谢均需要维生素B$_{12}$。

此外，维生素B$_{12}$还有助于防止神经损伤，维持生育能力，促进正常的生长发育，及防止神经脱髓鞘的作用。维生素B$_{12}$还能增进人体的精力，使神经系统保持健康的状态，也是胎儿成长发育的必需物质。

缺乏时对母胎的影响

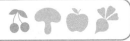

缺乏维生素B$_{12}$，红细胞就不能正常发育，从而导致巨幼红细胞性贫血的发生；神经组织也可能受到影响而引起神经系统障碍。孕妈妈缺乏维生素B$_{12}$会有虚弱、厌食、体重下降、背痛、胸腹痛、四肢刺痛、行走困难和神经功能紊乱等症状，严重的可能会患恶性贫血。

孕妇建议摄取量

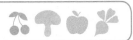

孕妇每日摄入量为2.6微克，乳母每日摄入量为2.5微克，就能够满足需要。

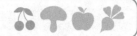

维生素B₁₂的食物来源

维生素B₁₂主要存在于动物食品和豆类食品中。

肉类	牛肝、牛肾、猪肝、猪肾、猪心、牛肉、鸡肉等
水产品	青鱼、虾、龙虾、比目鱼等
蛋类	鸭蛋、鸡蛋等
豆类	臭豆腐、豆豉、黄酱、酱油等

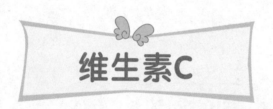

维生素C

了解维生素C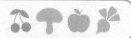

维生素C是一种水溶性维生素，是白色有酸味的物质，为人体所必需的，由于它具有防治坏血病的功效，又被称为抗坏血酸。维生素C主要功能是对酶系统具有保护、调节、促进和催化的作用。

维生素C的功效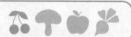

维生素C可以提高白细胞的吞噬能力，从而增强人体的免疫能力，有利于组织创伤的更快愈合。维生素C还能促进淋巴细胞的生成，提高机体对外来和恶变细胞的识别和杀灭，它也参与免疫球蛋白的合成，保护细胞，保护肝脏，具有解毒的作用。

　　维生素C能保证细胞的完整性和代谢的正常进行，能促进氨基酸中酪氨酸和色氨酸的代谢，延长机体寿命，可改善铁、钙和叶酸的利用，促进铁的吸收，对缺铁性贫血有辅助治疗的作用，可改善脂肪和类脂特别是胆固醇的代谢，预防心血管病和动脉硬化，可促进胆固醇的排泄，防止胆固醇在动脉内壁的沉积。维生素C能促进牙齿和骨骼的生长，防止牙床出血，还能增强机体对外界环境的应激能力。

缺乏时对母胎的影响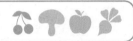

　　维生素C对胎儿的骨骼和牙齿发育、造血系统的健全和机体抵抗力的增强都有促进作用。如果孕妇在孕初期严重缺乏维生素C会导致流产，还可使孕妇得坏血病，甚至可引起胎膜早破和增加新生儿的死亡率。

孕妇建议摄取量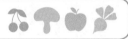

　　维生素C是人体需要量最大的一种维生素。成人每日供给80~90毫克即能满足需要，孕妇在此基础上需要再增加20~40毫克，即孕妇维生素C的摄入量每日为100~130毫克。

维生素C的食物来源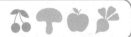

蔬菜类	青椒、韭菜、菠菜、荠菜、花椰菜、甘豆、白菜、豌豆芽等
水果类	芒果、柑橘、石榴、草莓、木瓜、柠檬、猕猴桃等

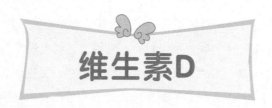

维生素D

了解维生素D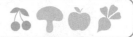

维生素D家族成员中最重要的成员是维生素D_2和维生素D_3。维生素D均为不同的维生素D原经紫外照射后的衍生物。植物不含维生素D，但维生素D原在动、植物体内都存在。维生素D是一种脂溶性维生素，有五种化合物，对健康关系较密切的是维生素D_2和维生素D_3。它们有以下三点特性：它存在于部分天然食物中；受紫外线的照射后，人体内的胆固醇能转化为维生素D。

维生素D的功效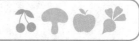

维生素D是类固醇的衍生物，具有抗佝偻病的作用，被称为抗佝偻病维生素。缺乏维生素D，人体将不能形成或维持坚固的骨骼。维生素D是一种脂溶性维生素，在阳光中能够自行产生，对于骨骼和牙齿的健康至关重要。

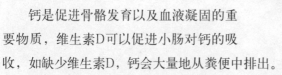

钙是促进骨骼发育以及血液凝固的重要物质，维生素D可以促进小肠对钙的吸收，如缺少维生素D，钙会大量地从粪便中排出。

维生素D还可以促进肠道对磷的吸收，维生素D和骨骼中钙的沉积，同时也促进肾小管对磷的再吸收，减少尿中磷的损失，并与甲状腺激素等共同调节机体内钙、磷的代谢与平衡。

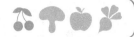

缺乏时对母胎的影响

维生素D能够促进膳食中钙、磷的吸收和骨骼的钙化，妊娠期间如果缺乏维生素D，可导致孕妇骨质软化，初期表现为腰背部、下肢不定期疼痛，严重时可引起骨软化、骨折等现象，同时也会造成胎儿及新生儿的骨骼钙化障碍以及牙齿发育出现缺陷。孕妇如果严重缺乏维生素D，还可使婴儿发生先天性佝偻病。对于孕妇来说，单纯靠晒太阳获取维生素D是不够的，还应多从食物中摄取。

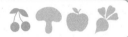

孕妇建议摄取量

维生素D的每日摄入量为5～15微克。摄入过高会出现食欲减退、口渴、恶心、呕吐、烦躁、体弱，婴儿和儿童生长缓慢，成人体重下降等症状。

因为照射阳光可促进合成维生素D，孕妇最好每天有1～2小时的户外活动。

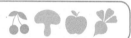

维生素D的食物来源

维生素D具有免疫调节的功能，可促进孕妇身体对钙的吸收和利用，使其在骨中得到沉积，从而改变人体对感染的反应能力。维生素D存在于动物肝脏、鱼肝油和蛋类等食物中，日光照射皮肤可帮助合成维生素D，因此，除食补外，孕妇还应该多到户外晒太阳，以补充维生素D的摄入量。

鱼类	小鱼干、小虾米、沙丁鱼、鲱鱼、鲔鱼、鲑鱼等
奶类	牛奶、酸奶，奶酪、奶油等乳类和乳制品
其他	蘑菇、动物肝脏、蛋黄等

维生素E

了解维生素E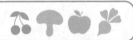

维生素E是一种非常强的抗氧化剂，能够抑制脂肪酸的氧化，减少脂褐质（老年斑）的形成，有延缓衰老的作用。

维生素E可通过自身的氧化进而使细胞膜结构中的多种不饱和脂肪酸、细胞骨架、细胞内的核酸、酶以及其他生物活性物质免受自由基的攻击。

维生素E的功效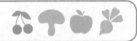

维生素E能抵抗自由基的侵害，预防癌症和心肌梗死的发生，对心脏和血管的健康尤为重要，大量摄取维生素E可降低动脉粥样硬化的发病率。

维生素E还对肝细胞有重要的保护作用，对皮肤也很有益处，有利于保持免疫系统的健康。维生素E在人体内储存的时间较短，在光照、热、碱和铁等微量元素存在的情况下容易氧化，因此有必要定期摄入。

缺乏时对母胎的影响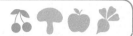

一旦维生素E供应不足，易导致男性不育，女性不孕，严重者会患肌肉萎缩症、神经麻木症等，也会引起各种智能障碍或情绪障碍。怀孕后，甚至会出现胎死腹中和多发性先天畸形等严重的后果。

孕妇建议摄取量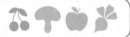

我国居民目前烹调用油主要是以植物油为主，因此不容易缺乏维生素E，但孕妇仍应适量增加维生素E的摄入，建议每天在10毫克左右。维生素E与适量的维生素C和硒一同摄入时，其吸收能力会有所提高。铁摄入量较高时，维生素E的吸收能力会被降低。

维生素E的食物来源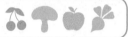

食用油类	葵花籽油、豆油、菜籽油、芝麻油、玉米油等
坚果类	核桃、葵花籽、南瓜籽、松子等
菌藻类	发菜、猴头菇、木耳等
蔬菜类	豌豆、芦荟、菠菜等
其他	花生酱、甘薯、鳄梨等

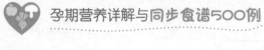

维生素K

了解维生素K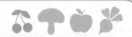

维生素K又名凝血维生素，是一类含有甲萘醌结构的抗出血性化合物的总称。维生素K可分为两大类化合物：K_1（叶绿醌）、K_2（甲萘酯）和K_3（异戊烯甲萘醌），可以从动植物体内提取；另一类为水溶性化合物K_4，人工化学合成。最重要的为K_1、K_2和K_3，商品用维生素K是维生素K_3的衍生物。维生素K_3的活性成分为甲萘醌。

维生素K是一种脂溶性维生素，是属于酮类的一种化学物质。合成血液凝固所必需的凝血酶原，对防止母亲凝血功能障碍和新生儿期出血具有重要的作用，妊娠最后几周给孕妇用维生素K可以作为预防凝血功能障碍的常规治疗。

维生素K的功效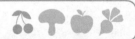

维生素K最主要的功能是凝血作用，它参与很多凝血机制的调节，是对血液凝固起主要作用的物质，也是影响骨骼和肾脏组织形成的必要物质，可预防内出血及痔疮，减少女性生理期大量出血。

缺乏时对母胎的影响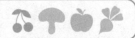

一些与骨质形成有关的蛋白质会受到维生素K的调节，如果孕妇缺乏维生素K，可能导致孕期骨质疏松症或骨软化症的发生，也可能造成新生儿出血疾病，如吐血、肠道、脐带及包皮部位出血，严重的可导致颅内出血甚至发生生命危险。

此外，母乳中维生素K的含量很低，新生儿的肠道又无菌，不能产生维生素K，因此维生素K容易缺乏，导致出血现象的发生。所以在哺乳期间，产妇应注意给新生儿补充维生素K，但必须在医生的监护下进行，剂量过大可导致维生素K中毒。

孕妇建议摄取量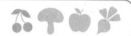

孕妇和乳母的每日摄入量为70～140微克。

维生素K的食物来源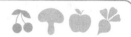

维生素K存在于各种食品中，成人维生素K的来源一部分由肠道内的细菌产生；一部分来自于食物，在绿叶蔬菜、绿茶、动物肝脏中都含有丰富的维生素K。

因此常吃绿叶蔬菜的人可以满足每日维生素K的需要。富含维生素K的食物如下表所示。

肉类	鸡肉、瘦肉、动物的肝脏等
食用油	黄油、大豆油等
乳制品	奶油、干酪、乳酪等
蔬菜类	胡萝卜、菠菜、甘蓝、甜菜、绿豆、莴笋、花菜、芥菜、香菜、藕
禽蛋类	鸡蛋等

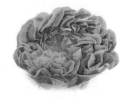
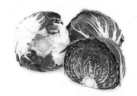
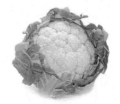

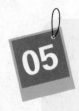

矿物质

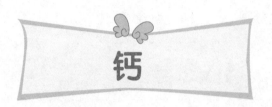

钙

了解钙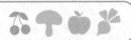

　　钙是人体内含量最多的矿物质，大部分存在于骨骼和牙齿之中。不少人处于钙储存较低水平或缺钙的状态。特别是经常在室内工作，缺乏日光照射的女性更容易出现这种情况。对于不常吃动物性食物和乳制品的孕妇，应根据需要补充钙剂，补钙的同时还须注意补充维生素D，以保证钙的充分吸收和利用。为了防止胎儿头部过度骨化，不利于自然分娩，多数医生认为妊娠36周以后就不宜再补钙了，而且这时胎儿已基本发育成熟，不必增加代谢负担。

钙的功效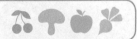

　　钙是人体内含量最丰富的矿物质，其含量仅次于氧、碳、氢、氮。成人体内含钙总量1200克，占体重的1.5%～2%。钙是构成牙齿和骨骼的重要物质，99%存在于骨骼和牙齿中，用以形成和强健牙齿和骨骼。钙可以被人体各个部分利用，能够维持神经肌肉的正常张力，维持心脏跳动，并维持免疫系统功能。钙能调节细胞和毛细血管的通透性。钙还能维持酸碱平衡，也参与血液的凝固过程。

胎儿生长发育需要一定量的钙，妊娠早期每天需钙7毫克，妊娠中期增至110毫克，妊娠晚期则为350毫克。由于我国居民饮食中含钙量普遍不足，母体平时贮存的钙也不多，在妊娠全过程中均需补钙，如果维生素D充足则饮食中的钙量可以适当减少，胎儿骨骼的钙化程度取决于母体饮食中的钙、磷及维生素D的含量。孕妇摄入的钙量除影响胎儿外，还影响自身健康，易发生骨质软化病，甚至骨盆畸形，产后泌乳与钙也有一定的关系。

缺乏时对母胎的影响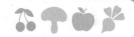

不论孕妇是否缺钙，胎儿都会从孕妇血液中吸收大量钙以满足其对骨骼和牙齿的发育需要。如果孕妇缺钙，不仅会影响胎儿骨骼和牙齿的正常发育，也有可能使孕妇出现钙代谢平衡失调。若没能得到及时补充，严重时孕妇骨骼和牙齿就会疏松，引起腰痛、腿痛、小腿抽筋及牙齿脱落、关节痛、浮肿、妊娠高血压等病症，更严重时可导致骨质软化症，骨盆变形，造成难产。

孕妇建议摄取量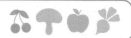

建议孕妇每天补充维生素D10毫克，妊娠中、晚期分别补钙1000毫克和1200毫克。

钙的食物来源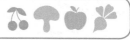

对于有足量乳类饮食的孕妇，一般不需要额外补给钙剂。对于不常吃动物性食物和乳制品的孕妇，应根据需要补充钙剂，每天补充600毫克，补钙的同时，还须注意补充维生素D，以保证钙的充分吸收和利用。含钙丰富的食物如下表所示。

奶类	牛、羊奶及其奶粉、乳酪、酸奶
豆类	黄豆、毛豆、扁豆、蚕豆、豆腐、豆腐干、豆腐皮等
蔬菜类	芹菜、油菜、胡萝卜、萝卜缨、香菜、雪里蕻、黑木耳、蘑菇等
坚果类	西瓜子、南瓜子、花生、莲子、核桃、葵花籽等
海产品	鲫鱼、鲤鱼、鲢鱼、虾、虾米、虾皮、海带、紫菜、蛤蜊、海参等
肉类与禽蛋	羊肉、猪肉、鸡肉、鸡蛋、鸭蛋、鹌鹑蛋、猪肉松等
水果	柠檬、枇杷、苹果、黑枣、杏脯、桃脯、葡萄干等

铁

了解铁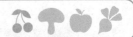

　　铁是人体必需的微量元素中含量最多的一种，人体内总共含铁4.5克，其中60%～70%存在于血红蛋白中，它们参与氧气的转运、交换和组织呼吸过程，负责把氧气输送到身体的各个角落，并将组织细胞所产生的废物二氧化碳排出体外。铁是人体内制造血红蛋白的主要原料，人体内2/3的铁存在于血红蛋白中，另外1/3储存于肝、脾、骨骼及小肠上皮细胞内。

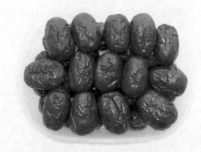

铁的功效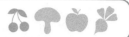

铁是维持生命的重要物质，是制造血红素和血红蛋白的主要物质，是进行B族维生素代谢的必要物质。

铁质是供给胎儿血液和组织细胞的重要元素，除供应胎儿日益增长的需要外，还得将一部分铁质储存于肝脏作为母体的储备，以补充分娩过程中出血的损失。

缺乏时对母胎的影响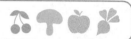

怀孕4个月以后，铁的需要量逐渐增加，因此，在妊娠后半期大约有25%的孕妇会因为铁的摄入不足或吸收不良而发生缺铁性贫血。

缺铁性贫血严重的孕妇常会有食欲不振、烦躁不安、疲乏无力、心慌气短、头晕眼花、耳鸣、记忆力减退等症状。此外，孕妇在妊娠期血容量平均增加1500毫升，而红细胞的增加不如血浆增加的多，这样容易出现血液稀释，造成生理性贫血。如果没有足够的铁的补充，孕妇的生理性贫血会加重，严重的可引起贫血性心脏病，甚至心力衰竭；易发生早产，对出血耐受性差，易休克，产后抵抗力低，易感染。孕妇贫血也会使胎儿氧供应减少，使胎儿体重比正常儿低。宫内缺氧严重的可致胎死宫内，新生儿也易发生窒息。

孕妇建议摄取量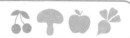

孕妈妈在孕期需要铁1200毫克，其中300毫克用以满足胎儿的需要，570毫克为红细胞利用，其余准备补偿分娩时的损失。育龄妇女因为月经每月失血30～50毫升，故贮铁量不足，妊娠后期易患缺铁性贫血。

建议孕妈妈每天应供给铁30～60毫克，同时服用维生素C100毫克；如果孕妇含维生素C不足，铁的供给量还应增多，防止妊娠期缺铁应在未孕时即增加铁的摄入量，在妊娠期至少要有300毫克的铁贮备。

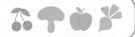

铁的食物来源

1.血红素铁（动物性食品）	
鱼类	带鱼、墨鱼等
肉类	瘦肉、鸡肉、动物肝脏等
2.非血红素铁（植物性食品）	
蔬菜类	芥菜叶、芹菜、油菜、韭菜等
谷类	大米、小米、玉米、燕麦等
豆类	紫芸豆、红豆、蚕豆、豌豆等
水产类	海蜇、虾米、虾皮、紫菜、海带、发菜等
其他	红枣、黑木耳等

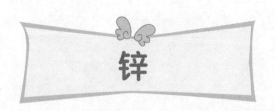

锌

了解锌

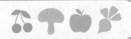

锌是机体正常生长发育过程中必不可少的微量元素。成人体内锌含量2～2.5克，主要分布在头发、皮肤、骨骼、睾丸、肝、肾、肌肉、腰、脾、胃肠道和红细胞中。血液中锌75%～85%分布在红细胞中。

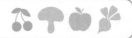

锌的功效

锌是促进生长发育的重要元素之一，是体内物质代谢中很多辅酶的组成成分和活化剂，参与热能代谢，蛋白质及胰岛素的合成，与生育、免疫均有关。锌参与碳水化合物和维生素A的代谢过程。

锌还具有维持胰腺、性腺、脑下垂体、消化系统和皮肤正常功能的作用，还能稳定血液循环。锌也是胰岛素的成分之一，与胰岛素的活性密切相关。

缺乏时对母胎的影响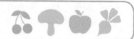

孕妇对锌的需要量大，一般膳食难以满足，很容易缺锌。如果妊娠早期缺锌，可干扰胎儿中枢神经系统的发育，严重的可造成中枢神经系统畸形；孕晚期缺锌，可使神经系统的发育异常。胎儿脑部发育时若缺锌，可能导致脑伤害或其他先天性缺陷，影响胎儿智力。

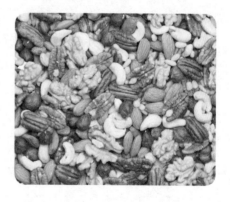

缺锌还会影响核酸、蛋白质的合成，导致胎儿生长发育迟缓并影响性器官的正常发育。孕妇缺锌也很容易生出低体重儿，甚至会出现胎儿畸形。预防缺锌的最好办法就是多吃富含锌的食物，有明显的缺锌症状时，应在医生的指导下服用锌制剂，但切勿乱服滥用。

孕妇建议摄取量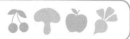

妊娠后锌的需要量增加，平均胎盘及胎儿每天需锌0.75~1毫克，我国推荐孕妇和乳母每日锌的膳食摄入量为15~20毫克。

锌的食物来源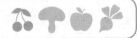

肉类	鸡肉、瘦肉等
水产类	牡蛎、紫菜、海带、海鱼、虾等
坚果类	南瓜籽、栗子、核桃、花生、芝麻、甜杏仁等
蛋类	鸭蛋、鸡蛋等
其他	奶制品、芥末、动物肝脏等

了解硒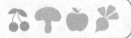

　　硒和维生素E都是抗氧化剂，二者相辅相成，可防止因氧化而引起的衰老，是可抑制癌症和心血管疾病，参与免疫功能调节的微量元素之一。

　　硒是谷胱甘肽氧化酶的组成成分，硒可以保护细胞膜中的脂质免受氧化。缺硒可发生大骨关节病、克山病，因此，如果女性缺硒，应在治愈后再怀孕。

硒的功效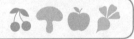

　　硒是一种酶的组成部分，通过这种酶来发挥其抗氧化作用，防止过氧化物在细胞内的堆积，保护视网膜。硒能维持心肌纤维、血管的正常结构和功能。硒还具有解毒作用，能够与体内的重金属结合并排出体外，从而缓解铜、汞、铬等金属引起的毒性，保护肝脏细胞。

缺乏时对母胎的影响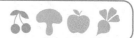

硒严重缺乏可引起克山病，使其心脏扩大、心功能不全、心律失常。孕妇若缺硒则会增加重金属对自身和胎儿的危害，引起孕妇免疫功能低下，胎儿出现畸胎、死胎等严重后果。

育龄妇女缺硒还可能导致难以受孕；如孕妇缺硒，则容易发生流产。缺硒时可以影响母亲体内甲状腺激素的代谢，并且容易引起胎儿遗传基因的突变，会导致小儿先天愚型。

孕妇建议摄取量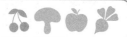

我国推荐硒的摄入量为成人每日50微克，孕妈妈应适当有所增加。

硒的食物来源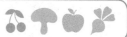

奶类	牛奶、奶制品等
水产类	带鱼、章鱼等
蔬菜类	洋葱、番茄、西兰花、荠菜、草菇等
水果类	甘蔗、甜瓜、西瓜、香蕉、葡萄等
其他	动物的内脏

了解碘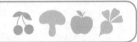

碘在甲状腺的合成和代谢中起着非常重要的作用，碘缺乏可导致甲状腺肿大，缺碘是人类智力障碍的主要原因之一，如克汀病。

缺碘的主要表现就是智力低下、身材矮小，因此又将碘称为智力元素。

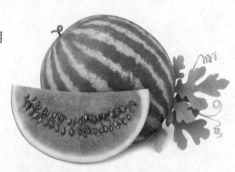

人体吸收碘的主要来源是食物，常食用海产品就能预防碘缺乏。但含碘药物可导致胎儿体内碘积聚，从而抑制甲状腺激素的分泌，甚至会造成先天性甲状腺发育不良，并引起甲状腺功能低下。

因此，孕妇禁忌服用含碘药物，而应通过食物及碘盐补充碘。

碘的功效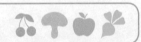

碘是是合成甲状腺激素的重要物质。碘能促进蛋白质的合成与骨钙化，对胎儿的生长发育有一定的影响。

缺乏时对母胎的影响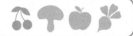

成人体内含碘量为12～24毫克，其中70%～80%积蓄在甲状腺。碘缺乏可导致"大脖子病"，就是颈前方的甲状腺肿大。怀孕期间，孕妇对碘的需要增加，如不及时增加含碘多的食物，就可能发生甲状腺肿大。还会影响胎儿中枢神经系统发育，结果可能导致胎儿智力低下、听力障碍等。

合成甲状腺素需要碘，甲状腺素能促进蛋白质合成，活化多种酶，调节人体物质代谢的能量交换。孕早期缺碘易导致胎儿中枢神经系统及听神经损害，出生后可有脑损害，甲状腺肿及骨骼和生长发育不良，成人每天需碘100毫克以上，妊娠期的需要量增加，如每周食谱中有1次紫菜或海带，即可满足需要。

碘被称为"智能之花"，因碘对机体的生长发育有重要影响，缺碘会引起先天畸形、流产、脑发育不全、智力低下和地方性克汀病并发生新生儿甲状腺肿。

孕妇建议摄取量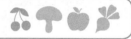

孕妇每日摄入碘为100～200微克，乳母为200微克。平时食用加碘盐可以补充碘。

碘的食物来源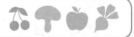

水产类	海带、紫菜、发菜、虾、海蜇、海鱼、鲜带鱼、蚶干、蛤干、干贝、海参、龙虾等
其他	乳类及乳制品、蛋、全小麦

铜

了解铜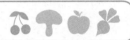

　　铜是造血的要素之一，并有促进铁透过肠黏膜吸收的作用。孕妇体内铜的浓度在妊娠过程中逐渐上升，这可能与胎儿长大体内雌激素水平增加有关。正常情况下，孕妇不需要额外补充铜剂，因为铜过量可导致胎儿畸形。

铜的功效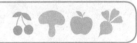

　　铜是人体维持正常生理功能的必需微量元素之一，以肝、肾、心、脑中含量最多。铜能够加速铁的吸收和运输，并促进血红蛋白的合成，有助于防治缺铁性贫血。铜还能够维护骨骼、血管和皮肤组织中胶原蛋白和弹性蛋白的含量，防止发生骨质疏松症和血管、皮肤的病变。

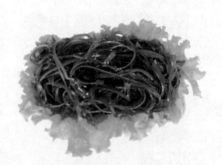

缺乏时对母胎的影响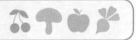

　　铜缺乏时，会影响女性肾上腺皮质激素和孕酮的合成而造成不孕。孕妇缺铜可能降低胎膜的韧性、弹性及厚度，容易发生胎膜早破，导致早产，还可能影响胎儿的正常发育，发生先天性畸形。也可使细胞呼吸、胶原及弹性蛋白合成发生障碍而引起胎儿脑萎缩，或心血管和骨骼发育异常。但是摄入过多，又会影响排卵或干扰孕酮的作用，也会影响生育。

婴幼儿缺铜与母亲妊娠期间血中铜含量过低有关，而引起血铜过低的主要原因是摄铜不足。铜在体内可与铁组成细胞色素酶和氧化酶，在肝内合成血浆铜蓝蛋白，促进运铁蛋白的生成和亚铁血红素、血红蛋白的合成。

铜蓝蛋白具有保护胎儿生长发育和营养及免疫作用。孕妇血清铜随孕期长而升高，足月时达到峰值。胎儿体内铜也随孕期而渐增，36周达到峰值。足月婴儿有一半铜储存在肝内，妊娠期若铜补充不足，不能达到体内正常平衡，将易使胎膜早破或流产，孕妇每天应补充2毫克铜，但不能过量。

如果母亲在妊娠期间血中铜含量过低，则会引起胎儿缺铜，造成机体新陈代谢提供能量来源的三磷酸腺苷缺乏，以致不能满足生命的最低能量。同时可影响胎儿某些酶的活性以及铁的吸收和运转，从而造成贫血。

孕妇建议摄取量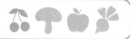

成人推荐铜的摄入量为每日1.5毫克，孕妇每日的摄入量为2～3毫克。

铜的食物来源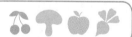

谷类	小麦、荞麦等
蔬菜类	橄榄、草菇等
豆类	豆腐、豆奶等
水产类	牡蛎、鱼、虾等

锰

了解锰

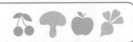

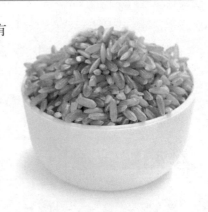

锰是构成正常骨骼和肌肉时所需要的物质，有着多方面的作用，它可以维持正常的脑部功能，还可以激活多种酶，是维持人体新陈代谢的重要微量元素之一。

一般说来，以谷类和蔬菜为主食的人不会发生锰缺乏，但由于食品加工得过于精细，或以乳品、肉类为主食时，则往往会造成锰摄入不足。因此，孕妇应适当多吃些水果、蔬菜和粗粮。

锰的功效

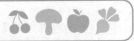

锰可促进骨骼的生长发育，保护细胞中细粒体的完整及正常的脑细胞发育。维持正常的糖代谢和脂肪的代谢，可改善机体的造血功能。

缺乏时对母胎的影响

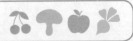

锰缺乏可影响生殖能力，有可能使后代出现先天性畸形，软骨的形成不正常及葡萄糖耐量受损。另外，锰的缺乏可引起神经衰弱综合征，影响智力发育。锰缺乏还将导致胰岛素合成和分泌的降低，影响糖代谢。

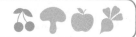

孕妇建议摄取量

孕妇应每天摄入2.5~5.0毫克锰。

锰的食物来源

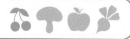

谷类	糙米、麦芽、小麦、大麦等
薯类	马铃薯、红薯等
坚果类	核桃、葵花籽、花生等
豆类	干菜豆、大豆等
其它	动物肝、大多数水果蔬菜、红茶等

镁

了解镁

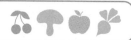

镁是一种参与生物体正常生命活动，及新陈代谢过程必不可少的活性元素。在人体中，它为200多种酶素的主要成分和催化剂，对蛋白质的制造、脂肪代谢以及遗传物质DNA的组成有非常重要的作用。

镁的功效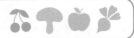

镁是细胞内许多酶的催化剂，维持着核酸的稳定性，参与体内蛋白质的合成以及肌肉收缩等功能。

镁还具有影响钾离子和钙离子的运转，调控神经信号的传递；维持物质的结构和功能，激活和抑制催化酶及调控细胞周期、细胞增殖及细胞分化；维持基因组的稳定性等影响细胞的多种生物功能。

缺乏时对母胎的影响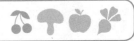

镁一般不会缺乏，但在手术、酗酒、吸收不良或患有肾病时会缺乏，一旦缺乏，则会产生发育不良，神经亢进或减退，肌肉振颤，手足抽搐，体液流失，心肌梗死等症状。

孕妇建议摄取量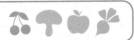

孕妇每天应摄入2.5～5.0毫克镁。

镁的食物来源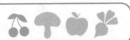

肉类	瘦肉、鸡肉等
奶类	牛奶、羊奶等
豆类	大豆、黄豆、黑豆等
坚果类	西瓜籽、南瓜籽、葵瓜籽、无花果、核桃仁、芝麻等
蔬菜类	冬菜、紫菜、雪里蕻、荠菜等
水果类	香蕉、杨桃等

磷

了解磷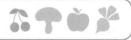

　　磷是机体极为重要的元素之一。磷是维持细胞膜的完整性、发挥细胞功能的必需元素。磷脂是细胞膜上主要脂类的组成成分，与膜的通透性有关。

　　磷存在于人体所有的细胞中，是维持骨骼和牙齿的必要物质，几乎参与所有生理上的化学反应。磷还能使心脏有规律地跳动。过多摄取磷，会破坏矿物质的平衡并造成缺钙；摄取过量的铁、铝、镁时，会使磷的作用减弱或失效。

磷的功效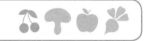

　　磷参与调节酸碱平衡。它能促进脂肪和脂肪酸的分解，预防血液中酸或碱聚集过多，也影响血浆及细胞中的酸碱平衡。磷能刺激激素的分泌，有益于神经活动，使心脏和肌肉有规律地收缩。

　　磷还是多种酶的组成成分，也是构成人体骨骼、牙齿的重要成分，对人体生命活动有十分重要的作用。磷离子对于碳水化合物、脂类和蛋白质的代谢是必需的。钙和磷的平衡有助于无机盐的利用。磷酸盐还能够调节维生素D的代谢，维持钙的内环境稳定。

缺乏时对母胎的影响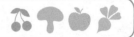

人类的食物中有很丰富的磷，故人类营养性的磷缺乏是少见的。磷摄入或吸收的不足可以出现低磷血症，引起红细胞、白细胞、血小板的异常，软骨病；因疾病或过多地摄磷，将导致高磷血症，使血液中血钙降低导致骨质疏松的出现。

几乎所有的食物都含磷，特别是谷类和含蛋白质丰富的食物。在人类所食用的食物中，无论动物性食物或植物性食物都主要是其细胞，而细胞都含有丰富的磷。

孕妇建议摄取量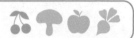

成人每天自食物中需摄取磷700～1000毫克，孕妇则需要800～1100毫克。

磷的食物来源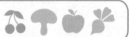

豆类	大豆、黄豆等
坚果类	甜杏仁、花生等
蔬菜类	毛豆、洋葱、胡萝卜等
禽蛋类	瘦肉、鸭肉、鸡蛋等

第 **3** 章

孕期同步营养方案与食谱

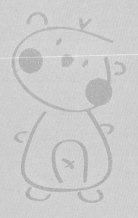

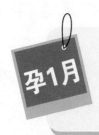

孕1月 饮食指导与食谱

孕1月营养需求

继续补充叶酸

在前文"孕前女性营养储备"的内容中，我们已经强调了女性在孕前3个月就要开始补充叶酸了，那么现在已经怀孕了，是否还需要继续补充叶酸呢？答案是肯定的，孕妈妈在孕1月还需要继续补充叶酸。因为孕妈妈如果在孕早期缺乏叶酸，可能会导致胎儿神经管发育缺陷，严重时甚至会导致胎儿出现"无脑儿"或"脊柱裂"。

补充微量元素

孕妈妈孕1月应该适量补充多种微量元素，因为微量元素锌、铜等参与了胎儿中枢神经系统的发育。尤其是怀孕后，孕妈妈对锌的需求量大大增加，所以孕妈妈可以适当地吃一些富含微量元素的食物，如香蕉、动物内脏、瓜子、花生、松子等。

每日所需营养素

热量	2300（千卡）	维生素A	800（微克）
蛋白质	85（克）	维生素B$_1$	1.5（毫克）
钙	800（毫克）	维生素B$_2$	1.7（毫克）
铁	20（毫克）	维生素C	100（毫克）
锌	11.5（毫克）	维生素D	5（毫克）
叶酸	600（微克）	维生素E	14（毫克）

孕1月饮食宜忌

不宜吃的几种食物

甲鱼 甲鱼（也称鳖）虽然具有滋阴益肾的功效，但是甲鱼性味咸寒，有较强的通血络、散淤块的作用，因而有堕胎之弊，尤其是鳖甲的堕胎之力比鳖肉还强。

螃蟹 中医认为，螃蟹可以活血软坚，并有堕胎的作用，食用后可能会导致孕早期出血、流产。另外，螃蟹中胆固醇含量较高，所以也不是很理想的食物。

薏米 薏米是一种药食同源之物，薏米对子宫平滑肌有兴奋作用，可以促使子宫收缩，因而有诱发流产的可能。

马齿苋 马齿苋既是草药又可以做菜食用，马齿苋汁对于子宫有明显的兴奋作用，能使子宫收缩次数增多、强度增大，容易造成流产。

不宜食用过多的盐

盐能促进水分在体内滞留，增加心、肾的负担，造成水肿。孕妈妈过多地摄取盐会导致水肿和妊娠期高血压疾病。孕妈妈孕期的饮食应该以清淡为主，孕妈妈可以在食物中适当地加一些醋或香菜等调料，以达到少放盐的目的。

孕妈妈不宜饮用咖啡

咖啡会刺激中枢神经，过量饮用就可能出现心悸、失眠、兴奋、头痛等现象，严重时，还有可能发生心律失常。孕妈妈如果饮用过量的咖啡，会加重身体的负担。研究显示，每天至少饮用300毫克咖啡因的孕妇，产下的婴儿体重不足2.5千克的机会是不喝咖啡孕妇的2倍；咖啡因摄取量中等的孕妇，胎儿在子宫内发育不全的危险性高于不喝咖啡的孕妇3倍；摄取咖啡因特别多的孕妇，胎儿发育不全的可能性较不喝咖啡的孕妇高4倍，所以孕妈妈最好不要饮用咖啡。

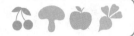

孕1月饮食指南

本月膳食原则

怀孕第1个月，孕妈妈的饮食不需要有太大的变化，每天保证补充2300千卡的热量即可。孕妈妈的饮食应该保证食物的多样性，不能挑食，要保证各种营养物质的合理摄入。同时应该多吃易消化、少油腻、口味清淡的食物，避免吃油炸、味重的食物。

每日摄入食物量

食物种类	需要量	食物种类	需要量
主食	250～260（克）	豆类	25～50（克）
肉类	150～200（克）	蔬菜	200～400（克）
蛋类	50（克）	水果	50～100（克）
牛奶	250（毫升）	植物油	20（毫升）

一日食谱举例

早餐：牛奶250毫升，面包，煮鸡蛋50克，咸菜5克，麻油拌莴苣。

加餐：水果（苹果）50克

午餐：黑米红枣粥，菜合，清炒芦笋虾仁，肉丝炒芹菜。

加餐：水果（橙子）50克

晚餐：米饭100克，肉末炒豌豆，冬瓜海带汤。

加餐：面包

注：上面提到的食谱在本月的营养食谱中都有对应的做法，孕妈妈可以参考着做，当然你也可以根据自己的口味选择营养食谱中的其他菜。

营养食谱—主食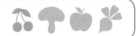

 小米面发糕

原料：小米面500克，小豆100克，面粉50克，鲜酵母10克。

做法：1.将小豆淘洗干净，煮熟备用。

2.面粉加鲜酵母和较多的温水和成稀面糊。静置发酵，待发酵后，加入小米面和成软面团发好。

3.将蒸锅内的水烧开，铺上屉布，把和好的面团先放入1/3，用手蘸清水轻轻拍平，将煮熟的小豆撒上1/2，铺平，再放入剩余的面团拍平，将余下的熟小豆放上，铺平，最后将面团全部放入，用手拍平，盖严锅盖，用旺火蒸15分钟即成。

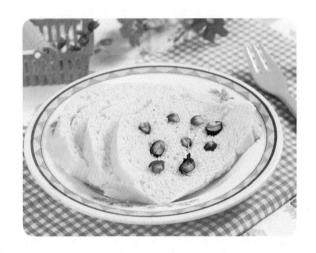

功效

小米营养丰富，含有丰富的蛋白质、钙、铁和维生素，被称为健脑主食；面粉有补心养肝、除热止渴的功效；小豆有清热利水、祛湿排毒的作用，是胚胎转变为胎儿所需的主要营养素之一，为胎儿以后的成长发育打下良好基础。

 燕麦粥

原料：燕麦100克，大米100克。

做法：1.将燕麦去除杂质，在水中浸泡2小时后再洗净放入锅中。

2.将大米洗净也放入锅中，加适量水烧沸后改用小火熬煮。

3.煮的过程中，要不停地搅拌，煮至熟烂即可。

功效

孕早期，孕妈妈食用燕麦粥，具有补益脾胃、止虚汗和止血等功效。

菜合

原料: 面粉500克,水发粉丝100克,韭菜100克,鸡蛋2个,海米30克,水发木耳30克,水发腐竹30克,姜、盐、料酒、香油、花生油各适量。

做法: 1.韭菜择洗干净,沥干水份,切成末,放入盆内。

2.将鸡蛋磕入碗内,搅匀,锅置火上,烧热后倒入花生油,油热时,把蛋液倒入,炒熟离火,用铲子铲碎后,盛入盆内。

3.将发好的粉丝、海米、木耳、腐竹洗干净,剁碎,放入盆内。

4.将姜洗净,用刀拍散,切成末,放入盆内,然后再加盐、香油、料酒拌匀。

5.将面粉放入盆内,用温水和成面团,再放在案板上揉光,做成25克一个的面剂,擀成薄饼,在饼上放一层馅,再盖上一个饼,把周围捏紧,如此重复直到全部做完。

6.将平底锅置于火上,锅底抹一层花生油,烧至七成热时,将做好的菜合放入,烙至两面金黄即成。注意要用文火,以免烙焦。

功效

菜合营养丰富全面,含有人体必需的蛋白质、脂肪、碳水化合物、多种矿物质和维生素。韭菜味道鲜美,还有很好的养生作用,早春食用,可促进血液循环,增强体力,妊娠早期孕妇食用,有利于整个孕期健康。

 芝麻酱拌面

原料: 面条300克,黄瓜丝、白肉丝各20克,香椿10克,鸡汤50克,酱油20克,醋5克,芝麻酱20克,芝麻油、精盐各少许。

做法: 1.将芝麻酱加少许精盐和水澥开。

2.香椿切末;把酱油、醋、鸡汤、芝麻油放入小碗内对成汁。

3.面条煮熟过温水,挑入碗内,依次放入黄瓜丝和白肉丝,将香椿末放在最上面,浇入芝麻酱和对好的汁即成。

功效

此面含有丰富的蛋白质、碳水化合物、脂肪、维生素等多种营养素,营养全面。孕妇吃此面能获得更多的营养,保障胎儿的需要,防止畸形。

蜜汁红薯

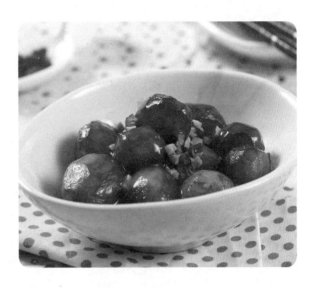

原料： 红心红薯、植物油各500克，红枣、蜂蜜各100克，冰糖50克。

做法： 1.将红薯洗净、去皮，先切成长方块，再分别削成鸽蛋形。

2.红枣洗净去核，切成碎末。炒锅置火上，放油烧热，下红薯炸熟后，捞出沥油。

3.炒锅去油置旺火上，加入清水，放冰糖熬化，放入过油的红薯，煮至汁黏，加入蜂蜜，撒入红枣末推匀，再煮15分钟，盛入盘内即成。

功效

红薯含有大量果胶和黏多糖物质，是一种多糖蛋白质的混合物，含纤维素较多，有通便的作用。蜂蜜有补中、润燥、缓急、解毒的功效，营养丰富，是促进发育、祛病强身、防老抗衰的佳品。孕妈妈吃蜜烧红薯能促进胎儿的生长发育，防止便秘，有利于保胎。

 炸鸡饼

原料： 鸡胸肉400克，洋葱切细粒，鸡蛋1个搅匀，面包渣、精盐、淀粉各适量。

做法： 1.将鸡肉洗净，抹干水，将400克鸡肉剁碎，加入适量精盐及洋葱粒拌至起胶，做成小圆饼。

2.将鸡饼裹上鸡蛋，再蘸上面包渣，放入将滚的油中炸至金黄色并熟透，捞起上碟，可蘸茄汁吃。

功效

此饼鲜嫩可口、易消化、少油腻、味道比较清淡。

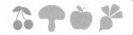

营养食谱—粥羹

 莲子梅干粥

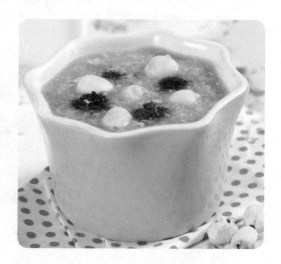

原料: 米饭(蒸)100克,鸡蛋75克,莲子50克,杨梅干50克,冰糖15克,朗姆酒5克。

做法: 1.鸡蛋打入碗中,用筷子搅匀。莲子洗净,用冷水浸泡回软,杨梅干洗净。

2.将米饭放入锅中,加入适量冷水,煮约20分钟成粥状,再放入莲子、杨梅干,改用小火煮至莲子变软。

3.鸡蛋液按顺时针淋入锅中,约10秒后用汤勺搅动,随即加入朗姆酒及冰糖,搅拌均匀,即可盛起食用。

功效 ·

此粥可以用于气血双补的调理和补虚养身的调理。

 竹菇大米粥

原料: 大米50克,竹菇15克,生姜3克。

做法: 1.把生姜去外皮,清水洗净,切成细丝。将竹菇洗净,放入沙锅内,加水煎汁,去渣。

2.将大米淘洗干净,直接放入洗净的锅内,加清水适量,置于火上,旺火煮沸,加入生姜丝。

3.煮至粥将熟时,倒入竹菇汁,再煮至沸即可。

功效 ·

此粥黏稠清香,清胃和中,除烦止呕。适用于肺热咳嗽、咳痰黄稠、胃热呕吐、胃虚呃逆以及妊娠呕吐。

黑米红枣粥

原料： 黑米150克，白糖15克，黄豆、红枣、白木耳、粳米、芝麻各适量。

做法： 1.黄豆用温水浸泡1小时，换水洗净。

2.白木耳泡软后摘去老蒂，红枣去核。

3.先将黑米与粳米一起放入清水中淘洗干净，加清水适量，煮约1小时后，加入黄豆、红枣、白木耳及洗净的芝麻继续煮约30分钟即可。

4.根据口味，可以在食用时加入白糖。

> **功效**
>
> 黑米含蛋白质、脂肪、碳水化合物、B族维生素、维生素E和钙、磷、钾、镁、铁、锌等营养元素，营养丰富；具有清除自由基、改善缺铁性贫血、抗应激反应以及免疫调节等多种生理功能。

鲜果牛奶饭

原料： 大米、牛奶各250克，白糖200克，苹果丁100克，菠萝丁、蜜枣丁、葡萄干、青梅丁、碎核桃仁、淀粉各40克，番茄沙司、玉米各15克。

做法： 1.将大米淘洗干净，放入锅内，加入牛奶和适量清水焖成软饭，再加入白糖拌匀。

2.将番茄沙司、苹果丁、菠萝丁、蜜枣丁、葡萄干、青梅丁、碎核桃仁放入锅内，加入清水和白糖烧沸，用玉米、淀粉勾芡，制成什锦沙司。

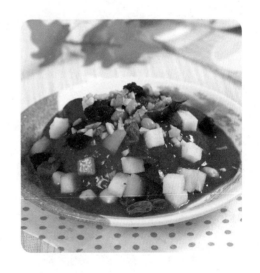

3.将米饭盛入小碗中，然后扣入盘中，浇上什锦沙司即可。

> **功效**
>
> 此饭营养全面，含有丰富的蛋白质、碳水化合物、维生素A、维生素B_1、维生素B_2、维生素D、维生素C和钙、磷、铁、锌、烟酸等多种营养素。孕早期妇女食用可得到充分的营养，身体更健康，且能满足胚胎生长对各种营养素的需求。

营养食谱—热菜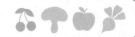

肉丝炒芹菜

原料： 芹菜300克，猪瘦肉100克，大葱6克，姜6克，淀粉（豌豆）10克，酱油、精盐、料酒各适量。

做法： 1.将猪瘦肉自横断面切成丝，用淀粉、酱油、料酒调汁拌好。

2.把芹菜理好，去叶洗净，切成寸段菜丝，在热水中焯过。将葱姜洗净，葱切段，姜切片。

3.油加热后下肉丝，用旺火快炒后起出待用。再用油加精盐炒芹菜。

4.将炒过的肉丝加入芹菜中，再加剩余的酱油、料酒，再用旺火快炒。炒几下，即可出锅。

功效

猪肉含有丰富的优质蛋白质和必需脂肪酸，并提供血红素（有机铁）和促进铁吸收的半胱氨酸，能改善缺铁性贫血；具有补肾养血、滋阴润燥的功效。

韭菜炒鸡蛋

原料： 韭菜200克，鸡蛋2个，淀粉、香油、花生油、盐各适量。

做法： 1.韭菜洗净切段，鸡蛋打碎加入淀粉、香油调成蛋糊。

2.起锅热油，倒入鸡蛋糊煎成鸡蛋饼，然后放入韭菜翻炒，待韭菜炒熟，放盐、香油起锅即可。

功效

韭菜有调中、下气、止痛的功效，可用于治疗痛经、腰膝酸软、尿频、遗尿等症。这道菜能补肾阳、固肾气。

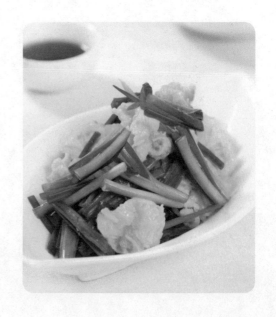

素什锦

原料：西兰花、芹菜、黄瓜、胡萝卜、油面筋、木耳、香菇、油、高汤、葱、姜、盐、香油各适量。

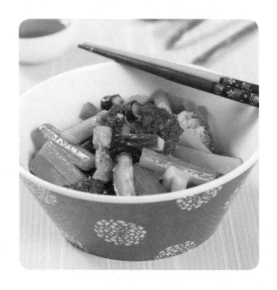

做法：1.将西兰花、芹菜、黄瓜、胡萝卜等洗净，切成寸长小段，西兰花、芹菜用开水焯一下，胡萝卜过油，油面筋切成寸断，再将木耳、香菇等泡发，撕成小块。

2.锅内加油、葱、姜炝锅，加入高汤，下木耳、香菇、油面筋、胡萝卜，小火微炖收汤后加入蔬菜，勾芡，加盐，香油即可。

功效

清爽可口，含维生素和矿物质。

 奶油双花

原料：菜花400克，西兰花400克，小米20克，胡萝卜50克，小麦面粉15克，牛奶20克，精盐3克，植物油25克。

做法：1.小米过水，取出沥干；将菜花、西兰花洗净，切小朵；胡萝卜洗净，切粒。

2.锅中放入水烧开，将菜花、西兰花放入煮1分钟，冲凉沥干；烧热锅，下油10克，放入菜花及西兰花炒熟，排于碟上；下油15克，加入面粉，以慢火炒至微黄色。

3.将鲜奶慢慢加入到炒黄的面粉中，拌至均匀。

4.在拌匀鲜奶的面粉中加入精盐、小米、胡萝卜粒拌匀，淋在菜花上即可。

功效

西兰花含有丰富的维生素C。同时西兰花还有补肾填精、健脑壮骨、补脾和胃之效。小米有清热解渴、健胃除湿、和胃安眠等功效，还具有滋阴养血的功效；小米中含有丰富的B族维生素，具有防止消化不良及口角生疮的功效。

油豆腐炒油菜

原料： 油菜200克，油豆腐50克，酱油6克，植物油6克，淀粉（豌豆）2克，白砂糖2克，料酒2克，精盐适量。

做法： 1.油菜洗净切段，梗叶分置；油豆腐切成块。

2.锅中倒油，油烧热后先煸炒菜梗，加精盐，再下菜叶煸几下。

3.将油豆腐放入煸炒过的油菜中一同炒几下，加酱油、料酒和少许水烧开，再加入糖。

4.将淀粉加水和匀，倒入锅中，调成稀汁状即成。

> **功效**
>
> 油菜中含有丰富的钙、铁和维生素C。另外胡萝卜素也很丰富，油豆腐富含优质蛋白、多种氨基酸、不饱和脂肪酸及磷脂等，铁、钙的含量也很高。本菜谱性味甘、平，能养胃和疏理气血，所以适合孕妇食用。

 ## 杂锦鸡丁

原料： 青豆150克，红萝卜100克，橄榄仁100克，鸡肉30克，大蒜3克，鸡蛋清10克，小麦面粉7克，姜汁5克，植物油25克，酱油5克，白砂糖4克，芝麻油5克，精盐适量。

做法： 1.锅中加入适量水上火烧滚开，将橄榄仁放入开水中余一下，捞出将水滴干。

2.另用一锅放油烧至温热时，将橄榄仁投入炸至微黄色盛起。

3.青豆洗净，用水冲凉；红萝卜洗净，去皮切粒；大蒜去皮，洗净，拍剁成蒜蓉；鸡肉洗净切粗粒，加入调味料（精盐2克、蛋白10克、生粉4克、姜汁5克、植物油10克）拌匀，腌20分钟。锅中放油适量，烧至五成热，将鸡肉投入油中浸炸片刻待用。

4.烧热锅，下油，爆香蒜蓉，加入青豆、红萝卜略炒。将鸡肉放入青豆、红萝卜锅内，下芡汁（酱油5克，精盐、糖各3克，生粉3克，芝麻油5克，清水20克）及橄榄仁炒匀上碟即可。

> **功效**
>
> 此菜蛋白质含量较高，且易被人体吸收利用，富含对人体生长发育有重要作用的磷脂类。青豆富含不饱和脂肪酸和大豆磷脂，有保持血管弹性、健脑和防止脂肪肝形成的作用。红萝卜所含热量较少，纤维素较多，有助于减肥。

酸甜猪肝

原料：猪肝250克，菠萝100克，水发木耳30克，芝麻油7克，白砂糖20克，醋10克，酱油7克，淀粉（豌豆）20克，大葱10克，植物油50克。

做法：1.将猪肝、菠萝肉分别切成小片；木耳择洗干净撕成小片；大葱去根洗净切成葱段；淀粉加水适量调匀成水淀粉；把猪肝片放入碗内，加酱油、水淀粉，拌匀上浆。

2.炒锅上火，放入植物油，烧至六成热，下猪肝滑熟，捞出沥油。

3.原锅内放入葱段、木耳、菠萝肉，略炒几下，加入醋、白砂糖，炒熟后用水淀粉勾芡。倒入猪肝与勾芡的木耳、菠萝肉等翻炒均匀，淋芝麻油，盛入盘内即成。

功效

猪肝中含有丰富的维生素A、维生素B$_2$、铁等元素，有补肝、明目、养血的功效，特别适合贫血的孕妇食用。菠萝内含维生素A、B族维生素、维生素C、钙、磷、钾等无机盐、脂肪、蛋白质等。

 鲜奶四蔬

原料：花椰菜、西兰花、生菜、甜椒各50克，椰汁20毫升，鲜奶50毫升，面粉、糖、盐各适量。

做法：1.把所有原料切成小块，用滚水焯熟，沥干待用。

2.素上汤煮开，加入面粉慢火搅匀，再加入糖、盐、椰汁、鲜奶，煮滚即离火。把制作好的奶汁淋在鲜蔬菜上即可。

功效

此菜中的西兰花、生菜都含有丰富的叶酸。

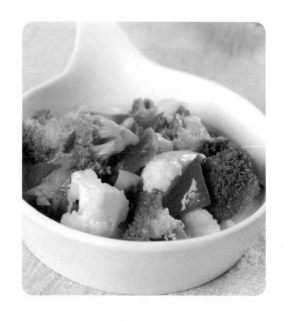

草菇炖豆腐

原料: 豆腐（南）500克，草菇20克，竹笋15克，油菜心25克，精盐3克，酱油20克，料酒10克，淀粉（豌豆）10克，芝麻油5克。

做法:
1. 将竹笋去壳去皮后洗净切片；油菜心择洗干净；淀粉加水适量调匀成湿淀粉约20克。

2. 将豆腐切成4厘米长、2厘米宽、1厘米厚的块，放在锅内，加清水、少许精盐，用文火炖10分钟后，捞出沥净水。

3. 锅架火上，放入芝麻油，烧热后下料酒，清汤100毫升、水发草菇、笋片、菜心、剩余精盐、酱油、豆腐块，烧沸后用湿淀粉勾芡出锅即可。

功效

豆腐的蛋白质含量丰富，而且豆腐蛋白属完全蛋白，不仅含有人体必需的八种氨基酸，而且比例也接近人体需要，营养价值较高。草菇的维生素C含量高，能促进人体新陈代谢，提高机体免疫力，增强抗病能力。竹笋富含B族维生素及烟酸等招牌营养素，具有低脂肪、低糖、多膳食纤维的特点，油菜心中含有丰富的钙、铁和维生素C、胡萝卜素。

 ## 南瓜蒸肉

原料: 南瓜600克，猪肉（肥瘦）500克，糯米100克，酱油40克，腐乳汁15克，红砂糖15克，江米酒10克，大葱10克，姜5克。

做法:
1. 将南瓜带蒂从把的周围划入四方形刀缝，取把做盖，挖净瓤；猪肉刮洗干净，切成0.3厘米厚、5厘米长的片。

2. 将糯米放入锅中炒黄，磨成粗粉；葱、姜洗净，切末。

3. 猪肉片用葱、姜、腐乳汁、酱油、红砂糖、江米酒和汤25毫升拌匀，加入米粉再拌匀，装入南瓜内；盖上盖，放在盘内，上笼蒸烂取出即成。

功效

南瓜中含有丰富的微量元素钴和果胶。钴的含量，是其他任何蔬菜都不可相比的。南瓜中维生素A含量胜过绿色蔬菜。南瓜有保护胃黏膜、帮助消化、降低血糖、促进生长发育等诸多功效。

清炒芦笋虾仁

原料：芦笋250克，虾仁20个，蛋清、盐、淀粉、香蒜、料酒、白糖各适量。

做法：1.虾仁挑去泥肠洗净，拌入蛋清、盐、淀粉。过油捞出。

2.芦笋洗净，用开水余烫后冲凉，切小段。

3.用2大匙油炒香蒜、芦笋，接着放入虾仁和料酒、盐、白糖，最后勾芡炒匀即可。

 功效

芦笋中含有丰富的叶酸，所以多吃芦笋有补充叶酸的功效、是准妈妈补充叶酸的重要来源。

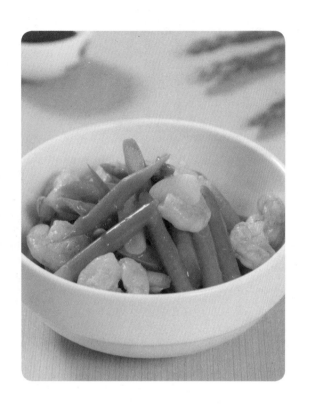

 雪里蕻炖豆腐

原料：雪里蕻100克，豆腐3块，猪油30克，葱末5克，姜末3克，精盐适量。

做法：1.将腌雪里蕻洗净切成末；豆腐切成1.5厘米见方的块，放入开水锅内烫一下，捞出凉水浸凉，控净水分待用。

2.将炒锅置于火上，放入猪油，热后下入葱、姜末炝锅，随后放雪里蕻炒出香味，下入豆腐，添水没过豆腐，加入精盐，在旺火上烧开后，用微火炖5分钟。

3.待豆腐入味，汤汁不多时即可出锅。

功效

此菜有清口开胃、减轻孕吐的作用。孕妈妈常吃，不仅可以满足母胎对蛋白质、钙、铁的需求，而且有润肤、美容的作用。

肉末炒豌豆

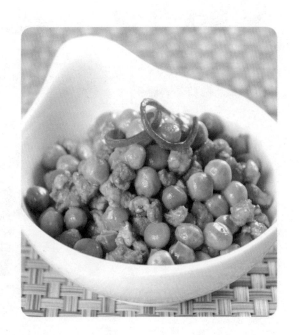

原料： 鲜嫩豌豆100克，猪肉50克，葱、姜、料酒、酱油、盐各适量。

做法： 1.豌豆洗净，猪肉剁成肉糜，待用。

2.油温热后，放入葱、姜煸炒出香味后，放入肉末，喷入少许料酒，加酱油煸炒，然后放入碗豆。

3.加盐调味后，用旺火快炒，炒熟即可。

功效 每100克豌豆中含叶酸82.6毫克，是叶酸含量较高的蔬菜。

营养食谱—汤煲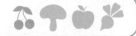

 猪胰眉豆汤

原料： 猪胰150克，眉豆150克，红枣（干）10克，姜5克，精盐2克。

做法： 1.将猪胰放入沸水中煮5分钟，捞起，刮净，用清水洗干净；眉豆洗净；红枣去核，洗净；姜洗净，切片。

2.把适量的清水煲滚后，再放入全部原料煲滚；再慢火煲至眉豆稔烂，下精盐调味即可。

功效 眉豆含有丰富的营养元素，可以帮助消化，增进食欲，提高免疫力。猪胰味甘、性平、微毒，有益肺、补脾、润燥之功效，可以用于治疗脾胃虚热、消渴等症。枣含有维生素A、维生素C、维生素E、维生素P、生物素、胡萝卜素以及磷、钾、镁等无机盐。

冬瓜海带汤

原料：冬瓜200克，海带（水浸）50克，淡菜、料酒、葱、姜、熟猪油、精盐各适量。

做法：1.淡菜用温水泡软，洗净，去杂质放锅内，加少许水、料酒、葱段、姜片，用中火煮至酥烂；海带切成菱形块；冬瓜去皮子，切成块。

2.锅内放熟猪油，烧至五成热时，放入冬瓜、海带略炒一下；加入开水，用中火煮30分钟。

3.再放入淡菜及原汤，烧沸后用精盐调味即可。

功效

海带中含有大量的碘，海带中的优质蛋白质和不饱和脂肪酸对糖尿病有一定的防治作用。冬瓜含有多种维生素和人体必需的微量元素，可调节人体的代谢平衡。淡菜中蛋白质、无机盐含量丰富，具有补肝肾、益精血、助肾阳、调经血、降血压之功效。

 ## 猪血煲豆腐

原料：猪血1块，豆腐1块，大枣、盐、葱花、香油各适量。

做法：1.大枣稍微用刀背拍裂后浸泡于清水中，去核；

2.猪血洗净，切方块；豆腐切方块。

3.锅内放入适量水，加入大枣，用大火煮开，再转小火熬15分钟，然后再转大火，煮沸后加入猪血和豆腐；

4.待再度煮沸时加盐、葱花、香油等调料。

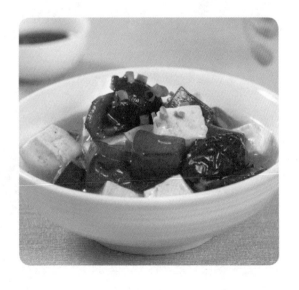

功效

猪血中含有人类不可缺少的钙、铁、锌、铜等微量元素，具有很好的造血功能，豆腐富含大豆蛋白和卵磷脂，孕妈妈常吃，既可以防治缺铁性贫血，又能增补营养。

野鸭鲍鱼汤

原料： 野鸭350克，鲍鱼干150克，猪肉（瘦）100克，红枣（干）20克，姜5克，大蒜5克，大葱5克，精盐3克。

做法： 1.野鸭洗净切块，在开水中捞一下。鲍鱼干用温水浸润，擦洗干净。瘦肉洗净，切片。大葱去根洗净切成条。大蒜、姜洗净，切片。红枣去核，洗净。

2.用姜片、葱条、蒜头起锅，倒入一大碗清水，将鲍鱼煨煮过，盖上盖子约煮15分钟捞出。

3.待煲内水沸时，放入全部原料，同煲3小时以上，用精盐调味即可。

功效 ....

鲍鱼含有丰富的蛋白质，还有较多的钙、铁、碘和维生素A等营养元素，具有滋阴、清热、益精、明目的功能。红枣含有维生素A、维生素C、维生素E、维生素P、生物素、胡萝卜素和磷、钾、镁等无机盐。

牛腱萝卜汤

原料： 牛腱子肉250克，青萝卜200克，胡萝卜200克，章鱼50克，红枣（干）25克，冰糖5克，精盐3克。

做法： 1.将青萝卜、胡萝卜去皮洗净，切成角块；章鱼用水浸透，洗净；红枣去核洗净。

2.牛腱放入滚水中煮片刻，取出用冷水冲洗干净；把适量清水煲滚，放入全部原料，煲3小时。

3.汤将要煲好时下少许冰糖；汤煲好时下精盐调味即可。

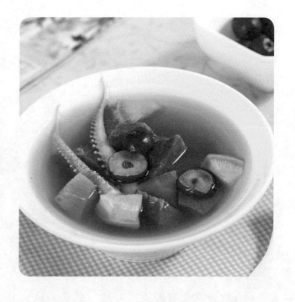

功效 ....

萝卜所含热量较少，纤维素较多；牛肉富含蛋白质，氨基酸组成比猪肉更接近人体需要，能提高机体抗病能力。

牛尾土豆汤

原料： 牛尾800克，土豆400克，胡萝卜300克，番茄300克，洋葱60克，姜5克，精盐3克，白砂糖5克，酱油5克。

做法： 1.将牛尾刮去皮毛，洗净斩件。土豆、胡萝卜去皮，切块。番茄、洋葱洗净，切开。

2.把适量清水煲滚，放入牛尾煲2小时。将胡萝卜、姜加入煲牛尾的锅中，再煲半小时。

3.将土豆放入，煲至土豆熟软。最后放入番茄、洋葱，煲滚15分钟。

4.将煲好的汤用精盐、白砂糖、酱油调味即可。

功效

胡萝卜能提供丰富的维生素A、琥珀酸钾，胡萝卜素可清除致人衰老的自由基，所含的B族维生素和维生素C等也有润皮肤、抗衰老的作用。土豆是低热能、多维生素和微量元素的食物。

 ## 银耳竹笙汤

原料： 白木耳5朵，竹笙2支，莲子10粒，枸杞15粒，红枣10颗，百合10片，冰糖1小匙。

做法： 1.白木耳放入水中浸泡5～6小时，捞出洗净，分成小朵，去蒂备用。

2.竹笙放入水中浸泡10～20分钟，捞出，剪成2厘米小段，再放入滚水中余烫。

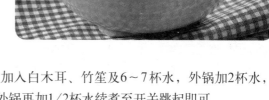

3.莲子、枸杞、红枣、百合分别洗净，放入电锅内锅中，加入白木耳、竹笙及6～7杯水，外锅加2杯水，蒸煮至开关跳起，加入冰糖，外锅再加1/2杯水续煮至开关跳起即可。

 功效

白木耳又叫银耳，含丰富的胶质、多种维生素及17种氨基酸，有益气和血的作用；莲子有益养心定神；百合有润肺、补虚、安神的作用。

海带炖排骨

原料： 排骨500克，海带结100克，黄豆50克，红枣10颗，黄芪、通草、姜片、精盐各适量。

做法： 1.将排骨洗净，剁块，焯水；黄豆洗净后，放清水中泡发；红枣去核，洗净；黄芪、通草洗净后用纱布包成药包，备用。

2.锅置火上，倒入适量清水，放入排骨、黄豆、海带结、红枣、姜片和药包，用小火炖2小时，捞去药包、姜片，加精盐调味即可。

功效

海带补碘，碘可以促进身体热量的消耗和新陈代谢，而海带中富含的钾离子可帮助身体多余水分的代谢，消除水肿，排骨富含蛋白质、钙。

 猪骨猪舌汤

原料： 排骨（大排）400克，猪舌200克，扁豆50克，芡实25克，精盐3克。

做法： 1.将排骨、猪舌放入沸水中，旺火煮3分钟取起洗净。

2.扁豆、芡实洗净；把适量清水旺火6分钟煮沸，放入排骨、猪舌、扁豆、芡实，中火煲40分钟；下精盐调味即可。

功效

扁豆的营养成分相当丰富，包括蛋白质、脂肪、糖类、钙、磷、铁、叶酸及食物纤维、维生素A、维生素B_1、维生素B_2、维生素C和氰苷、酪氨酸酶等，扁豆衣的B族维生素含量特别丰富。

营养食谱—凉菜
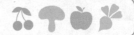

 麻油拌莴苣

原料： 莴苣2根，麻油、大蒜、精盐各适量。

做法： 1.把莴苣切成丝，加少许精盐腌出水后，把水挤净，放入盘中。

2.往盘中加入麻油、余下的精盐、蒜末拌匀即可。

功效

莴苣碳水化合物含量较低，而无机盐、维生素含量丰富，特别是烟酸较多。麻油中含有蛋白质、芝麻素、维生素E、卵磷脂、蔗糖、钙、磷、铁等无机盐，是一种营养极为丰富的食用油。

清拌菠菜

原料：菠菜250克，干红辣椒段、蒜末、芝麻油、醋、精盐、植物油各适量。

做法：1.将菠菜择洗干净，切段，放入沸水锅中焯水，捞出过凉，放入盘中，备用。

2.锅置火上，倒植物油烧热，放干红辣椒段爆香，离火。

3.将蒜末、干红辣椒段、芝麻油、醋、精盐放在菠菜段上，搅拌均匀即可。

功效 菠菜含多种营养素，有滋阴润燥、养血止血的作用。

 开心果色拉

原料：开心果100克，小番茄4~6个，红椒、黄椒各半个，黄瓜半根，柠檬汁2小匙，色拉酱适量。

做法：1.开心果炒熟，去壳（也可用炒熟的开心果替代）。

2.小番茄、红椒、黄椒、黄瓜洗净，切块。

3.将开心果、小番茄、红椒、黄椒、黄瓜拌匀，加入柠檬汁、色拉酱即可。

功效 开心果与蔬果凉拌，充分摄取各种食物中的营养。加入色拉，吃起来清香爽口，使孕妈妈开胃舒畅。

营养食谱—饮品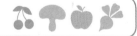

 姜汁甘蔗露

原料：鲜甘蔗汁1杯，生姜汁半汤匙，冰糖少许。

做法：1.将炖盅放入清水中洗净。把甘蔗汁、姜汁、冰糖倒入炖盅内，用筷子拌匀。

2.炖盅加盖，隔水炖15分钟，即可食用。

功效 姜汁益脾胃、止呕去痰，甘蔗能清热、生津下气、助脾胃、利大肠。此方为民间实用验方，对孕妇妊娠呕吐有一定的疗效。

橙玉红心

原料： 荔枝150克，菠萝150
克，樱桃150克，橘子
150克，琼脂5克，白砂
糖100克。

做法： 1.琼脂洗净，放入沙锅
内，倒入清水，将其煮
溶后过罗，加入白糖再
煮溶，盛入盆内。
2.将菠萝、荔枝、橘
子、樱桃分别洗净切成
小丁，放入琼脂溶液内
搅匀，分别盛入10个玻
璃杯内，冷却凝固后取
出即成。

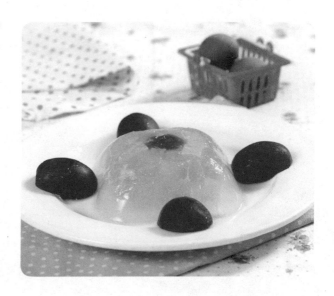

功效
菠萝内含维生素A、B族维生素、维生素C和钙、磷、钾等无机盐以及脂
肪、蛋白质等。橘子中主要含有维生素A、B族维生素、维生素C、维生素E、维
生素P、胡萝卜素、生物素和钙、磷、钾等无机盐以及糖等。

 椰汁奶糊

原料： 椰汁1杯，鲜奶2杯，白糖200克，红枣3颗，小米面适量。

做法： 1.将椰汁、小米面拌匀成粉浆。红枣去核洗净。

2.白糖、鲜奶、红枣及清水900毫升同煮开。

3.煮开后慢慢加入粉浆，不停搅拌成糊状至开，盛入碗中即可进食。

功效
牛奶中含有丰富的蛋白质、维生素及钙、钾、镁等无机盐，可防止皮肤干
燥及暗沉，使皮肤白皙、有光泽；也可补充丰富的钙质，红枣含有维生素A、维
生素C、维生素E、维生素P、生物素、胡萝卜素，以及磷、钾、镁等无机盐和叶
酸、维生素B$_5$、烟酸等。

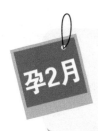

孕2月 饮食指导与食谱

孕2月营养需求

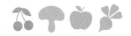 适当补充钙和磷

怀孕第2个月，胎儿的骨骼和牙齿已经开始钙化了，钙和磷是构成胎儿骨骼和牙齿的重要物质，孕妈妈应该保证这两种微量元素的摄入量。如果胎儿得不到足够的钙，很容易发生新生儿先天性喉软骨软化病。所以孕妈妈孕2月应该摄入足够的钙和磷，而且要合理、足量地补。

孕妈妈在妊娠期间每天最好能摄入800～1500毫克的钙和2000毫克的磷，同时还要摄入足够的维生素D，因为维生素D有助于钙和磷的吸收。因此，孕妈妈最好适当地晒晒太阳，因为晒太阳可以帮助人体摄取足够的维生素D。

每日所需营养素

热量	2300（千卡）	维生素A	800（微克）
蛋白质	85（克）	维生素B$_1$	1.5（毫克）
钙	800（毫克）	维生素B$_2$	1.7（毫克）
铁	20（毫克）	维生素C	100（毫克）
锌	11.5（毫克）	维生素D	5（毫克）
叶酸	600（微克）	维生素E	14（毫克）

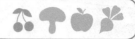

孕2月饮食宜忌

 应该吃的补脑食物

黑芝麻 黑芝麻含有多种人体所必需的氨基酸，氨基酸在维生素E、维生素B₁的参与下，能加速人体的代谢功能；黑芝麻中含有的铁和维生素E是预防贫血、活化脑细胞、消除血管胆固醇的重要成分；黑芝麻含有的脂肪大多为不饱和脂肪酸，有延年益寿的作用；中医认为，黑芝麻具有补肝肾、润五脏、益气力、长肌肉、填脑髓的作用。

黑木耳 黑木耳被营养学家誉为"素中之荤"和"素中之王"，它是一种味道鲜美、营养丰富的食用菌，含有丰富的蛋白质、铁、钙、维生素、粗纤维及多种有益氨基酸和微量元素。黑木耳具有益气强身、滋肾养胃、活血等功能，经常食用黑木耳有利于体内垃圾及时排出体外。此外黑木耳所含的植物碱具有促进消化道、泌尿道各种腺体分泌的作用。所以黑木耳是孕妈妈应该食用的补养佳品。

花生 花生，又名落花生。花生具有滋养补益，延年益寿的功效，所以民间又称"长生果"，它含有大量的蛋白质和脂肪，特别是不饱和脂肪酸的含量很高，很适宜制作各种营养食品。花生中含有的维生素E和一定量的锌，能滋润孕妈妈的皮肤，延缓衰老，总之，花生具有开胃健脾、补气益血、抗衰老的功效，是孕妈妈应该食用的食物之一。

核桃 核桃，又称胡桃，为胡桃科植物。核桃仁含有丰富的营养素，含有人体必需的钙、磷、铁等多种微量元素和无机盐，以及胡萝卜素、维生素B₂等多种维生素。核桃中所含有的脂肪的主要成分是亚油酸甘油酯，能减少肠道对胆固醇的吸收，这些油脂还可以供给大脑基质的需要，而且核桃中所含的微量元素锌和锰是脑垂体的重要成分，常食有益于脑的营养补充，有健脑益智的作用。孕妈妈吃核桃有利于胎儿大脑的发育。

紫菜 紫菜所含的营养十分丰富，含有蛋白质、脂肪、糖类和大量的无机盐、胡萝卜素、红藻素、胶质及粗纤维等，特别是碘质的含量最为丰富，最重要的是紫菜中含胆碱和钙、铁等物质，孕妈妈食用后对促进胎儿的骨骼、牙齿的生长具有很重要的作用。

不宜吃罐头食品

罐头食品食用方便且味道好，一些孕妈妈会用罐头食品代替新鲜食品，比如用罐头水果代替新鲜的水果，用罐头食品代替新鲜的蔬菜、肉类等等。孕妈妈这种只图方便不顾营养的做法是不对的。

罐头食品在制作的过程中，为了保持味道鲜美往往会添加人工色素、香精、甜味剂等，比如在制作肉类罐头食品时还要添加一定量的硝酸盐和亚硝酸盐，以促使肌红蛋白转变成亮红色的亚硝基肌红蛋白。研究显示，亚硝酸盐能与蛋白质分解后所产生的胺类结合成具有强烈致癌作用的亚硝胺。此外，孕妈妈经常食用罐头食品，其中的防腐剂对肝、肾均有损害，更有造成胚胎畸形的危险。胚胎在发育时，有害化学物质的反应和解毒机制尚未形成，极易受到各种有害因素的影响，所以孕妈妈不能用罐头食品代替新鲜的蔬菜、水果等食品。

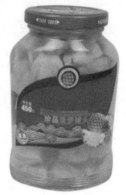

孕2月饮食指南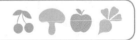

本月膳食原则

怀孕第2个月，胎儿大脑的发育进入了关键期，胎儿大脑和心脏的发育都比较快速，这个时期，孕妈妈应该多摄入一些对大脑发育有益的营养素，如脂肪、蛋白质、碳水化合物、B族维生素、维生素C、维生素E、维生素A和钙。所以孕妈妈应该保证以上几种营养素的充分供应，如果孕妈妈在妊娠期间缺乏这几种营养物质，就会影响胎儿大脑的发育。

富含以上营养素的食物有大米、小米、玉米、核桃、芝麻、红枣、黑木耳、花生、牛肉、鸡肉、草莓、苹果、香蕉、猕猴桃、菠菜、番茄、萝卜、胡萝卜等。孕妈妈可以有选择性地多吃一些。

每日摄入食物量

食物种类	需要量	食物种类	需要量
主食	250～260（克）	豆类	25～50（克）
肉类	150～200（克）	蔬菜	200～400（克）
蛋类	50（克）	水果	50～100（克）
牛奶	250（毫升）	植物油	20（毫升）

一日食谱举例

早餐：牛奶150克，白糖10克，馒头（标准粉）100克，姜汁豇豆。

加餐：水果（香蕉25克）

午餐：米饭（大米100克），三丁糖醋黄鱼，酸菜炒鸡杂，虾皮紫菜汤。

加餐：水果（草莓25克）

晚餐：二米饭（大米50克，小米25克），香菇烧淡菜，蜜枣母鸡汤。

加餐：牛奶100克

注：上面提到的食谱在本月的营养食谱中都有对应的做法，孕妈妈可以参考着做，当然你也可以根据自己的口味选择营养食谱中的其他菜。

营养食谱—主食

 参枣糯米饭

原料： 糯米200克，白糖50克，大枣20克，党参10克。

做法： 1.将党参、大枣放到瓷锅或铝锅内，加水泡发，然后煎煮30分钟，捞出党参、大枣，药液备用。

2.将糯米淘洗干净，放在大瓷碗内，加水适量，蒸熟后扣在盘内。

3.然后把党参、大枣摆在糯米饭上面。将参枣汁加白糖，煎浓后倒在枣饭上即可。

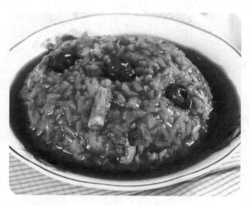

功效

健脾益气，适合体虚气弱、乏力倦怠、心悸失眠、食欲缺乏的孕妈妈食用。

 海鲜猪肉饺

原料： 冷水面500克，猪肉400克，水发海参100克，虾肉100克，水发木耳50克，芝麻油、酱油各50克，料酒20克，精盐4克，葱末1.5克，姜末5克。

做法： 1.冷水面放案板上，加盖拧干的湿洁布，饧约1个多小时。

2.猪肉洗净，剁成碎末，放入盆内，加适量清水，使劲搅打至黏稠，再加洗净切碎的海参、虾肉、木耳、料酒、酱油、精盐、葱末、姜末和芝麻油，拌匀成馅。

3.将冷水面分块揉匀，搓条，做成每个重8～10克的小剂子，擀成圆形坯皮，包入馅心，捏成饺子生坯。

4.锅置火上，放大量清水烧开，下饺子煮约2分钟，见饺子浮起后，加盖焖煮4～5分钟，开盖点水2～3次，敞煮3～4分钟即成。

功效

饺子馅用海鲜和猪肉制成，营养丰富，尤其含钙较多，常食有利于防治孕妈妈小腿抽筋。

肉丝雪里蕻汤面

原料：鲜汤400克，面条200克，猪肉丝100克，雪里蕻50克，花生油30克，酱油50克，精盐3克，料酒8克，葱花10克，姜末4克。

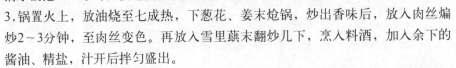

做法：1.肉丝洗净，放入碗内，加料酒拌匀；把大部分酱油、精盐放入一个碗内。

2.雪里蕻洗净，放入盆内，加清水浸泡3～4小时，使之变淡，捞出挤干水分，切成碎末。

3.锅置火上，放油烧至七成热，下葱花、姜末炝锅，炒出香味后，放入肉丝煸炒2～3分钟，至肉丝变色。再放入雪里蕻末翻炒几下，烹入料酒，加入余下的酱油、精盐，汁开后拌匀盛出。

4.锅置火上，放入水，烧开下入面条，用筷子挑散，再开后稍煮，见面条发涨、呈玉白色、浮起，点少许冷水，加入精盐，再煮3～4分钟，面条即熟，挑入盛调料的碗内，舀入制好的鲜汤，再把炒好的雪菜肉丝均匀地覆盖在面条上即成。

 功效

雪里蕻含有维生素C、钙、蛋白质、粗纤维等。鲜汤能补充钙质，具有滋补的作用，可以防治抽搐。

 小米丸子

原料：小米粉200克，精盐少许。

做法：1.将小米粉淋湿渗水，揉成滋润的粉团，再用手搓成长条，分成大小差不多的丸子，放入一个洗净的盘中，待用。

2.把煮锅置火上，加入清水适量，锅加盖，用旺火煮沸，掀锅盖，将丸子下入锅内，文火煮至丸子逐个浮在水面后3～4分钟，即成。

功效

小米丸子软糯，口味清淡。滋阴养胃，清热止呕，可以缓解妊娠呕吐。

猪肉韭菜饺

原料：面粉100克，芝麻油10克，猪肉50克，韭菜50克，黄酱5克（酱油也可以），姜末、精盐各少许。

做法：1.先用水把面粉和成面团，放置30分钟后待用。把面团分成10份，每份用擀面杖擀成圆饼形，中心部分稍厚。

2.把肉洗净剁成泥，加入芝麻油、黄酱（酱油）、姜末、精盐调好；把韭菜择洗干净，沥去水，切碎与肉泥调匀，即成馅料，然后包成水饺。

3.锅置火上，放入清水，烧开后，放入水饺煮。煮开后，要略放点冷水，再煮开后再放点冷水，如此3次，把饺子捞一两个，以手指按后能立即恢复原状，表示已煮好，即可捞出食用。

功效

猪肉韭菜饺子含有脂肪、磷、铁、钙、脂肪、维生素B_1、维生素B_2、维生素C、烟酸及蛋白质等，有利肝明目、利尿止血的作用。是孕妈妈防治缺铁性贫血的保健菜肴，常食对身体大有裨益。

营养食谱—粥羹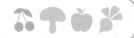

 母鸡墨鱼粥

原料：母鸡1只，墨鱼干1大条，糯米150克，精盐少许。

做法：1.将母鸡宰杀去毛，内脏洗净。

2.锅内加水，放入鸡肉及内脏，同墨鱼干共炖烂，取浓汁，放入糯米共煮粥，熟时加精盐调味即可。

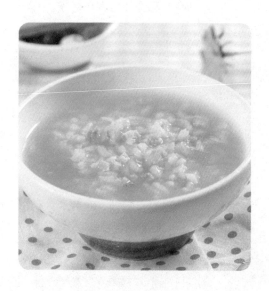

功效

此粥适用于习惯性流产者，宜空腹温服。习惯性流产者提前2~3个月服食，或受孕后每月吃1~2次，也可以连食，即可预防流产。

生姜羊肉粥

原料: 羊肉100克,生姜30克,大米、精盐各适量。

做法: 1.生姜洗净切片,羊肉切成小块。

2.用大米煮粥,待粥煮好后,将生姜与羊肉一起放入粥内,三者同煮;待粥煮好后,用精盐调味即可。

功效

此粥主治妊娠虚寒、小腹冷痛、形寒肢冷。生姜有发汗、止呕、解毒等作用。羊肉性味甘热,含有蛋白质、脂肪、糖类、无机盐、维生素B_1、维生素B_2、烟酸、胆固醇、维生素A、维生素C、烟酸等成分,具有补气滋阴、生肌健力、养肝明目的作用。适合孕早期的孕妈妈食用。

 ## 牛杂粥

原料: 牛肉、牛肚、牛肝、牛大肠、牛胰、牛心总共300克,米粉50克,大米25克,姜丝、香菜末、葱花各适量,精盐少许。

做法: 1.将大米洗净,用少许精盐腌拌,水烧开时下米先煮。

2.将洗净的牛肚、牛大肠、牛胰放入粥内煮烂。

3.将牛肝、牛心、牛肉切片,和米粉一起在粥快煮好时再下锅煮熟,放入姜丝、葱花和香菜末调味即成。

功效

此粥含有丰富的优质蛋白质、无机盐、铁、锌、维生素B_1和维生素A。

 ## 花生红枣羹

原料: 红枣、花生、蜂蜜各适量。

做法: 1.先将红枣和花生洗净,用温水浸泡后,放入锅中用小火煮,一直煮到汤汁有些黏稠即可。

2.待放凉后,根据个人的喜好加适量蜂蜜调匀即可食用。

功效

孕妈妈孕早期食用可以起到预防和治疗贫血的作用。做这道美食时,需要注意的是,煮红枣和花生时不要加蜂蜜,蜂蜜中的营养物质遇到高温会被破坏。

营养食谱—热菜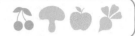

虾仁炒豆腐

原料: 虾仁、豆腐、料酒、葱花、姜末、酱油、淀粉各适量。

做法: 1.把虾仁洗净,用料酒、葱花、姜末、酱油及淀粉腌制;豆腐切丁。

2.先用旺火炒虾仁,再将豆腐放入,翻炒即成。

功效 此菜含有丰富的蛋白质、钙、磷等。可以促进孕早期的胎儿发育。

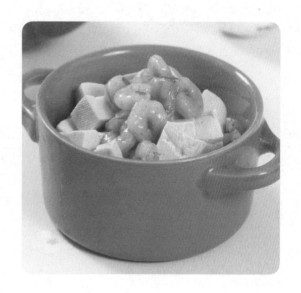

晶糕肉片

原料: 熟猪肉100克,晶糕80克,淀粉30克,面粉20克,鸡蛋1个,花生油、白糖、精盐各适量。

做法: 1.将晶糕放入碗内压成泥,倒入白糖,加适量水调成汁。

2.将熟猪肉切成4厘米长、2厘米宽、0.8厘米厚的片。将鸡蛋磕入大碗中,放入淀粉、面粉,加一点水搅成稠糊,再将切好的肉片放入,搅拌均匀。

3.锅置火上,烧热后倒入花生油,烧至七成热时,逐片下入肉片,炸成浅黄色,捞出控净油。注意不能用旺火,以免炸老、发硬。

4.将锅内的油倒出,把调好的晶糕汁倒入锅内,待烧开后,下入肉片及少量精盐,翻炒均匀,盛入盘中即可。

功效 此菜含有人体必需的优质蛋白质、脂肪、碳水化合物、维生素A、维生素D及多种无机盐。晶糕有健脾益胃,帮助消化的作用。孕早期食用能促进食欲,减轻早孕反应,有助于孕妈妈摄入营养素。

莴苣炒鸡杂

原料: 鸡肠50克,鸡肝50克,鸡心50克,鸡腰子50克,莴苣100克,木耳(干)30克,姜5克,大葱5克,料酒5毫升,酱油5毫升,泡椒3克,白砂糖3克,淀粉(豌豆)5克,精盐2克,醋5毫升,植物油15克。

做法: 1.将鸡腰子、肝、心、肠翻洗干净;鸡腰子去筋切片,肝、心切片,肠用沸水余一下,切成长段。

2.把莴苣切成马耳朵状。把酱油、精盐、白砂糖、醋、淀粉混在一起调成芡汁;泡椒切成小段。

3.锅内放油烧到五成热时,放鸡杂,炒散断生,再加入莴苣片、姜、葱、泡椒、木耳,炒出香味,然后烹入芡汁,起锅盛盘。

功效

此菜口感咸香醇鲜,嫩脆爽口。含有丰富的维生素及铁质,可以补血益智。

 ## 苦瓜炖排骨

原料: 排骨500克,苦瓜1条,料酒、盐各适量。

做法: 1.排骨切好后余烫去血,然后用清水加料酒1大匙放入炖盅,先炖20分钟。

2.把苦瓜洗净剖开、去子、切块,放入排骨中再炖20分钟,最后加盐调味即可。

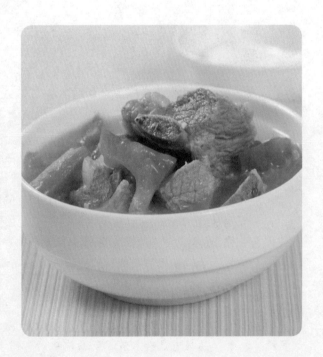

功效

苦瓜能养血滋肝,益脾补肾,明目清心,还可以提高人体的免疫力。但脾胃虚寒的孕妈妈不宜多吃苦瓜。

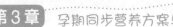

清蒸鲈鱼

原料：鲈鱼1条，植物油、盐、料酒、葱段、姜丝、蒸鱼豉油各适量。

做法：1.将鲈鱼去鳃，去鳞，去肚洗净，从肚内往外剖开，别剖开鱼背，在鱼背上斜划3刀，抹点盐码一下入味。

2.在盘里放姜丝，葱段，把鲈鱼背朝上放在盘子里，在鲈鱼上酒上料酒，再撒些姜丝、葱段。

3.锅置火上，加入水烧开后，放入鲈鱼，大火蒸3分钟，倒去鱼盘里的汤汁，再蒸8分钟左右。

4.最后在鲈鱼上倒些蒸鱼豉油和植物油，再蒸1分钟，去除姜丝、葱段，用新鲜的葱丝作装饰即可。

功效

鲈鱼富含优质蛋白质、低脂肪，还有健脾利水、补肝益肾、安胎的作用。

三丁糖醋黄鱼

原料：黄鱼1条，胡萝卜、鲜笋、青豆、盐、料酒、葱、姜、糖、醋、油、老抽各适量。

做法：1.黄鱼用适量盐、料酒、葱、姜腌制30分钟，胡萝卜、鲜笋切丁。

2.烧热油锅，放入黄鱼煎至两面金黄，再放入青豆、胡萝卜丁、鲜笋丁，加糖、醋、料酒、老抽烧熟即可。

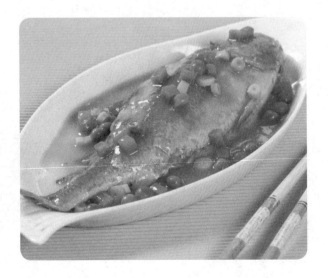

功效

黄鱼含有丰富的不饱和脂肪酸，有助于胎儿神经系统发育。此菜还可以帮助孕妈妈缓解早孕反应，增加食欲。

酸菜炒鸡杂

原料： 咸酸菜200克，鸡杂（鸡肝、鸡心、鸡腰子、鸡肠）2副，芹菜100克，姜4片，生抽1茶匙，老抽、白糖、生粉、精盐、芝麻油各少许，食用油适量。

做法： 1.芹菜择去老叶，洗净，切段；咸酸菜洗净，切片；用适量精盐及开水将酸菜片浸20分钟；再用清水将浸过的酸菜片洗净，擦干水分；以白锅慢火炒酸菜片中的水分；酸菜片炒片刻，加入少许油及白糖炒片刻盛起。

2.鸡肝用盐水洗净，切片。鸡心用盐水洗净，切开两边。鸡腰子用盐水洗净，切去厚衣。鸡肠用盐水洗净，以碱水5克腌1小时，冲净切段。将鸡杂以姜汁腌片刻。

3.锅置火上加入适量水烧滚开，将鸡杂放入水中焯水。烧热锅，下油10克，炒芹菜片刻盛起。将鸡杂及咸酸菜放入热锅内，加油，加入芡汁料（酱油5克，白糖3克，生粉3克，精盐2克，清水20克，芝麻油5克）及炒过的芹菜炒匀即可。

功效　此菜可以缓解早孕反应，增进食欲、帮助消化，还可以促进铁元素的吸收。

 ## 茄汁煎鸡扒

原料： 鸡腿300克，洋葱、番茄各1个、生菜叶1块，甜茄汁50克。腌料：鸡蛋1只，盐3克，糖2克，沙姜粉1克，面粉5克。

做法： 1.将鸡腿去骨后放入碗中，腌料拌匀后倒入鸡腿内，腌10分钟。

2.把洋葱，番茄洗净，切片，放在碟边，生菜放在碟底。

3.烧热锅，下油50克，放入鸡腿用中慢火煎熟，取起滤油，切块排入碟中，淋上甜茄汁即可。

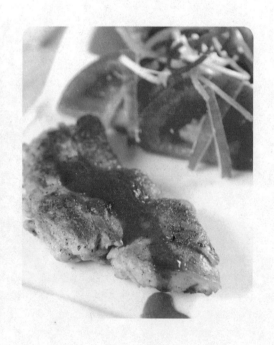

功效　此菜能增进食欲，防病强身，有利于胎儿大脑及各器官的发育。

五花东坡肉

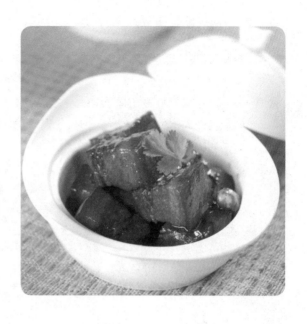

原料: 五花肉300克,花生80克,葱2条,姜10克,老抽5克,精盐、糖各适量。

做法: 1.将五花肉放入滚水中煮5分钟,捞起后涂上老抽。

2.烧热锅,下油50克,放入五花肉,用中火煎香,取起放入冷水中洗净,擦干后切成厚1厘米的块状,待用。

3.将五花肉、花生、姜、葱、水及精盐、糖一起放入煲内,用中火煲至水快干时上碟便成。

功效

花生能健脾和胃,猪肉含优质蛋白质。孕妇常食此菜有很好的滋养作用,对胎儿的生长发育有很大的益处。

 ## 香菇烧淡菜

原料: 淡菜300克,香菇(鲜)75克,竹笋75克,精盐1克,酱油3克,淀粉5克。

做法: 1.淡菜用温水洗净后放碗内;加入水,上笼蒸透;去杂质及硬筋。

2.香菇用水泡发去蒂洗净切片;竹笋去硬壳洗净切片;淀粉加水适量调匀成湿淀粉备用。

3.锅内加入酱油、精盐、淡菜、香菇片、笋片,中火烧约5分钟;最后以湿淀粉勾芡收汁即可。

功效

淡菜含有丰富的蛋白质和无机盐,具有补肝肾、益精血、调经血、降血压之功效。香菇具有高蛋白、低脂肪、多糖、多种氨基酸和多种维生素的营养特点。竹笋富含B族维生素及烟酸等营养素,具有低脂肪、低糖、多膳食纤维的特点。本菜不仅营养丰富,而且有助于缓解早孕反应。

菠萝炒鸡肾

原料: 鸡肾150克,菠萝150克,青椒20克,红椒10克,大蒜5克,精盐3克,小麦面粉3克,白砂糖10克,醋5克,芝麻油5克,植物油20克。

做法: 1.鸡肾用盐水擦洗干净,切去白筋,切菱形花纹;锅放入水烧开,将切成花纹的鸡肾放入水中煮3分钟,盛起滴干。菠萝冲净滴干,切块。青椒、红椒洗净,去子切块。大蒜去皮洗净,拍碎待用。

2.烧热锅,下油爆香蒜末,然后放入鸡肾、青椒、红椒及菠萝。将芡汁(精盐、面粉各3克,糖10克,醋5克,芝麻油5克,清水30克)下入菠萝鸡肾锅中炒匀即可上碟。

功效

菠萝含有维生素A、B族维生素、维生素C,钙、磷、钾等无机盐以及脂肪、蛋白质等,且有助于增强孕妈妈的食欲,缓解早孕反应。

青椒炒里脊

原料: 猪里脊肉300克,青椒2个,酱油、料酒、淀粉、植物油、葱花、姜丝、精盐各适量。

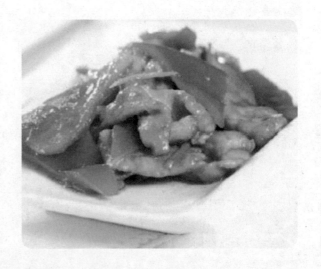

做法: 1.将青椒洗净,去蒂子,切斜片;猪里脊肉洗净,切片,加入酱油、料酒、淀粉拌匀,腌渍片刻;将部分葱花、姜丝、精盐、酱油调成汁备用。

2.锅置上火,倒油烧热,放入剩下的姜丝、葱花煸香,放入里脊肉片炒熟,放入青椒片,加入调好的汁,炒匀即可。

功效

青椒含有丰富的维生素C和钙质;里脊肉净瘦,蛋白质多,脂肪少。均有利于孕早期孕妈妈及胎儿的健康和发育。

营养食谱—汤煲

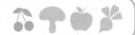

 蜜枣母鸡汤

原料：老母鸡1只，蜜枣10克，生姜10克，葱10克，料酒3克，清汤、精盐各适量。

做法：1.老母鸡洗净内外，生姜去皮切片，葱捆成把。

2.用锅烧开水，投入老母鸡，用中火煮去其中血水，捞起洗净。

3.把鸡放入煲内，加入蜜枣、料酒、生姜、葱，注入清汤，用小火煲2小时至鸡熟烂。

4.然后调入精盐，再煲5分钟去葱即可食用。

功效 此菜可以清热止血，对孕妈妈孕早期腹痛或漏红，习惯性流产等都有显著的疗效。

 银耳枸杞汤

原料：银耳10克，枸杞子10克，冰糖20克。

做法：1.将银耳用温水充分泡发，去根洗净，撕成小朵。

2.枸杞用水泡3分钟，洗净，去果蒂、杂质。

3.砂锅加水，放入银耳、枸杞，加入糖，大火煮开转小火煮1小时左右即可。

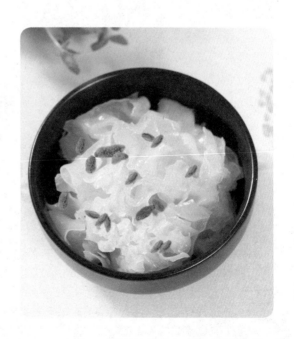

功效 银耳含有17种氨基酸和多种维生素及糖苷，具有补肾、润肺、生津、提神、益气、健脑等功效，有利于胎儿中枢神经系统发育，提高母体免疫功能。

虾皮紫菜汤

原料： 干虾皮、紫菜、冬瓜（黄瓜、菠菜、番茄）各适量。

做法： 1.在锅中加入一两碗清水，锅置火上煮沸。

2.将虾皮和紫菜放入锅中，冬瓜、黄瓜、番茄或菠菜，根据自己喜好，随意放一两样，也可以打入1个鸡蛋。

功效

虾皮、紫菜富含钙质，经常食用，对于预防缺钙很有帮助。

莲子葡萄干汤

原料： 莲子100克，葡萄干50克。

做法： 1.莲子剖开去芯，葡萄干洗净。

2.去芯莲子与葡萄干一起装入瓦煲内，加水800毫升左右，用旺火烧开后改用文火。

3.煲至莲子熟烂时即可停火，喝汤吃料。

功效

此汤具有益肝、安胎的作用，还可以有效地缓解早孕反应，很适合孕早期的孕妈妈食用。

 ## 肉丝菠菜蛋汤

原料： 猪瘦肉50克，菠菜50克，水发笋片25克，水发海米10克，水发木耳5克，鸡蛋1个，酱油、精盐、芝麻油、高汤各适量。

做法： 1.将猪瘦肉切成细丝。鸡蛋打入碗内搅匀。菠菜择洗干净切成段，木耳切成块，笋片切成细丝。

2.炒勺内放入高汤烧沸，放入肉丝、海米、木耳、笋丝、菠菜，加精盐、酱油调味，汤沸后把碗内的蛋液甩入汤内，放入芝麻油即可。

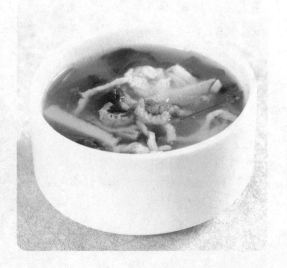

功效

此汤汤鲜味美，且含有丰富的营养，有利于孕妈妈补充营养和胎儿健康发育。

营养食谱—凉菜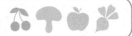

 姜汁豇豆

原料: 豇豆500克,姜末、精盐、醋、酱油、白糖、芝麻油各适量。

做法: 1.将豇豆洗净,去蒂,去筋,切段;姜末、精盐、醋、酱油、白糖、芝麻油放入碗内,调成姜味汁,备用。

2.锅置火上,倒入适量水煮沸,放入豇豆段焯熟,捞出,过凉后,倒入姜味汁,拌匀即可。

功效

姜的营养成分和葱、蒜相似,同样含有蛋白质、糖类、维生素等物质,并有抗菌的作用。生姜还含有较多的挥发油,可以抑制人体对胆固醇的吸收,防止肝脏和血清胆固醇的蓄积。

 番茄拌黄瓜

原料: 番茄200克,黄瓜50克,酱油10克,白砂糖6克,精盐3克,芝麻油3克。

做法: 1.将番茄洗净,用开水烫后去皮、去子,切成薄片。

2.将黄瓜洗净用开水烫一下取出,也切成片。

3.将番茄片、黄瓜片装入盆或碗中,把酱油、精盐、白砂糖、芝麻油合在一起浇上,食时拌匀。

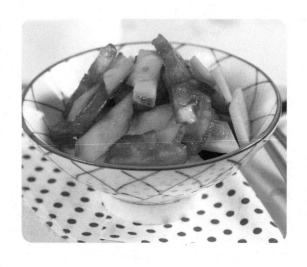

功效

黄瓜甘凉,生津解渴。与番茄相配,能清胃气、增加食欲,尤宜作为孕妇夏季的保健食谱。番茄富含丰富的胡萝卜素、B族维生素和维生素C。黄瓜含有多种维生素,以及铬等微量元素,还有降血糖的作用。

枸杞橙香玉

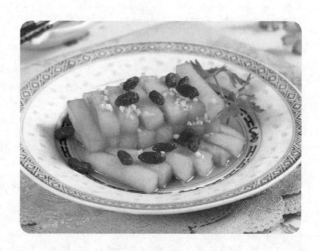

原料： 嫩冬瓜200克，橙子汁50克，枸杞5克，生姜5克，精盐3克，白糖3克。

做法： 1.冬瓜去子，去皮，切粗条，枸杞泡透，生姜去皮切粒。

2.锅内烧水，待水开时，投入冬瓜条、精盐，用中火煮透，捞起泡透。

3.在碗内加入冬瓜条，倒入橙汁、生姜粒、枸杞、白糖拌匀，泡放10分钟后夹起，摆入碟内即可食用。

功效 此菜汤汁清澈、味鲜而不腻，有清热、利尿、解渴的功效。

凉拌芦笋丝

原料： 鲜芦笋300克，精盐、芝麻酱各适量。

做法： 1.将鲜芦笋洗净，削去老皮，然后切成细丝。

2.加入适量的精盐、芝麻酱等调料拌匀，即可食用。

功效 芦笋的抗病能力很强，在生长过程中无须打农药，是真正的绿色无公害蔬菜。芦笋含有维生素A、维生素B_1、维生素B_2、烟酸以及多种微量元素。芦笋有调节免疫功能、抗疲劳、抗寒冷、抗过氧化等保健作用。孕早期食用可以缓解早孕反应。

酸黄瓜

原料： 黄瓜1000克，香菜300克，青椒、红椒各300克，精盐、香树叶、蒜瓣各适量。

做法： 1.将黄瓜洗净去蒂，放入开水中烫一下，捞出，摆在坛内。每摆一层黄瓜，摆上一层调配料，一层层摆好为止。

2.用石板将黄瓜压住，腌浸两天后加凉水，把黄瓜浸没，待坛内浮面上出现一层白皮时即可。

功效 酸黄瓜富含维生素和纤维素，可以增进食欲，帮助排出体内的毒素。

营养食谱—饮品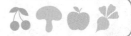

 红果茶

原料：红果500克，白糖250克。

做法 1.红果择洗干净，用小刀挖去蒂、子。

2.不锈钢锅置火上（注意不能用铁锅），放入清水，下红果烧沸后，转微火煮，至红果软烂，用漏勺挤碎，加入白糖继续熬煮2分钟。

3.视果茶呈稀粥状，装入盛器，冷却即可。

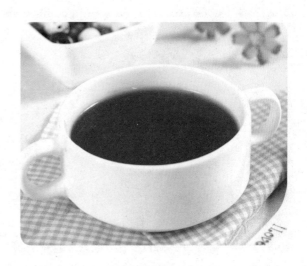

功效

果茶色泽红艳，酸甜凉爽，消食开胃。红果营养丰富，含铁和钙较多，味酸、甘，性微温，是常用的消食药，具有活血化淤、清积、化痰、解毒、止血等功效，还可以缓解孕早期孕吐。

 姜汁牛奶

原料：牛奶250毫升，姜50克，白糖30克。

做法：1.把姜放入冰箱冷冻室，4~5个小时后取出；姜刮去皮，用研磨器榨出姜汁（如有杂质，需用白纱布滤除），置碗内，让姜汁与淀粉分离。

2.牛奶加热至80℃左右，加糖；用勺子轻轻搅动与淀粉分离的姜汁，让其重新混合。

3.把盛有姜汁的碗放在低处，先加1勺奶与姜汁混合搅匀，再从高处将热牛奶倒入碗中，立即用碟盖碗，2分钟后姜奶凝结成豆腐花状即可。

功效

此甜品具有益胃、止呕的功效。适用于妊娠呕吐、不能进食的孕妈妈食用。

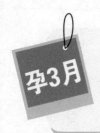

孕3月 饮食指导与食谱

孕3月营养需求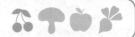

🥣 适量补充镁

镁不仅对胎宝宝肌肉的健康至关重要，而且还有助于胎宝宝骨骼的正常发育。近期研究表明，孕早期3个月内摄取的镁的数量关系到新生儿的身高、体重和头围的大小。另外，镁对孕妈妈的子宫肌肉恢复也很有好处。含镁的食物主要有：色拉油、绿叶蔬菜、坚果、大豆、南瓜、甜瓜、葵花籽和全麦食品等。

🥣 摄入充足的维生素A

胎宝宝发育的整个过程都需要维生素A，因为它能保证胎宝宝皮肤、胃肠道和肺部的健康。在孕早期的3个月里，胎宝宝自己还不能储存维生素A，因此孕妈妈一定要保证摄入充足的维生素A。含维生素A多的食物主要有甘薯、南瓜、菠菜、芒果等。

🥣 每日所需营养素

热量	2300（千卡）	维生素A	800（微克）
蛋白质	85（克）	维生素B$_1$	1.5（毫克）
钙	800（毫克）	维生素B$_2$	1.7（毫克）
铁	20（毫克）	维生素C	100（毫克）
锌	11.5（毫克）	维生素D	5（毫克）
叶酸	600（微克）	维生素E	14（毫克）

孕3月饮食宜忌

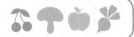

不宜乱用人参

女人怀孕后，月经停闭，脏腑经络之血注于冲任二脉以养胎，孕妇处于阴血偏虚、阳气相对偏盛的状况。人参属大补元气之物，会使孕妇气盛阴耗，气有余则"推动"胎儿，使胎儿受损，不利于安胎。人参药性偏温，若久服或用量过大，会造成气盛阴耗、阴虚火旺，危害到胎儿，导致出血，严重时会危及胎儿的生命。此外，虽然人参毒性很小，但用量过大也会

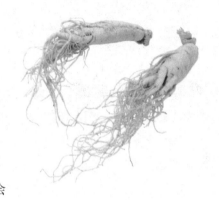

造成神经系统、心血管系统、消化系统的损害。孕早期孕妇体内的热气比较重，这时不宜进补人参，所以不要以为人参是补药，对人体有益而无害就乱食用。孕妈妈如果感觉体质虚弱可以在医生的建议下适当食用一些对身体有益的食物。

不宜乱用补药

一些孕妈妈怀孕后会有食用补药多多益善的错误想法，殊不知再好的补药也要经过人体的代谢而被吸收，这样就会增加肝肾的负担。而且任何补药都对身体有一定的副作用，会对孕妇和胎儿带来程度不一的影响，比如一些孕妈妈服了大量的蜂乳，最后会导致严重腹泻，甚至导致流产。

不宜盲目食用保健品

一些孕早期的孕妈妈为了加强营养，每天都补充很多营养品，比如蛋白粉、综合维生素、钙片、铁剂、孕妇奶粉等。由于吃了大量的营养品，孕妈妈就认为自己的营养已经足够了，以致于对日常三餐不太重视，其实这样做对身体很不利。因为营养品的特点是强化某种营养素或改善某一种功能的产品，是不能盲目食用也不能长期食用的，即使食用也应该在医生的指导下食用。营养品只有和孕妈妈的膳食结合起来才能真正地达到补充所需营养物质的效果，所以孕妈妈不宜盲目食用保健品。

不宜食用热性食品

妊娠期间，孕妈妈不宜吃热性食品，比如狗肉、胡椒粉等。孕妈妈怀孕初期体内内热较盛，如果再食用热性食物就会使内热过盛以致失调，所以孕早期孕妈妈膳食原则应遵循清淡合理的原则。

不宜盲目大量进食

一些孕妈妈在得知自己怀孕后，就开始努力加大饭量，希望这样能满足胎儿的营养需要。这些孕妈妈认为只要自己吃得多，宝宝就一定会健康。其实，怀孕的孕妈妈即使进食量加倍，也不等于宝宝在妈妈的肚子里就可以吸收所有妈妈比以前多吃的那些食物的全部营养，孕妈妈多吃的那部分，很可能大都变成了自己身上的肥肉。孩子的营养是否足够，关键在于孕妈妈的膳食结构是不是合理，对食物的选择是不是合理，而不是靠盲目多吃来达到的。孕妈妈只要做到合理的膳食，摄入各种所需的营养素就可以了，没有必要盲目地大量食用一些不必要的食物。

不宜只吃菜不吃主食

孕妈妈认为菜比饭更有营养，就只吃菜而不吃饭，因为她们认为菜里的营养物质比饭的营养物质丰富，应该把肚子留下来多吃菜，其实这种观点是极其错误的。比如以大米和玉米为例，大米饭的主要成分是碳水化合物，米饭中的蛋白质主要是米精蛋白，氨基酸的组成比较完全，人体容易消化吸收。糙米饭中的无机盐、膳食纤维、B族维生素（特别是维生素B_1）含量都比较高。同样的，玉米面含有丰富的营养素。玉米中含有大量的卵磷脂、亚油酸、谷物醇、维生素E、纤维素。

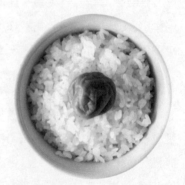

这些主食中的营养物质是菜里的营养物质不能代替的，它们各有各的特点，也是孕妈妈所必需的。所以孕妈妈在吃菜的同时还应该吃主食，这样才能补充身体所需的各种营养。

孕3月饮食指南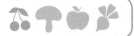

本月膳食原则

怀孕第3个月，孕妈妈的膳食应该保证适量的脂肪，植物性脂肪更适合孕妈妈，如豆油、菜油、花生油和橄榄油。适量增加无机盐的摄取，如钙、铁、锌、铜、锰、镁等，其中钙和铁非常重要。

另外，还要多吃蔬菜和水果，以补充维生素。注意蔬菜一定要食用新鲜的，干菜、腌菜和煮得过烂的蔬菜中，维生素大多已被破坏。尽量少食刺激性食物，如辣椒、浓茶、咖啡等；不宜多吃过咸、过甜及过于油腻的食物；绝对禁止饮酒、吸烟。

每日摄入食物量

食物种类	需要量	食物种类	需要量
主食	250~260（克）	豆类	25~50（克）
肉类	150~200（克）	蔬菜	200~400（克）
蛋类	50（克）	水果	50~100（克）
牛奶	250（毫升）	植物油	20（毫升）

一日食谱举例

早餐：鲜豆浆200克（如果体重适中，豆浆中可以加10克白糖，如果过胖，就不用加白糖），馒头片50克，咸菜5克。

加餐：水果（柑橘25克）

午餐：豆仁饭100克，豆腐虾仁汤，凉拌五彩鸡丝。

加餐：水果（西瓜50克）

晚餐：米饭100克，鸡肉鲜汤小白菜，山药鱼片汤。

加餐：水果（苹果50克）

注：上面提到的食谱在本月的营养食谱中都有对应的做法，孕妈妈可以参考着做，当然你也可以根据自己的口味选择营养食谱中的其他菜。

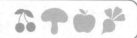

营养食谱—主食

豆仁饭

原料: 粳米、新鲜蚕豆仁、春笋、咸肉各适量。

做法: 1.将粳米洗净,倒入锅内,加水煮。

2.将春笋收拾干净,切成小丁;咸肉也切丁,新鲜蚕豆仁洗净。

3.锅内煮的米饭要收水时,将新鲜蚕豆仁、春笋丁、咸肉丁铺在饭上,盖好锅盖后,焖15分钟,掀开锅盖,用铲子上下翻匀,起锅即可。

功效

此饭香味浓,饭糯软,有开胃助食、和中益气的作用。适于孕早期的孕妈妈食用,以减缓妊娠反应,摄入更多的营养素供给胎儿生长发育。

什锦水果浇汁饭

原料: 番茄沙司、苹果丁、菠萝丁、葡萄干、青梅丁、碎核桃仁、白糖、玉米淀粉、米饭各适量。

做法: 1.将番茄沙司、苹果丁、菠萝丁、葡萄干、青梅丁、碎核桃仁放入锅内,加入清水、白糖烧开。

2.用玉米淀粉勾芡,制成什锦沙司,浇在米饭上即可。

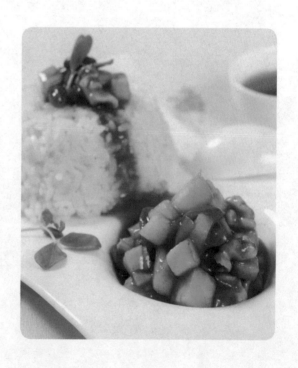

功效

此饭含有丰富的蛋白质、碳水化合物、维生素和多种矿物质,能够满足胎儿生长对各种营养素的需求。

紫菜蛋卷

原料: 猪瘦肉500克,鸡蛋5个,紫菜8张,料酒10克,芝麻油20克,姜末25克,水淀粉30克,葱、精盐各适量。

做法: 1.将猪瘦肉馅放一容器内,放2个鸡蛋、20克水淀粉和适量精盐、料酒、芝麻油、葱、姜末等用料,搅拌均匀后,做成肉馅待用。

2.将3个鸡蛋磕入盆中,加入适量精盐和水淀粉,搅打均匀待用。

3.烧锅下少许油,下打好的蛋液,摊成一张圆形蛋皮,平放在案板上。将肉馅放在蛋皮上抹平,上面放一张紫菜,再放上一层肉馅抹平。将两侧向里抓一个小边,再从两头中部卷起,至中部合拢,用布包扎好,依次将所有肉馅制成8个蛋卷。

4.把做好的紫菜卷放在平盘里码好,上锅蒸30分钟左右至熟透即好。把蒸熟的蛋卷放在案板上,用平面的重物压在上面,待蛋卷凉透后,即可将布取下,切片装盘。

功效 此菜富含优质的蛋白质、钙、磷、铁、锌等多种营养素。

 香蕉薄饼

原料: 香蕉1根,面粉300克,鸡蛋1个,精盐4克,葱花、油各适量。

做法: 1.把鸡蛋打匀,放入捣成泥的香蕉,加水加面粉调成面糊。

2.再放些葱花、精盐搅匀;油锅烧热,放入少许油,将面糊倒入锅内(一般放3勺),摊薄,两面煎至金黄色即可。

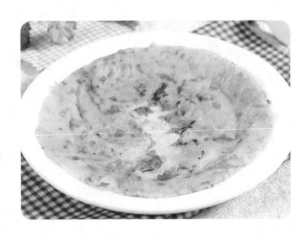

功效 此菜风味独特,特别适合孕早期的孕妈妈食用,不仅可以提供丰富的营养,还能缓解紧张情绪及早孕反应。

浇汁豆腐饺

原料：豆腐300克，虾仁100克，猪肉（肥）50克，精盐3克，料酒5克，鸡汤适量，葱5克，湿淀粉（玉米）5克，花生油30克。

做法：1.将虾仁和猪肉一起剁成细泥，加湿淀粉、精盐、葱末、少许料酒，搅成稠糊状，用手捏成12个丸子。

2.将豆腐切成三角片，共24片；将12片豆腐分别放在12个羹匙内，每片豆腐上放一个丸子；将剩下的12片豆腐分别盖在每个丸子上面，用手捏成水饺状；上屉蒸熟取出，摆在盘子中。

3.炒锅加入油上火烧到八成热，倒入精盐、鸡汤煸炒，盛在豆腐饺盘的中间。

4.炒锅内放入花生油、鸡汤，再用余下的湿淀粉勾芡，淋在豆腐饺上即可。

功效

此菜清淡简单，含有丰富的蛋白质，是孕妈妈补充蛋白质的最佳选择。

营养食谱—粥羹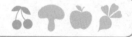

 糯米粥

原料：糯米100克，水800克。

做法：1.糯米拣去杂物，淘洗干净。

2.锅置火上，放水烧开，放入糯米，搅开，再烧开后，滚煮5分钟左右，用小火熬40～50分钟，至糯米软烂，汤汁变稠即可。

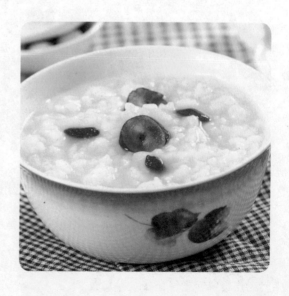

功效

此粥滑润黏稠，清香爽口，具有止呕的作用，适于有妊娠反应的孕妈妈食用。

阿胶粥

原料： 鸡蛋2只，阿胶30克，糯米100克，精盐少许，熟猪油适量。

做法： 1.将鸡蛋打入碗内，搅散。糯米淘洗干净，用清水浸泡1个小时。

2.锅内放入清水，烧开后加入糯米，待水再滚，改用文火熬煮成稠粥，再放入阿胶，淋入鸡蛋，待粥沸两三次后再加入熟猪油、精盐，搅匀即可。

功效

此粥养血安胎。可以缓解妊娠胎动不安、小腹坠痛、胎漏下血、先兆流产等症状，是孕妈妈安胎保健的佳品。

牛奶粥

原料： 大米100克，牛奶500克，水300克。

做法： 1.大米拣去杂物，淘洗干净。

2.锅置火上，放入水和米，旺火烧开，改用小火熬煮30分钟左右，至米粒涨开时，倒入牛奶搅匀。

3.继续用小火熬煮10～20分钟，至米粒黏稠，溢出奶香味时即可。

功效

此粥黏稠软糯，奶香浓郁，且含钙丰富，有助于孕妈妈补充钙质。

排骨粥

原料： 大米100克，小排骨150克，香菜50克，水600克左右，熟猪油25克，精盐3克，芝麻油10克。

做法： 1.大米拣去杂物，淘洗干净；排骨洗净，剁成2厘米见方的小块，用开水焯一下，去掉血污，捞出控水。

2.香菜择洗干净，切成碎末。锅置火上，放水、米和排骨块，旺火烧开，改用中小火熬煮一个半小时，至米烂汤稠，排骨变酥时，加精盐和熟猪油，搅拌均匀。食用前，将粥分盛各碗中，淋芝麻油、撒香菜末、拌匀即可。

功效

此粥粥稠鲜醇，排骨酥香。排骨具有补肾益气、健身壮力的作用，适于孕妈妈食用，可以健体祛病。

营养食谱—热菜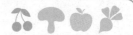

 ## 鸡肉鲜汤小白菜

原料： 小白菜300克，鸡肉100克，葱花、料酒、鸡汤、盐、牛奶各适量。

做法： 1.小白菜洗净，切成10厘米的段，焯水，过凉水，鸡肉切成片。

2.油锅烧热，下葱花炝锅，烹料酒，加入鸡汤和盐，放入鸡肉和小白菜，旺火烧开后加入牛奶，勾芡，装盘即可。

> **功效**
>
> 此菜含有丰富的蛋白质、钙、磷、铁、胡萝卜素和维生素。

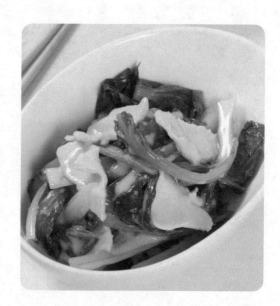

 ## 菜花烧鸡翅

原料： 鸡翅400克，菜花125克，葱段、姜片各10克，料包1个（内装桑寄生20克，桂皮2克），料酒10克，酱油8克，精盐3克，湿淀粉10克，清汤800克，芝麻油10克，植物油15克。

做法： 1.菜花切成小块。鸡翅洗净，剁去翅尖，再从关节处斩断，下入沸水锅中焯去血污捞出。

2.锅内放植物油烧热，下入葱段、姜片炝香，烹入料酒，加清汤，下入料包烧开，煮40分钟左右，捞出料包，葱、姜不用。下入鸡翅烧开，炖至熟烂。

3.加入酱油，下入菜花、精盐烧至熟烂、汤汁将尽，用湿淀粉勾芡，淋入芝麻油，出锅盛入盘内即可。

> **功效**
>
> 鸡肉含有优质的蛋白质，可以为孕妈妈提供丰富的蛋白质。

芹菜炒猪肝

原料：猪肝100克，芹菜300克，料酒、淀粉、糖、盐、生姜汁各适量。

做法：1.猪肝切成片，焯水，放入料酒、淀粉、糖略腌；芹菜切段，焯水备用。

2.起锅热油，以旺火炒猪肝，加入芹菜快炒，用盐、生姜汁调味，炒匀即可。

功效

猪肝含有丰富的蛋白质、铁和维生素A，具有养血补虚的功效，可以预防孕妈妈孕期贫血。

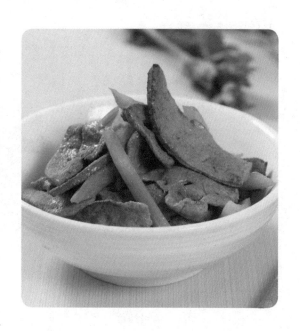

泡菜炒碎肉

原料：五花肉100克，泡菜250克，精盐2克，白砂糖3克，植物油15克。

做法：1.将洗净的五花肉剁碎；泡菜剁成细粒，备用。

2.锅内放入植物油烧热，然后放入碎肉，快速翻炒，待干时，放入精盐、白砂糖、泡菜，翻炒均匀即可。

功效

此菜含有丰富的蛋白质、脂肪及维生素B_1、维生素B_2、钙、磷、铁等营养素，可以缓解早孕反应。

土豆炖鸡块

原料：鸡肉300克，土豆350克，酱油、精盐、葱段、姜片、油各适量。

做法：1.将土豆去皮，洗净，切成块；鸡肉洗净，也切成方块。

2.锅中热油爆香葱段和姜片，再放入鸡块炒至呈白色时，加入酱油和少量水，用小火炖至鸡肉八成熟，加入土豆块继续炖煮

3.土豆熟烂时，加精盐调味即可。

功效

孕妈妈在孕早期食用此菜，可以提高食欲，补充充足的营养。

鸡肉烧猴头菇

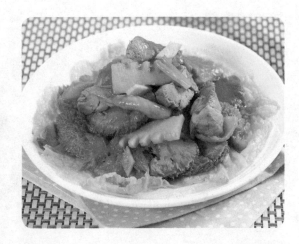

原料： 猴头菇250克，鸡胸脯肉200克，冬笋50克，白菜100克，黄芪20克，白术20克，姜5克，葱5克，酱油5克，料酒5克，精盐3克，湿淀粉（豌豆）5克，植物油20克，高汤适量。

做法： 1.黄芪和白术先煎取汁200毫升；猴头菇去掉针刺和老根，切成片；冬笋切片。然后将鸡肉切成块；姜切成片；葱切成段；白菜去掉老帮取用菜心用开水烫一下，盛盘。

2.锅内放油烧至七成热，先炒鸡肉和猴头菇，变色后加料酒、姜片、葱段和酱油炒几下，加药汁和高汤，用小火焖至内烂，拣去姜、葱不用，以精盐和湿淀粉勾芡收汁，装盘即可。

功效

此菜具有补脾胃、益气血、助消化的作用。

 苦瓜焖鹅脚翼

原料： 鹅脚翼500克，苦瓜300克，大蒜10克，豆豉10克，料酒15毫升，淀粉（豌豆）15克，花生油50毫升，精盐3克，酱油5毫升，白砂糖5克，芝麻油10克，清汤500毫升。

做法： 1.将苦瓜切成长方形，用开水烫过，捞起滤去水分；鹅脚翼斩件；将大蒜剥去蒜衣和豆豉捶烂成蓉；淀粉加水适量调匀成湿淀粉备用。

2.烧锅下油，爆香蒜蓉豆豉，放下鹅脚翼爆炒，溅入料酒，加入清汤500毫升、精盐、白砂糖、酱油，拌匀加盖焖软，再加入苦瓜，煮10分钟，用湿淀粉勾芡，加芝麻油，拌匀即可。

功效

此汤具有清热解毒和利尿的作用。

栗子焖排骨

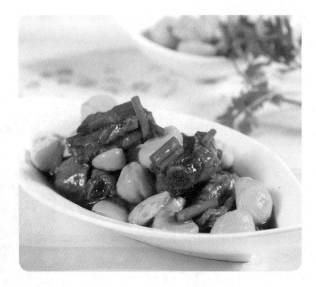

原料： 猪排骨（大排）500克，栗子（鲜）200克，蒜头（白皮）10克，白砂糖3克，酱油15克，芝麻油5克，淀粉（玉米）10克，花生油25克，料酒15克，精盐适量。

做法： 1.将排骨斩成小块，用腌料（精盐、白砂糖、酱油、芝麻油、淀粉、花生油、料酒）腌2个小时至入味。

2.烧红油锅，爆香蒜头，放排骨一起爆炒；等排骨炒到5分熟，加入栗子继续爆炒；最后加适量水焖煮15分钟，直至排骨和栗子熟透，酥软，即可上碟。

功效

栗子含有蛋白质、脂肪、碳水化合物、维生素，钙、磷、铁、钾等无机盐及胡萝卜素、叶酸等多种成分。排骨除含有蛋白质、脂肪、维生素外，还含有大量磷酸钙、骨胶原、骨黏蛋白等，可以为孕妈妈提供丰富的钙质。

 五柳海鱼

原料： 海鱼500克，五柳60克，茄汁40克，葱段、淀粉、白砂糖、盐各适量。

做法： 1.将海鱼剖洗干净，在鱼身两面各划几刀，抹干水分后涂上淀粉。

2.在锅内倒入适量植物油，待油热后，将鱼放入锅内，用大火煎香，捞起滤油摆入碟中。

3.利用余油，放入葱段、五柳爆香，再加入盐和白砂糖煮至稀糊状，取起淋在鱼身上即可。

功效

海鱼含有丰富的蛋白质、脂肪、钙、磷、铁、尼克酸等营养成分，用五柳烹调后，能增进孕妈妈的食欲，减轻早孕反应，帮助孕妈妈摄入更多的营养。

营养食谱—汤煲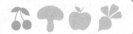

黄豆炖猪蹄

原料： 猪蹄1只，黄豆、葱花、醋、盐各适量。

做法： 1.猪蹄洗净剁成块，焯水，捞出备用；黄豆在水中浸泡半个小时，捞起备用。

2.在高压锅内放黄豆、猪蹄、姜同煮，20分钟后，放入葱花、醋、盐调味即可。

功效

猪蹄中含有碳水化合物、胶原蛋白、脂肪、维生素A、维生素C及钙、磷、铁等营养物质，对胎宝宝和孕妈妈都有非常好的作用。

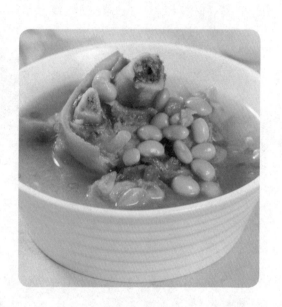

茄葱牛肉汤

原料： 牛腩500克，番茄、元葱各1个，酱油6大匙，米酒2小匙，糖1小匙，姜、葱、盐各适量。

做法： 1.牛腩放入滚水中氽烫，捞出备用。元葱去皮，番茄洗净，分别切块；葱洗净、切段；姜去皮、切片。

2.锅中放入牛腩中火煮滚，加入酱油及其他材料，中火煮开，再加3～4杯水漫过材料，转小火慢熬约1小时即可。

功效

牛肉为优质蛋白质的主要来源，且含有B族维生素、铁、锌，可以益气血、补脾胃。元葱含有丰富的维生素、胡萝卜素，可以促进消化。此汤味鲜美且略带酸味，孕早期食用可以促进食欲，增强体力及身体的免疫力。

豆腐虾仁汤

原料： 豆腐300克，虾仁40克，枸杞30克，料酒、酱油、精盐、葱花、淀粉各适量。

做法： 1.将虾仁和枸杞洗净，豆腐切成小块。将料酒、葱花、精盐、酱油和淀粉调制成芡汁。

2.先用旺火快炒虾仁，再将豆腐和枸杞放入。然后加水，水开后，改用小火炖煮30分钟。出锅前倒入调制好的芡汁，再煮几分钟即可。

功效

豆腐具有宽中和脾、生津润燥、清热解毒的功效。豆腐虾仁汤含有丰富的蛋白质、钙和磷等无机盐，孕早期的孕妈妈食之可以补虚健体。

三仁糖水

原料： 甜杏仁30克，核桃仁30克，黑芝麻30克，白砂糖5克。

做法： 1.将甜杏仁、核桃仁、黑芝麻三料加适量清水同煮。

2.待煮透后，以白糖调味即可。

功效

此汤具有补血养血、润肠通便的作用。甜杏仁和日常吃的干果大杏仁偏于滋润，有一定的补肺作用。核桃仁中含有锌、锰、铬等人体不可缺少的微量元素，有健胃、补血、润肺、养神等功效。黑芝麻含有大量的脂肪和蛋白质，还有糖类、维生素A、维生素E、卵磷脂、钙、铁、铬等营养成分，可以帮助孕妈妈缓解头晕、便秘的症状。

红苹果鲫鱼汤

原料： 苹果250克，鲫鱼300克，枣（干）20克，姜5克，植物油10克，精盐3克。

做法： 1.鲫鱼刮去鳞，去腮，用清水洗净，沥水。

2.姜洗净，切片。锅烧热加油，放入姜、鱼，煎至鱼身成微黄色。

3.苹果洗净去皮，去心，切件。红枣去核洗净。把适量清水煲滚，放入全部原料煲滚，再慢火煲2小时，下精盐调味即可。

功效

此汤具有生津润肺、健脾补益的作用。鲫鱼具有益气健脾、利尿消肿、清热解毒的功效，并有降低胆固醇的作用。

肉丝榨菜汤

原料：猪瘦肉100克，榨菜50克，香菜少许，芝麻油5克，精盐2克，料酒、清汤各适量。

做法：1.猪瘦肉洗净，切成细丝，榨菜洗去辣椒糊，也切成细丝，香菜择洗干净，切成段。

2.将汤锅置火上，加入汤（或清水）烧开。下肉丝、榨菜烧沸，加精盐、料酒、香菜，淋芝麻油，盛入汤碗内即成。

功效

此汤肉嫩味美，清香可口，含有优质的动物蛋白质、多种无机盐和维生素，并能补充人体需要的水分，适合孕妈妈食用。

 山药鱼片汤

原料：山药1段，枸杞子10克，石斑鱼片200克，高汤、姜、盐各适量。

做法：1.山药削皮，切成小块备用。

2.姜、枸杞子放入高汤中，用大火煮开后，转中小火煮12~15分钟至山药熟软。

3.放入石斑鱼片续煮2分钟，加入盐调味即可食用。

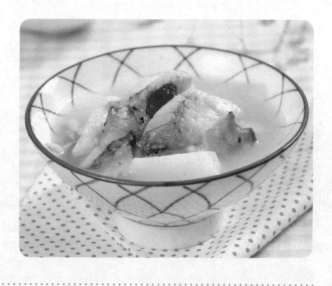

功效

此汤适用于妊娠眩晕者食用，可以帮孕妈妈补充营养，且具有养胎的作用。山药可以补虚赢、长肌肉、增气力、益颜色、润皮毛、助消化，非常适合孕妈妈食用。桑葚为桑科落叶乔木桑树的果实，其功效为养血滋阴，可以改善孕妈妈眩晕失眠的症状。

鲤鱼茯苓汤

原料: 茯苓25克,黑豆50克,鲤鱼1条。

做法: 1.鲤鱼洗净,去腮、鳞后备用。

2.鲤鱼、茯苓加清水放入锅中,煮至鱼肉熟透即可食用。

功效

茯苓可以治疗妊娠水肿,黑豆可以补肾利水,鲤鱼可以利尿、消水肿。此菜可以改善妊娠水肿、孕妈妈身体虚胖等症状。

 ## 蛋醋止呕汤

原料: 鸡蛋2个,白糖5克,米醋100克。

做法: 1.将鸡蛋磕入碗中,用筷子搅匀,加入白糖、米醋,再搅匀。

2.锅置火上,加清水适量,用旺火煮沸,将碗内的鸡蛋倒入,煮沸即成。

功效

此菜酸中微甜,和中止呕,可以缓解孕妈妈孕早期的妊娠反应。

营养食谱—凉菜

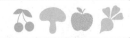

 ## 凉拌五彩鸡丝

原料: 熟鸡脯肉150克,胡萝卜、金针菇、黄瓜各100克,红椒丝50克,精盐、白糖、麻油各适量。

做法: 1.熟鸡脯肉撕成丝。

2.胡萝卜、黄瓜分别洗净切成丝,加精盐略腌,金针菇洗净,与红椒丝一起焯熟。

3.所有原料放入碗中,加精盐、白糖拌入味,淋上麻油即可。

功效

此菜鲜脆爽口,含有丰富的蛋白质、脂肪、钙、磷、铁、维生素B_2、烟酸、维生素C、维生素E,营养价值高,适合孕早期的孕妈妈经常食用。

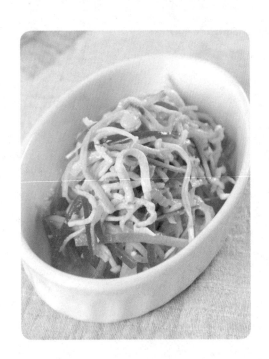

凉拌绿豆芽

原料：绿豆芽250克，精盐、糖、醋、芝麻油各适量。

做法：1.首先把绿豆芽清洗干净，洗的同时开火煮大锅的水。等水开以后，把洗好的绿豆芽倒进去煮熟（煮2~3分钟就可以了）。

2.把煮好的绿豆芽捞出，沥干水分，装入一个大碗中。往绿豆芽里加入精盐、糖适量拌匀装盘。

3.根据自己口味倒入适量的醋，再淋上少许芝麻油即可。

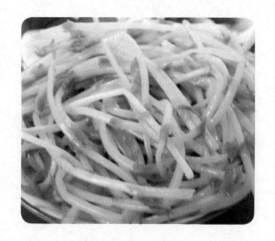

功效

此菜清爽可口，可以帮助孕妈妈缓解便秘的症状。

 酸奶黄瓜沙拉

原料：鸡蛋1个，小黄瓜100克，番茄100克，酸奶2大匙，黑芝麻粉2大匙。

做法：1.鸡蛋煮熟后，剥壳后切片。

2.小黄瓜切片，番茄切片。

3.将酸奶及黑芝麻一起调匀，即成酱汁。

4.将酱汁淋入以上素材拌匀即可。

功效

黑芝麻是高钙食品，搭配酸奶食用可以增加钙的吸收率，小黄瓜及番茄选择有机栽培的，会让这道菜的口感加分，是道美颜、美肤，又补充钙质的好料理。

 凉拌油菜

原料：嫩油菜500克，芝麻酱、面酱各少许，酱油、醋、芝麻油各适量。

做法：1.将嫩油菜择去根、洗净，顶刀切成1寸长段，再竖切一两刀，用凉开水洗净，控去水分，放入汤盘中备用。

2.将芝麻酱、面酱倒入碗中，搅拌均匀，浇在油菜上，再把酱油、醋、芝麻油浇上即可。

功效

嫩油菜中维生素C与β－胡萝卜素的含量都相对较高。孕妈妈多食用，可以补充相应的营养。

营养食谱—饮品

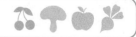

 芦根姜蔗茶

原料: 青皮甘蔗数节,鲜嫩生姜数块,鲜芦根数节。

做法: 1.将甘蔗、鲜芦根、生姜洗净,分别削去外皮,切碎,捣汁。

2.每次取甘蔗汁、芦根汁半杯,对姜汁1酒盅,和匀,当茶饮。

功效

此茶有清热养阴、止呕的功效,适于孕早期胃气上逆、干呕、胃中嘈杂。

 生姜乌梅饮

原料: 乌梅10克,姜10克,红砂糖30克。

做法: 将乌梅肉、生姜、红砂糖加水200毫升煎汤。

注:乌梅不能与猪肉一起吃,容易引起中毒。

功效

和胃止呕,生津止渴。适用于孕妈妈肝胃不和的妊娠呕吐。

 芹菜苹果汁

原料: 芹菜300克,苹果250克,柠檬半个,冰块3块。

做法: 1.芹菜洗净,切成小段。苹果洗净,去核,切成黄豆大小的块。柠檬连皮切成3片。

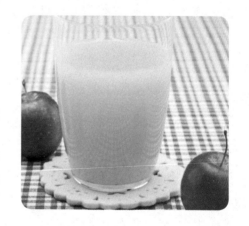

2.在玻璃杯内放入冰块。先将连皮的柠檬放入捣碎机内,捣碎出汁。其次再放入芹菜、苹果捣碎成汁。然后用纱布过滤,注入盛有冰块的杯内。

3.若没有组织捣碎机,可将芹菜用开水焯一下,切碎。分别将芹菜、苹果、连皮的柠檬放入两层纱布中,用硬的器物压榨,挤出汁,注入盛有冰块的杯中,搅匀饮用。

功效

苹果含有丰富的维生素C,芹菜富含膳食纤维,孕妈妈食用可以增进食欲,缓解便秘。

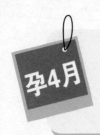

孕4月 饮食指导与食谱

孕4月营养需求

适量补充铁元素

进入孕中期后，胎儿的发育非常迅速，宝宝会摄取孕妈妈体内的铁，孕妈妈对铁的需求量将大幅增加。为了避免发生缺铁性贫血，孕妈妈应该及时补铁。如果孕妈妈出现贫血现象，就会降低血细胞的携氧能力，从而引发胎儿宫内缺氧，造成胎死宫内或早产等，而且孕妈妈贫血还会影响胎儿脑细胞的发育，这会直接影响宝宝将来的学习能力。所以本月孕妈妈应该摄入一些含铁比较丰富的食物，同时孕妈妈还应该注意食用含维生素C丰富的食物。因为维生素C能促进铁在人体内的吸收。

适当补充DHA

DHA是一种为胎儿脑神经细胞发育所必需的多元不饱和脂肪酸。脑营养学家研究发现，DHA、胆碱、磷脂等是构成大脑皮质神经膜的重要物质，是贮存与处理信息的重要结构。DHA是人脑营养必不可少的高度不饱和脂肪酸，能维护大脑细胞膜的完整性，并有促进脑发育、提高记忆力的作用。

人的脑部有一个"屏障"，称为"血脑脊液屏障"。DHA是极少数能通过的物质之一，它具有使细胞膜的分子构造变得非常柔软的特性。脑细胞的突触会朝四面八方伸展以接近其他脑细胞，分布在突触外侧膜上的DHA含量越多，其柔软性就越大，神经细胞间的信息传递就越顺畅。脑细胞的信息传递越顺畅、越快，学习能力和记忆力也会跟着增强，所以DHA是一种能使头脑聪明的重要营养素。

因此，孕妈妈应该补充DHA以供胎儿脑的发育。专家建议怀孕期间，孕妈妈应该多吃鱼和鱼油，因为鱼和鱼油是摄取DHA的最主要来源，不过孕妈妈必须保证所食的鱼的来源是没有污染的。另外，含亚麻酸的核桃仁等坚果摄入后经肝脏处理也能合成DHA，所以孕妈妈也可以适当多吃坚果。

每日所需营养素

热量	2500（千卡）	锌	20（毫克）
蛋白质	85（克）	维生素A	1000（微克）
脂肪	80（克）	维生素B_1	1.8（毫克）
钙	1000（毫克）	维生素B_3	18（毫克）
铁	28（毫克）	维生素C	100（毫克）

孕4月饮食宜忌

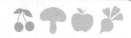

不宜饮用太多的冷饮

夏天天气很热时，喝一杯冷饮是再舒服不过的事了。可是孕妈妈如果大量饮用冷饮，就会不同程度地影响胎儿的发育。医学研究显示，子宫内的胎儿对冷热刺激比较敏感，当孕妈妈大量食用冷饮时，会对胎儿产生不良的刺激，导致胎动频繁。

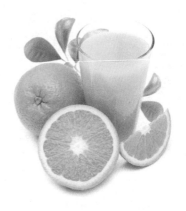

另外孕妈妈过多食用冷饮，还会造成胃肠道黏膜血管收缩，胃液分泌功能降低，影响食物的消化，引起消化不良和腹泻，严重者还可因肠蠕动增加而诱发宫缩，引起流产与早产。

所以孕妈妈不宜饮用冷饮，最好是自己制作一些果汁，这样既美味又营养。

不宜长期素食

很多女性为了保持苗条的身材，在孕前成了"素食主义者"，怀孕后还继续长期素食，其实这样对胎儿的危害很大。

研究表明，孕期如果蛋白质供给不足，会使胎儿脑细胞数目减少，影响日后的智力，还可使胎儿营养不良或出现畸形。如果脂肪摄入不足，会导致低体重儿出生，婴儿抵抗力低下，存活率较低；孕妈妈自身也可能发生贫血、水肿和高血压等症状。

另外，吃素食的孕妈妈所生的婴儿，由于缺乏维生素B_{12}，往往会患不可逆的脑损害，婴儿出生3个月后，就逐渐显示出丧失控制头部稳定的能力，出现头和腕等不自主运动，如果不及时治疗，易引起巨幼细胞性贫血和显著的神经系统损害。所以，孕妈妈整个孕期应该合理膳食，以保证摄入各种所需的营养物质。

不宜常吃精制食物

精制的食物是指经过精细加工的米面制作的食物。米面加工得越精细，出粉率越低，谷粒中的无机盐及B族维生素损失得越多。长期食用精白米或出粉率低的面粉（如富强粉）制作的食物，会造成B族维生素的缺乏，尤其是维生素B_1的缺乏。孕期如果缺乏维生素B_1，会造成婴儿先天性脚气病，症状主要有吸吮无力、嗜睡、心脏扩大、心力衰竭、强直性痉挛等。

因此，孕妈妈要多吃些粗粮，无论对母体还是对胎儿的发育均有益处。中国营养学会推荐孕妇每日维生素B_1摄取量为1.8毫克，所以孕妈妈每日应多食含维生素B_1丰富的食物，如食用大米、面粉时选择标准米面即可，多吃豆类、酵母、坚果，动物肝、肾、心及猪瘦肉和蛋类等。

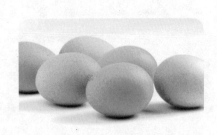

食用玉米好处多

玉米富含镁、不饱和脂肪酸、粗蛋白、淀粉、胡萝卜素等多种营养成分。其中黄玉米，又称为黄色植物食品，它富含镁元素。镁能够帮助血管舒张，加强肠壁蠕动，增加胆汁，帮助人体排出废物，有利于身体新陈代谢。

黄玉米还富含谷氨酸等多种人体所需的氨基酸，能够促进大脑细胞的新陈代谢，有利于排除脑组织中的氨，孕妈妈宜常吃。红玉米富含B族维生素，孕妈妈常吃可以预防及治疗口角炎、舌炎、口腔溃疡等维生素B_2缺乏症。

孕4月饮食指南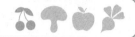

本月膳食原则

怀孕第4个月，孕妈妈的早孕反应逐渐消失了，食欲也越来越好了，所以应该多多补充营养，要保证食物的数量和质量，从各种食物中普遍吸收各种营养素，饮食要均衡、全面。在这个阶段，蛋白质、铁和钙的需求量要比孕早期大得多，所以应该重点补充。

每日食物摄入量

食物种类	需要量	食物种类	需要量
主食	500（克）	豆类	60（克）
肉类	150（克）	蔬菜	500~750（克）
蛋类	50~100（克）	水果	200（克）
牛奶	250~500（毫升）	植物油	30（毫升）

一日食谱举例

早餐：豆浆100克，馒头50克，凉拌黑木耳。

午餐：栗子甜粥，什锦腐竹，白术卤鸡胗。

加餐：香蕉100克

晚餐：米饭（大米150克），青椒肚片，鲫鱼香菇汤。

加餐：牛奶250克，白糖10克。

注：上面提到的食谱在本月的营养食谱中都有对应的做法，孕妈妈可以参考着做，当然你也可以选择营养食谱中的其他菜，可以根据自己的口味选择性地吃。

营养食谱—主食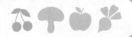

凤梨虾球寿司

原料：草虾四只，小黄瓜一条，胡萝卜1/4棵，新鲜凤梨1/8个，白饭半碗，寿司海苔1片，芥末少许。

做法：1.水滚后将带壳草虾放入清烫，熟后捞起放凉，剥壳取出虾仁。

2.将小黄瓜、胡萝卜切成长条状，凤梨亦同。

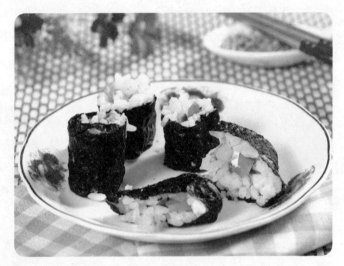

3.在制作寿司的竹帘卷铺上寿司海苔，放上一层白饭铺平，依序放入虾仁、小黄瓜、胡萝卜、凤梨，以及一些芥末，卷成卷状即可食用。

功效

寿司清爽无油，低热量又营养丰富，适合孕中期的孕妈妈食用。

双喜炖梨

原料：水梨1个，新鲜莲子2大匙，尖糯米2大匙，冰糖1大匙。

做法：1.新鲜莲子与糯米洗净，两者加冰糖及水1/2杯蒸25分钟成馅料。

2.水梨洗净，蒂头先切掉，再挖除子、核呈空心状，略泡盐水。将馅料填入水梨中，移入蒸锅，以中火滚水蒸2小时，即可取出。

功效

此菜含有丰富的维生素，适合孕中期的孕妈妈食用。

红烧牛肉饭

原料: 牛肉75克,白萝卜、胡萝卜各15克,米饭1碗,酱油、葱丝、姜丝、盐、糖各适量。

做法: 1.白萝卜、胡萝卜切块,牛肉切块并放入滚水中余烫后捞起备用。

2.将烫好的牛肉放入锅内,加入调料,炖煮约半小时。

3.将萝卜块放入炖好的牛肉中,烧煮约5分钟熄火。

4.将红烧牛肉浇在米饭上即可。

功效

牛肉含有丰富的蛋白质,氨基酸组成比猪肉更接近人体需要,能提高机体抗病能力,对孕妈妈的自身健康和胎宝宝的生长发育都十分有益。

鹌鹑蛋西米

原料: 鹌鹑蛋70克,西米30克,白砂糖适量。

做法: 1.西米入沸水中煮5分钟,离火,闷10分钟,再用冷水冲洗,拨散颗粒,滤去水。

2.再放入沸水中煮5分钟,离火,闷5分钟,最后用冷水漂清,浸没,待用。

3.取已胀发的西米,倒入锅内沸水中,移置小火上,磕入鹌鹑蛋收齐成水泼蛋,盛入碗中加入白砂糖即可。

功效

此菜用于孕妈妈气血双补,可以补脑益智,满足胎儿发育所需。

虾仁鳝鱼面

原料: 面条200克,虾仁50克,去骨鳝鱼片25克,清汤750克,蛋清1个,温芡粉15克,精盐、花生油、葱、姜、酱油、料酒、芝麻油各适量。

做法: 1.将虾仁洗净,加精盐、蛋清和温芡粉搅匀;炒锅放油烧热,加入虾仁炒熟。

2.鳝片洗净,沥干,切段;锅内放油烧热,下入鳝段炒2分钟,至黄亮香脆时,取出沥干油。

3.锅底留油放入葱、姜煸香,下入爆好的鳝片和炒过的虾仁,再放入酱油、料酒,加清汤,烧开后,放入面条煮熟,然后将配料和面条盛入碗中,淋上芝麻油即可。

功效

此面条柔滑爽口,富含优质蛋白质、钙、铁、锌和维生素,容易消化,适合孕妈妈食用。

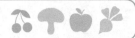

营养食谱—粥羹

 栗子甜粥

原料： 粳米100克，栗子（鲜）200克，白砂糖10克。

做法： 1.粳米淘洗干净，用冷水浸泡半小时，捞出，沥干水分；栗子剥去壳后用温水浸泡3小时，去皮备用。

2.锅中加入约1000毫升冷水，将粳米和栗子放入，先用旺火烧沸；然后转小火熬煮45分钟。

3.加白糖入锅拌匀，续煮约10分钟，煮至粥稠，即可盛起食用。

> **功效**
>
> 栗子含蛋白质、脂肪、碳水化合物、淀粉、维生素，钙、磷、铁、钾等无机盐及胡萝卜素、B族维生素、叶酸等多种成分，适合孕妈妈食用。

 海参火腿粥

原料： 水发海参200克，熟火腿末少许，粳米100克，葱末、精盐各少许。

做法： 1.将发好的海参漂洗干净，切成细丁。

2.粳米淘洗干净。锅内放入清水、海参、粳米，先用旺火煮沸后，再改用文火煮至粥成，然后加入葱末、精盐拌匀，撒上火腿末即可。

> **功效**
>
> 此粥补肾阳、益精血、润肠燥。适宜孕妈妈食用，能养胎、利产、补产后虚弱。

乌鸡糯米粥

原料： 乌鸡腿2只，圆糯米200克，葱、精盐各适量。

做法： 1.乌鸡腿洗净、切块，在沸水中过水后洗净沥干。将备好的乌鸡腿加4碗水熬汤，大火开后转小火，约煮15分钟，再入圆糯米煮，开后转小火煮。

2.葱白去头须，切细丝，待糯米煮熟后，再加入精盐调味，最后入葱丝焖一下即可。

> **功效**
>
> 此粥可以为孕妈妈补气养血、安胎止痛，改善气血虚弱所致的胎动。

葡萄干粥

原料： 葡萄干50克，粳米100克，白糖少许。

做法： 1.将葡萄干拣净，用清水略泡，冲洗干净。

2.粳米淘洗干净。锅内放入清水、葡萄干、粳米，先用旺火煮沸后，再改用文火煮至粥成，以白糖调味进食。

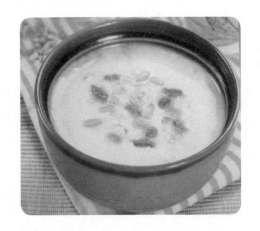

功效

此粥补气养血、强心利尿、强健筋骨。适用于气血虚弱、心悸盗汗、精神倦怠、神经衰弱、风湿筋骨疼痛的孕妈妈食用，孕妈妈食用后可以安胎。

营养食谱—热菜

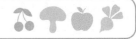

清蒸大虾

原料： 大虾10只，葱、料酒、姜、醋、酱油、香油、汤各适量。

做法： 1.将大虾处理干净，摘除沙袋、沙线；葱洗净，切条；姜洗净，一半切片，一半切末。

2.将大虾放在盘内，加入料酒、葱条、姜片和汤，上笼蒸10分钟，拣去葱条和姜片装盘。用醋、酱油、姜末和香油兑成汁，供蘸食。

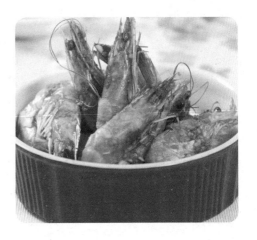

功效

大虾含有丰富的优质蛋白质，维生素A、维生素B$_1$、维生素B$_2$、尼克酸及多种矿物质，可以补肾健胃。

香菇油菜

原料： 油菜、香菇、盐、油各适量。

做法： 1.油菜洗净，切成3厘米段，梗叶分开；香菇用温水泡开去蒂。

2.锅置火上，放油烧热，先放油菜梗，至六七成熟，加盐，再加入油菜叶。放入香菇和浸泡香菇的汤，烧至菜梗软烂即可。

功效 ......

此菜含有丰富的钙、铁、蛋白质、维生素B_1、维生素B_2、维生素C等营养素，孕妈妈常食能补钙。

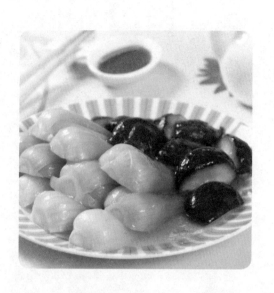

 ## 什锦腐竹

原料： 腐竹100克，香菇50克，芹菜200克，胡萝卜50克，黑木耳（水发）50克，豆芽50克，精盐、芝麻油各适量。

做法： 1.腐竹温水泡2小时，切段，焯熟；芹菜洗净切段；胡萝卜、香菇、黑木耳洗净分别切成丝，与芹菜段、豆芽一起分别焯熟，沥干。

2.各种原料放入碗中，加精盐拌匀，淋上麻油装盘即成。

功效 ......

此菜富含蛋白质、钙、磷、铁和多种维生素等，具有补益肠胃、理气化痰、宁心安神、清热利水、降压降脂等作用，对孕妈妈有较好的保健功效，是孕中期孕妈妈的理想食品。

 ## 家常焖带鱼

原料： 带鱼400克，黄瓜30克，生姜10克，冬菇30克，红椒1只，花生油20克，料酒3克，胡酱油1克，盐少许。

做法： 1.将带鱼洗净切成块，黄瓜切成片，生姜去皮切粒，冬菇切片，红椒切片。

2.锅内烧油，投入带鱼，用小火煎至稍黄，投入姜粒，淋入料酒，加入冬菇及适量清汤，用中火焖约8分钟。

3.然后加入黄瓜片、红椒片，调入盐、酱油焖透入味即可。

功效 ......

此菜具有暖胃、补虚、润肤、黑发等功效，是孕妈妈的理想食品。

酸菜炒牛肉

原料：牛肉末、酸菜、花生油、酱油、淀粉、糖、盐各适量。

做法：1.把牛肉末用花生油、酱油和淀粉拌好备用；酸菜洗净，挤掉水分，剁碎。

2.用花生油烧热锅，炒熟牛肉馅，装起备用。

3.再炒酸菜，加入糖和盐，放入牛肉翻炒片刻既可。

功效

此菜营养丰富，孕妈妈食用后可以增强体质，有利于胎儿神经系统、骨骼等各器官的发育。

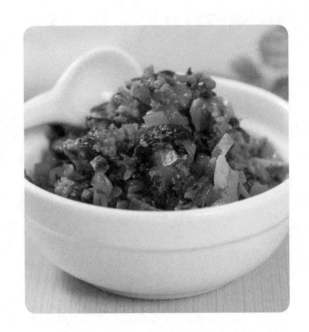

 白术卤鸡胗

原料：净鸡胗500克，葱段、姜片各10克，白术10克，料酒10克，精盐3克，醋2克，芝麻油10克。

做法：1.鸡胗洗净，下入沸水锅中焯透捞出。

2.锅内放入清水800克，下入白术、葱段、姜片。烧开煎煮5分钟左右，捞出葱、姜不用。

3.下入鸡胗、料酒烧开，卤煮至鸡胗熟烂捞出，沥去水，切成片，加入精盐、醋、芝麻油拌匀即成。

功效

鸡胗富含蛋白质，脂肪含量低，还含有钙、磷、铁、维生素B_1、烟酸等，能消积滞、健脾胃、除胀宽中。白术味苦、甘，性温，入脾、胃经，能补气健脾、燥湿利水、止汗、安胎。二者组合同烹成菜，对孕妈妈食少便溏、脘腹胀满均有食疗作用。

青椒炒肚片

原料: 青椒400克,熟猪肚150克,蒜片10克,料酒12克,精盐2克,醋2克,湿淀粉10克,汤25克,植物油20克。

做法: 1.猪肚、青椒均切成片。

2.猪肚片下入加有醋的沸水锅中焯透捞出。锅内放油烧热,下入蒜片炝香,下入青椒煸炒。

3.下入猪肚片、料酒、精盐、汤炒匀至熟,用湿淀粉勾芡,出锅装盘即可。

功效

猪肚含蛋白质多、脂肪少,还含有维生素B_1、维生素B_2、叶酸等。能益胃健脾、补虚。青椒含有多种维生素,尤其维生素C的含量丰富,可以增加胃肠蠕动,帮助消化,防治腹胀。二者组合同烹成菜,可以为孕妈妈提供丰富的营养素,同时可以防治孕妈妈腹胀。

 ## 虾仁炒韭菜

原料: 韭菜250克,鲜虾150克,芝麻油150克,料酒、精盐各适量。

做法: 1.将韭菜洗净,切成3厘米长的段;鲜虾剥去壳,洗净;葱切成段;姜切成片。

2.将锅烧热,放入植物油烧沸后,先下葱煸香,再放虾和韭菜,烹料酒,连续翻炒,至虾熟透,加精盐调味,起锅装盘即可。

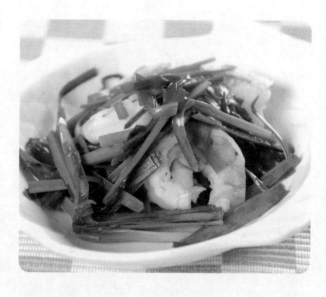

功效

此菜含有丰富的维生素C及钙、铁等多种营养素,适合孕妈妈食用。

芦笋炒鸡柳

原料：芦笋300克，鸡脯肉300克，胡萝卜100克，葱末、姜末各少许，淀粉1小匙，料酒、盐、酱油、香油各适量。

做法：1.将鸡肉洗净，切成0.5厘米左右的条，用少许料酒和酱油腌5分钟；芦笋洗净，切成小段，胡萝卜洗净切条备用；淀粉用水调稀备用。

2.锅中加植物油烧热，下入葱末、姜末爆香，依次下入鸡肉、胡萝卜条和芦笋段，加料酒和盐煸炒至断生。

3.用水淀粉勾芡，淋入香油，即可出锅。

功效

芦笋中含有丰富的蛋白质、维生素、钙、磷、镁等营养物质，鸡肉可以补中益气、增强体力。此菜可以为孕妈妈补充丰富的叶酸，促进胎儿的生长发育。还可以增强食欲、预防贫血，减轻孕妈妈乏力、头晕等症状。

 双仁炒芹菜

原料：芹菜300克，核桃仁50克，松仁、枸杞各20克，精盐3克，醋1克，汤25克，湿淀粉10克，植物油20克。

做法：1.将核桃仁、松仁分别炒酥出锅。

2.枸杞洗净，芹菜切成丁，用碗将精盐、醋、汤、湿淀粉对成芡汁。

3.芹菜丁下入沸水锅中焯至断生倒入漏勺，炒锅内加植物油烧热，下入枸杞、核桃仁、松仁略炒。下入焯好的芹菜丁炒匀，烹入对好的汁颠翻至匀，出锅装盘即可。

功效

芹菜营养丰富，含有丰富的钙、铁和维生素C，具有补钙、补铁的良好功效。核桃仁中含有丰富的钙、磷、铁、锌，并有健脑的作用。松仁富含油脂，可以润肠通便。三者组合，配以具有补肝肾、益精血作用的枸杞子同烹，可以为孕妈妈提供丰富的钙、磷、铁、锌等无机盐，有益于孕妈妈身体健康，更有益于胎儿的脑发育，同时可以缓解孕妈妈孕期便秘。

柠檬鸭肝

原料： 鸭肝100克，青椒100克，柠檬1只，胡萝卜20克，高汤、白糖、精盐各适量。

做法： 1.将鸭肝洗净，焯水待用；柠檬洗净，切片；胡萝卜切片；青椒洗净，待用。

2.锅内放入高汤，放入柠檬、胡萝卜，加白糖、精盐少许，调起汤汁，放入鸭肝，用小火焖熟入味，稍煮片刻后放入青椒，汤汁快收干时即可出锅装盘。

功效

鸭肝中含有丰富的铁质，青椒中含有丰富的维生素C，可以促进食物中的铁更好地被吸收。

营养食谱—汤煲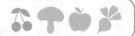

鸭块白菜汤

原料： 鸭肉500克，白菜、料酒、姜片、精盐各适量。

做法： 1.将鸭肉洗净切块，加水略过鸭块，煮沸去血沫，加入料酒、姜片，用文火炖酥。

2.将白菜洗净，切段。

3.待鸭块煮至八分烂时，将白菜放入一起煮烂，加精盐调味即可。

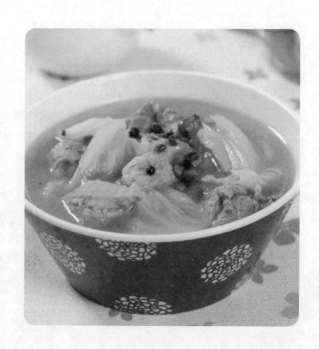

功效

鸭肉含有蛋白质、脂肪、维生素B₁、维生素B₂及多种营养成分。具有滋阴养胃、利水消肿等功效。

香菇鲫鱼汤

原料：鲫鱼1条，香菇50克，青菜、冬笋各30克，精盐适量。

做法：1.鲫鱼洗净、入油锅中炸成金黄色。香菇洗净泡软，冬笋剥去外壳、切片，青菜洗净。

2.原料加水熬汤，大火开后转小火煮约20分钟，加精盐调味即可。

功效 此菜可以为孕妈妈补气、利水、消肿、改善小便不畅。

百合莲子汤

原料：新鲜百合1朵（约60克），新鲜莲子150克，红枣10颗，白木耳10克，精盐1小匙。

做法：1.新鲜百合去蒂，每瓣拨开洗净。莲子以牙签去除绿心后洗净，红枣洗净后泡水10分钟。白木耳洗净后泡水至软，以剪刀剪除蒂的部位，并将白木耳剪成一小口的分量。

2.将莲子、红枣放入锅中加6杯水煮20分钟，再加入百合及白木耳续煮10分钟，关火前加入精盐调味即可。

功效 此甜汤有益于胎儿心系组织的发育成长，同时有宁心安神及保护心脏的作用，且无油腻荤腥，又易消化，还可以让孕妈妈情绪比较平稳。

参枣羊肉汤

原料：羊腿肉800克，红枣、党参各20克，生姜4片，料酒、精盐各适量。

做法：1.羊肉洗净，切块；红枣去核洗净；党参洗净，切成段。

2.在锅内倒入适量食用油起锅，放入羊肉，用姜、料酒爆透。

3.把全部的材料一起放入锅内，加适量清水，大火煮沸后，小火煲3个小时，加精盐调味即可。

功效 此汤健脾补气，具有养心安神的作用。

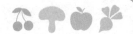

营养食谱—凉菜

 凉拌黑木耳

原料：黑木耳100克，青椒、红椒、胡萝卜、蒜泥、精盐、凉拌醋各适量。

做法：1.先把黑木耳放温水里泡发开，然后用流水一片片地清洗干净，也可以用精盐或面粉来清洗。

2.把青椒、红椒和胡萝卜都切成丝，把清洗干净的黑木耳用手撕成小片。锅置火上，烧开水，把黑木耳焯熟，接着焯青椒丝、红椒丝和胡萝卜丝，记得焯好后迅速放凉水内过凉，以保持它的颜色和脆感。

3.把焯好的黑木耳、青椒丝、红椒丝和胡萝卜丝放碗里，加蒜泥、精盐、凉拌醋等一起搅拌均匀即可。

功效

木耳中铁的含量极为丰富，可以防治缺铁性贫血。同时黑木耳中的胶质可以起到清胃涤肠的作用。

 三丝豆腐皮

原料：豆腐皮200克，红萝卜30克，香菜10克，生姜10克，葱10克，精盐3克，湿生粉2克，生抽5克，料酒5克，芝麻油2克，花生油15克。

做法：1.豆腐皮和红萝卜切丝，香菜切段，生姜切丝，葱切段。锅内加水烧开，放入豆腐皮，稍煮片刻，捞起。

2.烧锅下油，加入姜丝爆香，放入豆腐皮、红萝卜丝，溅入料酒，调入精盐、生抽爆炒至干香。用湿生粉勾芡。再放入香菜炒匀。下麻油、葱花即成。

注意：炒该菜肴时，锅要烧红，用急火快炒。

功效

红萝卜皮中所含有的胡萝卜素即维生素A原，可以促进血红素增加，提高血液浓度及血液质量，对治疗贫血有很大的作用。含有的萝卜硫素，有抗氧化作用。红萝卜中含有大量的钙，并且萝卜不含有草酸，更利于人体钙的吸收，所以萝卜是补钙的佳品。

芝麻酱拌生菜

原料： 生菜400克，芝麻油10克，芝麻酱20克，酱油5克，精盐3克，白砂糖5克，白醋5克。

做法： 1.将生菜切根，择去边叶，用清水洗净，沥干水分；用冷开水过一遍，切成3厘米长、1厘米宽的段，放入盘内。

2.将芝麻酱用少许冷开水调稀，加调料搅匀，淋在生菜上即可。

功效

生菜中所含的膳食纤维和维生素C较白菜多，有消除多余脂肪的作用，故又叫减肥生菜。因其茎叶中含有莴苣素，故味微苦，具有镇痛催眠、降低胆固醇、辅助治疗神经衰弱等功效。生菜中含有甘露醇，有利尿和促进血液循环的作用。生菜中还含有一种"干扰素诱生剂"，可以刺激人体正常细胞产生干扰素，从而产生一种"抗病毒蛋白"。

 ## 果蔬色拉

原料： 土豆150克，苹果80克，香蕉100克，橙子100克，胡萝卜100克，豌豆30克，洋葱50克，色拉酱20克，精盐3克，玉米粒、酸黄瓜各适量。

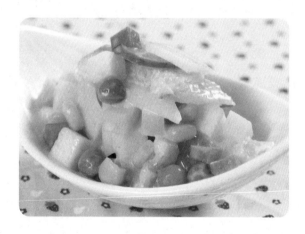

做法： 1.土豆削皮洗净，切丁煮熟；玉米粒和豌豆煮熟；苹果削皮切丁备用。

2.胡萝卜切丁，香蕉切小块；洋葱切片；橙子和酸黄瓜切片；将备好的主料和精盐、色拉酱拌匀即可。也可用酸奶代替色拉酱。

功效

土豆是低热能、多维生素和微量元素的食物，是理想的减肥食品。每100克土豆含钾高达300毫克。专家认为，土豆对辅助治疗消化不良、习惯性便秘、神疲乏力等症有良好的效果。苹果酸甜可口，营养价值和食疗价值都很高，苹果主要含有糖、果胶、有机酸、多种维生素，无机盐和膳食纤维等。

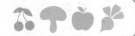

营养食谱—饮品

草莓果汁

原料：草莓、柠檬、奶酪各50克，白糖适量。

做法：1.将草莓、柠檬去皮，一起放进压榨汁机中榨汁，并与乳酪混合，再注入杯中，往杯中加入白糖即可。

2.依此做法，可用"维生素C之星"猕猴桃做成果汁饮用。

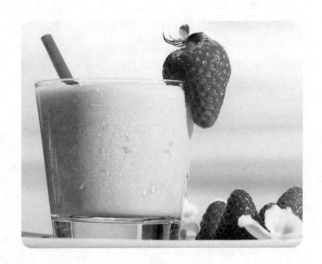

功效

草莓是老少皆宜的健康食品，主要含有维生素A、维生素C、维生素E、生物素和无机盐以及叶酸等。草莓含有的营养素容易被人体消化，吸收，多吃也不会受凉或上火。草莓中所含的胡萝卜素是合成维生素A的重要物质，具有明目养肝的作用；对胃肠道和贫血都有一定的滋补调理作用。

花生红薯甜水

原料：花生40克，红薯250克，冰糖适量，姜1片。

做法：1.花生洗净用水浸泡半小时，红薯去皮切成3厘米方块洗净备用（也可以先浸泡于水中，之后再用清水洗净，可防止变色）。

2.烧滚5杯水放入花生、姜片煮20分钟，再加入红薯煮15分钟至软透。再加入冰糖调至自己喜欢的甜度即可。

功效

此甜汤可以帮助孕妈妈补充β–胡萝卜素和维生素A。

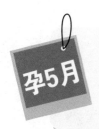

孕5月 饮食指导与食谱

孕5月营养需求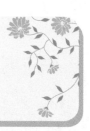

补充钙元素

孕中期是胎儿骨骼和牙齿发育的重要时期，所以孕妈妈应该合理地摄入足够的钙元素来维持自己和宝宝的需求。我国营养学会推荐孕妇每日钙摄入量为孕中期1000毫克。孕妈妈可以食用一些富含钙的食物，如奶制品、鱼松、虾米皮、蔬菜等。同时孕妈妈也应该补充一些维生素D。

补充锌元素

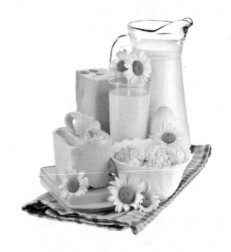

妊娠期间孕妈妈对锌的需求也在增加，如果不能摄入足够的锌，就会导致胎儿脑细胞分化异常，脑细胞总数减少，新生儿出生体重低下，甚至出现胎儿发育畸形等。因此，孕妈妈应该注意锌的补充，以保证胎儿的正常发育以及顺利分娩。含锌丰富的食品有鱼、动物内脏、瘦肉、大豆及其制品、花生、坚果、蛤蜊等，孕妈妈可以适量多吃。

🍚 每日所需营养素

热量	2500（千卡）	维生素A	1000（微克）
蛋白质	85（克）	维生素B$_1$	1.8（毫克）
脂肪	80（克）	维生素B$_3$	18（毫克）
钙	1000（毫克）	维生素C	100（毫克）
铁	28（毫克）	维生素D	10（微克）
锌	20（毫克）		

孕5月饮食宜忌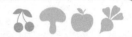

🥢 不宜长期吃高脂肪食物

孕妈妈长期吃高脂肪食物，会带来三方面的隐患：①导致身体发胖，给生产带来不便，同时由于热量过高，不利于胎儿发育；②高脂肪的食物会使大肠内的胆酸和中性脂肪浓度增加，以致诱发结肠癌；③高脂肪食物能增加催乳激素的合成，促使发生乳腺癌。所以孕妈妈应合理摄入高脂肪食物，脂肪的摄入量最好不要超过总热能的20%。

🥢 不宜吃过多高蛋白食物

过多高蛋白食物的摄入会影响孕妈妈的食欲，增加胃肠道的负担，并影响其他营养物质的摄入，使饮食营养失去平衡。医学研究显示，摄入蛋白质过多人体内可产生大量的硫化氢、组胺等有害物质，这些物质会引起腹胀、食欲缺乏、头晕、疲倦等现象。同时，蛋白质摄入过量，会导致胆固醇增高，加重肾脏肾小球过滤功能的负担。所以孕妈妈应该合理地补充蛋白质，不宜食用过多的含蛋白质的食物。

🥢 不宜吃过多的高糖食物

医学研究发现，血糖偏高的孕妇生出体重过高胎儿的可能性、胎儿先天畸形的发生率、出现妊娠期高血压疾病或需要剖宫产的机会，是血糖偏低孕妇的好几倍。此外孕妈妈在妊娠期间肾排糖功能会有不同程度的降低，如果血糖过高则会加重孕妈妈的肾脏负担，不利于孕妈妈的健康。另外，摄入过多的糖分还会削弱人体的抵抗力，所以孕妈妈不宜摄入过多含糖的物质。

孕5月饮食指南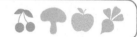

本月膳食原则

怀孕第5个月，孕妈妈饮食应该全面、合理，可以适当地喝一些孕妇奶粉（每天早晚1杯），同时要注意增加主粮的摄入，应选用标准米、面，搭配摄食些杂粮，如小米、玉米、燕麦片等。饮食尽可能广泛多样化，多吃蔬菜水果，不要喝酒、咖啡，戒烟，不要接触有毒物质和辐射源，防止感冒，忌辛辣食物等。

每日食物摄入量

食物种类	需要量	食物种类	需要量
主食	500（克）	豆类	60（克）
肉类	150（克）	蔬菜	500～750（克）
蛋类	50～100（克）	水果	200（克）
牛奶	250～500（毫升）	植物油	30（毫升）

一日食谱举例

早餐：牛奶250克，鸡蛋50克，豆沙包50克。

午餐：大米饭150克，番茄土豆牛肉，虾皮烧冬瓜，白木耳花生仁汤。

加餐：山药蔬菜饼

晚餐：大米饭100克，枸杞炖鸡，酸辣冬瓜皮。

加餐：草莓50克

注：上面提到的食谱在本月的营养食谱中都有对应的做法，孕妈妈可以参考着做，当然你也可以根据自己的口味选择营养食谱中的其他菜。

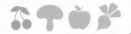

营养食谱—主食

 ## 山药蔬菜饼

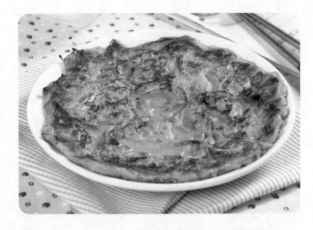

原料： 面粉1杯，山药150克，圆白菜30克，金针菇40克，胡萝卜30克，豌豆苗40克，鸡蛋2个，奶油10克，精盐适量。

做法： 1.圆白菜、金针菇、胡萝卜、豌豆苗洗净，切丝；鸡蛋打散；山药去皮，放入蒸锅中蒸软，压成泥状备用；面粉过筛，先加水搅拌，再加入山药泥拌匀后盖上湿布，在室温下静置1～2小时。

2.平底锅加热，放奶油，倒入山药泥面糊成四方饼状，其上加入蔬菜丝、鸡蛋液及精盐；待底部凝固后翻面，以小火煎至两面呈金黄色即可。

功效 此饼含有丰富的营养，可以帮助孕妈妈预防和改善孕期便秘。

 ## 春饼

原料： 花生粉20克，胡萝卜40克，芹菜20克，熟春饼皮2张，糖粉20克，绿豆芽50克，青蒜20克，圆白菜40克，猪肉70克，香菜10克，盐适量。

做法： 1.将圆白菜、胡萝卜洗净，切成丝状；猪肉洗净、煮熟、切丝；芹菜、绿豆芽、青蒜、香菜洗净，切成碎末备用。

2.热锅放油，将所有蔬菜和肉丝加适量盐炒香至熟，取出沥干水分。春饼皮平铺，依序铺上糖粉、花生粉及炒熟的蔬菜和肉丝，包卷即可。

功效 此饼可以帮助孕妈妈补气血、治便秘、清肠胃。

紫菜鱼卷片

原料: 紫菜10克,火腿50克,西芹50克,红萝卜50克,鲮鱼滑200克,芥末3克,清鸡汤30克,精盐、糖各2克,生粉3克,油适量。

做法: 1.将紫菜剪成长12厘米、宽6厘米的方形;火腿、西芹、红萝卜分别切成长6厘米的粗丝。

2.把紫菜平放,涂上鲮鱼滑,放入火腿、西芹、红萝卜,再卷成圆筒形,放入碟中,用猛火隔水蒸3分钟,取起。下油5克于锅中烧热,放入芥末及鸡汤、精盐、糖、生粉,煮至呈糊状,取起淋在鱼卷上便成。

功效

紫菜富含钙、磷、碘、胡萝卜素、维生素B$_1$和维生素B$_2$,以及烟酸、蛋白质、胆碱等营养成分。孕妈妈常吃此菜,有利于胎儿脑细胞、骨骼、牙齿等器官的生长发育。

营养食谱—粥羹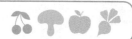

 核桃芝麻糯米粥

原料: 糯米、核桃、芝麻粉、糖各适量。

做法: 1.糯米洗净泡水1小时备用;核桃放入塑料袋中,敲成碎末状备用。

2.锅内放核桃末、芝麻粉、糯米和适量水,一起煮开,改小火煮至粥稠,加糖调味即可。

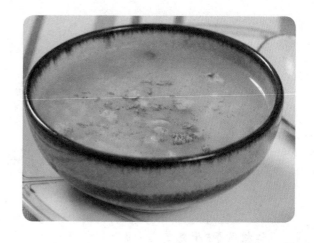

功效

核桃和芝麻都有健脑益智的功效,有利于胎宝宝大脑发育。

虾片大米粥

原料: 大米、大虾、淀粉、花生油、料酒、白糖、盐、葱花各适量。

做法: 1.将大米洗净,加盐拌匀备用;将大虾洗净,切成薄片,加淀粉、花生油、料酒、白糖和少许盐,拌匀上浆。

2.将米熬粥,熬至米粒开花、汤汁粘稠时,倒入腌好的虾肉片,用旺火烧滚即可,食用时,盛出撒葱花即可。

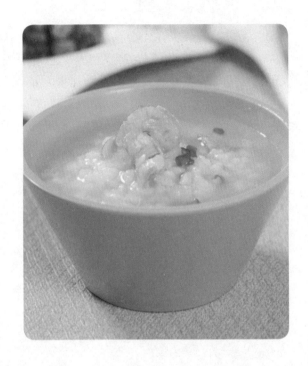

功效

大虾含钙丰富,具有补肾益气、健身壮体的作用。

核桃肉苁蓉粥

原料: 粳米100克,肉苁蓉30克,核桃仁10克。

做法: 1.将肉苁蓉、核桃仁洗净,拍碎;粳米淘洗净备用;将肉苁蓉放入锅中,加适量清水,煎煮30分钟,去药留汁液用。

2.将核桃仁、粳米放入药液中,煮至成粥即可。

功效

核桃仁营养丰富。据测定,1千克核桃仁相当于5千克鸡蛋和9千克牛奶的营养价值,因此有"养人之宝"之美称。肉苁蓉补益精血,润肠通便,有"沙漠人参"之称。

黑芝麻粥

原料: 黑芝麻25克,大米适量。

做法: 先将黑芝麻炒熟研碎,再与大米一同煮成粥。

功效

芝麻含有大量的脂肪和蛋白质,还含有糖类、维生素A、维生素E、卵磷脂、钙、铁、镁等营养成分;芝麻中的亚油酸有调节胆固醇的作用。

营养食谱—热菜

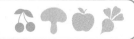

 番茄土豆牛肉

原料：番茄50克，土豆150克，卷心菜50克，煮牛肉原汤750克，葱姜末、精盐、芝麻油各适量。

做法：1.土豆去皮洗净，切小丁；卷心菜洗净，切小片；番茄洗净后用开水烫一下，剥去皮，切小块。

2.汤置火上，倒入牛肉汤，加葱姜末，投入土豆和卷心菜，烧开后撇去浮沫，倒入番茄块，再烧8分钟，放入精盐调味，至土豆酥烂，淋上芝麻油即成。

功效 ……………………

此菜菜酥软、汤鲜美、微酸，富含维生素C，是孕妈妈的滋补佳品。

枸杞炖鸡

原料：鸡腿1只，枸杞10克，去子红枣10克，米酒、盐各适量。

做法：1.鸡腿洗净后剁块，红枣及枸杞以清水快速洗净。

2.将枸杞用米酒浸泡至涨大

3.将所有的原料放入电锅中，加4杯水炖熟即可。

功效 ……………………

枸杞有保护肝肾和促进造血的功效，同时还有利于降低血糖、血压。改善生理活性，对胎儿和母体都有补益的作用。

 虾皮烧冬瓜

原料：冬瓜1块，虾皮、盐各适量。

做法：1.冬瓜去皮，切块；虾皮浸泡洗净待用。

2.锅旺火热油，冬瓜快炒，下入虾皮和盐，并加入少量水，烧透入味即可。

功效 ……………………

冬瓜含大量水分和维生素C，虾皮含丰富的钙、碘，可以提高人体免疫力，有利胎儿骨骼生长。

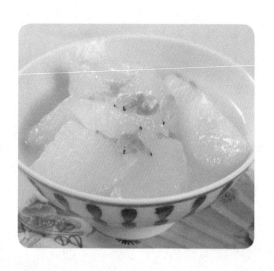

盐水猪肚

原料： 猪肚800克，姜10克，大葱10克，料酒10毫升，桂皮3克，精盐适量。

做法： 1.猪肚内外用精盐、醋擦洗，再用清水洗净，放入锅中加适量水置火上煮开后取出，将其内外用刀刮洗干净，再换水放入锅内煮开后捞出，切成3厘米长的菱形块，放盆中，加水（以淹没肚块为宜）。

2.大葱去根，用刀拍裂后切成5厘米长的段；鲜姜洗净后切成片；姜片、葱段一起放入肚块盆内，再加入料酒、桂皮和精盐，上蒸笼蒸烂，取出晾凉，装盘即可。

> **功效**
>
> 猪肚含有蛋白质、脂肪、碳水化合物、维生素及钙、磷、铁等，具有补虚损、健脾胃的功效，适于气血虚损、身体瘦弱的孕妈妈食用。

大鱼包小鱼

原料： 大麻哈鱼片120克，银鱼40克，橄榄油2汤匙，豌豆30克，料酒5克，鲜奶油10克，鱼高汤100克，精盐适量。

做法： 1.将大麻哈鱼片平铺于盘中，上面放银鱼，一起卷成圆柱状，用牙签固定。

2.热锅中放入橄榄油，然后放入鱼卷略煎一下，淋入料酒并加高汤，以小火煮滚后，放鲜奶油、精盐等调味料均匀混合。

3.待鱼肉熟透后即可取出。豌豆放开水锅内略汆烫，摆盘即可。

> **功效**
>
> 此菜含有丰富的钙质，可以帮助孕妈妈补充钙质。

牛蒡炒肉丝

原料： 牛蒡1根，牛肉丝75克，白芝麻5克，淀粉5克，酱油3克，精盐、油各适量。

做法： 1.牛肉丝加酱油、淀粉拌匀。牛蒡削皮，洗净，切细丝先以清水浸泡。将2大匙油加热，加入牛肉丝稍为拌炒，即盛起。

2.锅中续放1大匙油加热，将牛蒡丝沥干下锅拌炒，待快熟时，再倒入牛肉丝，并加精盐调味，拌炒至熟，最后盛起，撒上白芝麻即可。

> **功效**
>
> 牛蒡除了具有利尿、消积、祛痰止泄等药理作用外，还用于便秘、高血压的食疗。中医认为，牛蒡有疏风散热、解毒利咽等功效。

凤爪猪尾炖花生

原料：鸡爪3只，猪尾1/4条，花生仁40克，姜2片，精盐适量。

做法：1.鸡爪剁去尖甲，再剁成两段，洗净；猪尾刮去残毛，洗净剁块；花生仁洗净，以温水浸泡30分钟。

2.所有原料加入6杯水炖煮至花生软烂，加精盐调味即可食用。

功效

此菜含有丰富的蛋白质和脂肪，可以滋补孕妈妈的肌肤和筋骨，养血滋润。

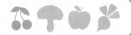 ## 营养食谱—汤煲

 ## 黑豆排骨汤

原料：小排骨150克，黑豆75克，姜2片，精盐适量。

做法：1.排骨洗净，氽烫后去血水再冲净；黑豆用冷水泡软约半小时，然后沥干水分，切成两半。

2.加水10杯烧开，先放排骨及姜片炖20分钟，再放入黑豆同煮，最后加入精盐拌匀，即可熄火盛出食用。

功效

此菜能够补充孕妈妈所需的铁质、β-胡萝卜素、维生素A、叶酸和蛋白质等营养素。

 ## 银耳花生汤

原料：银耳15克，花生仁100克，蜜枣10粒，红枣10粒，糖适量。

做法：1.将银耳浸开，洗净；花生仁热水浸过，去红衣。

2.红枣去核；蜜枣洗净。

3.将适量清水煲滚，放入花生仁、蜜枣、红枣同煲，待花生仁煲熟时，放入银耳同煲。银耳煲好后下糖调味，即可食用。

功效

此汤可以帮助孕妈妈清热降火，滋补脾胃。

鸡汤煲海带丝

原料： 松子仁、海带、鸡汤、盐各适量。

做法： 1.松子仁用清水洗净；然后把海带洗净，切成细丝。

2.锅置火上，放入鸡汤、松子仁、海带丝用文火煨熟，加盐调味即可。

功效 ⋯⋯⋯⋯⋯
松子仁健脾滋阴，海带散结软坚、通便，含碘丰富。孕妈妈食用可以壮体，有利安胎。

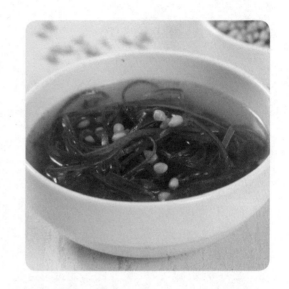

冬瓜生鱼汤

原料： 赤小豆100克，冬瓜500克，瘦肉250克，陈皮1角，葱条2根，生鱼1条。

做法： 1.生鱼去鳞、鳃及肠脏，洗净抹干；赤小豆和陈皮用水浸透，洗净；冬瓜去皮洗净，切块。

2.葱洗净切段。用油起锅，放下生鱼煎至微黄色，以去腥味。以上各用料放入煲内用中火煲3小时，放入葱段，稍滚，以精盐调味，即可佐餐饮用。

功效 ⋯⋯⋯⋯⋯
此汤适用于周身骨痛、疲倦懒动、食欲缺乏的孕妈妈。赤小豆能利尿，故尿频的孕妈妈忌食。

杜仲腰子汤

原料： 猪腰1只，杜仲20克，枸杞、精盐各适量。

做法： 1.杜仲用干净纱布包裹；猪腰去筋膜，洗净，切开，去臊腺，再切成小薄片。

2.将杜仲、枸杞、猪腰置锅中，放入清水适量，煮至肉烂。

3.加入精盐调味，再煮片刻即可离火。

功效 ⋯⋯⋯⋯⋯
此汤对肾脏亏虚、体虚肢冷、胎动不安、习惯性流产的孕妈妈均有一定的好处。

黄豆猪骨汤

原料： 猪脊骨300克，黄豆50克，蜜枣3个，陈皮1/4个，姜2片，精盐适量。

做法： 1.将猪脊骨斩件，放入滚水中煮3分钟，捞起后洗净，沥干水分。

2.黄豆、陈皮洗净待用。

3.把所有原料放入煲内，加入1000克清水，用猛火煲滚后改用慢火煲3小时，放入精盐调味即可。

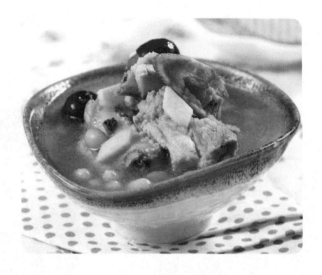

功效

黄豆含有丰富的蛋白质、脂肪、钙、磷、铁、维生素等，具有健脾宽中、润燥消利、健脑、美容的作用。猪脊骨含有丰富的蛋白质、脂肪、钙、磷、铁等，有补肾填髓、强筋壮骨的作用。孕妈妈常喝此汤，可以预防妊娠缺钙引起的肌肉抽搐。

鸡蓉奶油汤

原料： 母鸡1只，面粉125克，黄油150克，鸡蛋黄100克，奶油150克，精盐适量。

做法： 1.先将鸡净膛洗净，放凉水锅内，置旺火上煮至熟软，捞出，剔去鸡骨，将鸡肉切成小块。

2.将黄油放入锅内熔化，加入面粉炒至呈黄色并发出面香味时，放入过滤的鸡汤，搅匀，再放入搅匀的鸡蛋和奶油，加上切好的鸡肉块搅匀，放精盐调好口味，在文火上加热至70℃即可。

功效

鸡肉中蛋白质的含量比较高，种类多，而且消化率高，很容易被人体吸收利用，有增强体力、强壮身体的作用。奶油的脂肪含量比牛奶增加了20～25倍，而其余的成分如非脂乳固体（蛋白质、乳糖）及水分都大大降低，且含有丰富的维生素A和维生素D。

营养食谱—凉菜

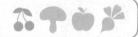

 扒银耳

原料: 银耳100克，豆苗50克，盐、香油各适量。

做法: 1.将银耳泡发，去蒂，洗净，撕小朵，焯水后沥干；豆苗洗净，焯水后沥干，备用。

2.锅置火上，放入适量清水，加盐、银耳煮沸，捞出盛入碗内过凉，撒上豆苗，加盐拌匀，淋上香油即可。

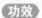 **功效**

银耳能增强机体抗辐射的能力，促进骨髓的造血功能。

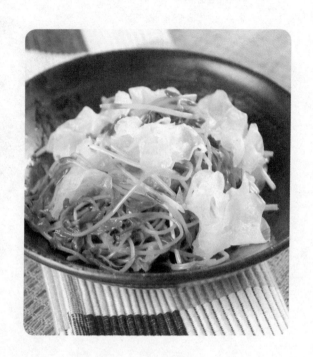

 菜花色拉

原料: 菜花200克，鸡蛋1个，熟白芝麻1小匙，优格1瓶，柠檬片1片。

做法: 1.优格放入冰箱，冷冻成半固体，柠檬挤成汁，食用前均倒入杯中混合拌匀。

2.菜花洗净，分切成小朵，放入滚水中氽烫，捞起，置入冷开水中，待凉沥干水分备用。

3.鸡蛋放入滚水中煮熟，剥壳并分开蛋白与蛋黄，蛋黄研磨成粉碎状，蛋白切碎粒，加入蛋黄和煮好的菜花，撒上白芝麻，淋上拌好的酸奶柠檬汁即可。

功效

菜花营养丰富，富含维生素C、叶酸、钾和维生素B_6，高纤维、低热量，能促进排泄功能，有清热、利尿的作用。此菜清爽可口，又带酸味，孕妈妈食用可以促进食欲及排便。

芝麻白菜丁

原料： 白菜500克，芝麻75克，大蒜（白皮）15克，精盐10克，植物油15克。

做法： 1.白菜帮洗净切成1.2厘米的方丁；用精盐腌1小时后，控出盐水。

2.把蒜末、植物油、熟芝麻拌入腌好的白菜丁；调拌均匀即成。

功效

芝麻含有大量的脂肪和蛋白质，还有糖类、维生素A、卵磷脂、钙、铁、镁等营养成分；其中维生素E能使皮肤白皙润泽，并能防止各种皮肤炎症；芝麻中的亚油酸有调节胆固醇的作用，同时还具有养血的功效，可以治疗皮肤干枯、粗糙，令皮肤细腻光滑、红润光泽。

酸辣冬瓜皮

原料： 冬瓜皮250克，青红柿子椒各半个，干红椒丝15克，蒜蓉10克，精盐、白醋各适量。

做法： 1.冬瓜皮刮洗干净，切成丝；青红柿子椒去子除筋，切丝。

2.起油锅，煸香蒜蓉，下干红椒丝炸香；下冬瓜皮炒至断生时，加青红柿丝稍翻炒；调入精盐和白醋继续炒至成熟，起锅装盘即可。

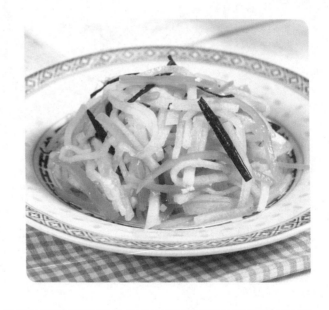

功效

此菜具有润肺消痰、利水止渴、清热解毒、消肿等功效。孕妈妈食用有利于改善妊娠水肿。

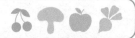

营养食谱—饮品

 柑橘鲜奶

原料：鲜奶100毫升，柑橘1个。

做法：1.将柑橘皮和果肉一起切成碎末。将柑橘碎末放入鲜奶中，加适量白糖，拌匀。

2.将柑橘鲜奶倒入冰格中。放入冰箱冷冻，食用时取出即可。

功效

鲜奶中含有丰富的钙质，是孕妈妈的补钙佳品，这款柑橘鲜奶适于孕中期的孕妈妈饮用。

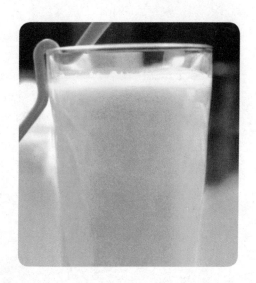

 决明子绿茶

原料：决明子15克，绿茶包1小包。

做法：1.决明子及绿茶包放入冲泡壶中。

2.加入200毫升左右的热开水，浸泡6分钟后即可饮用。

功效

决明子除了有清肝明目的功能外，还有通便的作用，孕妈妈饮用此茶，可以缓解孕期的便秘之苦。

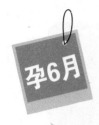

孕6月 饮食指导与食谱

孕6月营养需求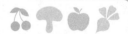

需要补充的营养素

1 摄入足量的优质蛋白质。蛋白质是人体重要的营养素，参与构成胎儿的组织和器官，调节重要生理功能，增强母体的抵抗力，维持胎儿脑发育，因此应从饮食中增加肉、蛋、奶、豆类食物的摄入，保证优质蛋白质的供给。

2 摄入适量的脂肪，以植物性油脂为主。妊娠期间，脂肪除了供给孕妈妈能量外，还参与构成人体组织，尤其是提供胎儿生长发育所必需的磷脂、胆固醇。但动物脂肪含有较多的饱和脂肪酸，可能会导致心脑血管硬化，因此应适量摄入植物脂肪。

3 摄入适当的维生素。维生素能调节人体内的物质代谢，虽然需要量很小，但与人体健康密切相关。妊娠中期，孕妈妈对维生素的需要量增多，所以应在饮食中增加摄入量。但是脂溶性维生素（维生素A、维生素D、维生素E、维生素K）摄入过多可能发生中毒，反而对胎儿不利，因此应注意适量摄入，注意合理的营养搭配，平衡膳食。合理的营养应当是饮食在质和量上都能满足孕产需要。同时注意饮食的多样化，做到粗细搭配，荤素搭配，既不能偏食，又不能挑食。

4 摄入适当的糖类。糖类作为供给能量的最主要来源，应保证摄入量占所需总热能的55%～60%，以节约蛋白质，让其发挥更好的作用。同时糖类还是构成神经组织与细胞核的主要成分，也是心、脑等主要器官不可缺少的营养物质，具有保肝解毒的作用。

5 摄入充足的热能。进入孕中期后，孕妈妈对热能的需要量增多，所以应随之增加饮食的摄入量。

每日所需营养素

热量	2500（千卡）	维生素A	1000（微克）
蛋白质	85（克）	维生素B₁	1.8（毫克）
脂肪	80~120（克）	维生素C	100（毫克）
钙	1000（毫克）	维生素B₃	18（毫克）
铁	28（毫克）	维生素D	18（微克）
锌	20（毫克）		

孕6月饮食宜忌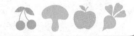

多吃鱼好处多

鱼肉不仅味道鲜美，而且含有丰富的无机盐，如钙、铁、锌等微量元素，其中尤以含碘和磷居多，所以备受人们喜爱。此外，鱼肉还含有丰富的维生素，如维生素A、B族维生素、维生素C、维生素D等，其中维生素A可以保护视力，提高免疫力；维生素C具有养颜、排毒等作用；而维生素D则对骨骼的生长发育、钙的代谢起着重要的作用；维生素B₃能将食物转化为能量；维生素B₅能对抗压力；维生素B₆能保持人体免疫系统的健康。

鱼肉富含蛋白质，每500克鱼肉中所含蛋白质的量相当于600克鸡蛋或850克猪肉中蛋白质的含量。丰富而优质的蛋白质是人生命的载体，具有均衡营养、调节体内水分平衡、提高免疫力、为细胞输送氧和必需营养素等功效。鱼肉组织柔软细嫩，很容易被人体消化和吸收，鱼肉中蛋白质的结构松软、肌肉纤维结构比较短、水分含量较高、结缔组织也较少，其利用率可高达96%。

鱼肉含有丰富的氨基酸、卵磷脂、钾、钙、锌等微量元素，这些是胎儿发育的必需物质。调查研究表明，孕妈妈多吃鱼有利胎儿发育，特别是脑部神经系统的发育。这是因为鱼肉中除含有优质蛋白质、适量的脂肪、丰富的维生素及无机盐外，还含有较多的不饱和脂肪酸——二十二碳六烯酸（DHA）及二十碳五烯酸（EPA）。DHA在胎儿脑细胞膜形成中起着重要的作用，有利于胎儿大脑发育，同时也有利于胎儿视网膜的发育。EPA在人体内不能自己合成，而必须从食物中获得，吃鱼就是很好的获得途径。EPA还具有很多药理作用，能使血液黏稠度下降，防止血栓形成。同时又能扩张血管，便于孕妈妈将充足的营养物质运输给胎儿，促进胎儿的发育。此外，孕妈妈常吃鱼能减少和预防抑郁症发生，所以孕妈妈吃鱼好处多多。

豆类食品可以健脑

豆类食品对胎儿健脑十分有益，所以，孕妈妈应该多吃些豆类食品。

大豆所含的营养素中蛋白质占40%，不仅含量高，而且多为适合人体智力活动需要的植物蛋白。因此，从蛋白质角度看，大豆是高级健脑食品。

大豆含脂肪量也很高，约占20%。在这些脂肪中，油酸、亚油酸、亚麻酸等优质不饱和脂肪酸又占80%以上，这就更说明大豆确实是高级健脑食品。

大豆中还含有相当多的氨基酸和钙，正好弥补米、面中这些营养的不足。比如，脑中极为重要的营养物质谷氨酸、天冬氨酸、赖氨酸、精氨酸在大豆中的含量分别是米中的6倍、6倍、12倍、10倍，可见含量之高，对健脑作用之大。

此外，每100克大豆中含钙240毫克，含铁9.4毫克，含磷570毫克，含维生素$B_1$0.85毫克、维生素$B_2$0.30毫克、烟酸2.2毫克，这些营养素都是智力活动所必需的。

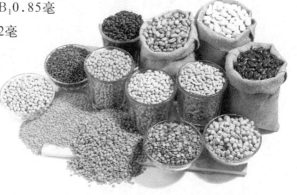

豆类中，黑豆的健脑作用比黄豆更明显。毛豆是灌浆后尚未成熟的大豆，含有较多的维生素C，煮熟后食用，也能起到比较好的健脑作用。

多吃些南瓜

南瓜果实富含淀粉、维生素A等多种营养素，有"蔬菜之王"的美称，南瓜皮和南瓜花还有天然抗菌的物质。其中南瓜花营养极为丰富，黄色的花朵富含胡萝卜素。它营养最丰富的部分是花粉。据测定：南瓜花粉中富含蛋白质、脂肪、氨基酸、糖类、B族维生素、酶类等，还含有钙、磷、铁等人体所需要的微量元素。

孕妈妈食用南瓜花果不仅能够促进胎儿的脑细胞发育，增强其活力，而且有助于增强母体的造血功能，加速细胞的修复及克服脑疲劳，还能够防治妊娠高血压疾病、妊娠水肿、贫血、便秘等，更能促进血凝及预防产后出血。

孕6月饮食指南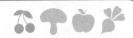

本月膳食原则

从本月开始，孕妈妈应该进行蛋白质、脂肪、钙、铁等营养素的储备。为避免加重浮肿现象，饮食中应控制盐分的摄入量。孕6月，孕妈妈容易便秘，应该多吃富含纤维素的蔬菜、水果。牛奶有利于排便，孕妈妈也应多饮用。

每日摄入食物量

食物种类	需要量	食物种类	需要量
主食	500（克）	豆类	60（克）
肉类	150（克）	蔬菜	500~750（克）
蛋类	50~100（克）	水果	200（克）
牛奶	250~500（毫升）	植物油	30（毫升）

一日食谱举例

早餐：牛奶麦片羹，蒸南瓜饼。

加餐：酸奶250克

午餐：米饭（大米）100克，栗子煲鸡翅，双泥炒竹笋，海蜇拌豆腐皮。

加餐：鲜果银耳，面包50克。

晚餐：米饭（大米）100克，家常焖鳜鱼，西葫芦炒肉丁。

加餐：西瓜200克

注：上面提到的食谱在本月的营养食谱中都有对应的做法，孕妈妈可以参考着做，当然你也可以根据自己的口味选择营养食谱中的其他菜。

营养食谱—主食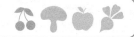

蒸南瓜饼

原料：南瓜半个（250克左右），白砂糖200克，糯米粉200克，澄粉（小麦淀粉）50克，豆沙100克。

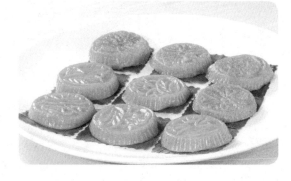

做法：1.将半个南瓜去皮，去子，洗净切成小块；放蒸锅蒸熟（也可以包上保鲜膜，用微波炉加热10分钟左右）。

2.用勺子将熟南瓜肉碾成泥状，加糯米粉、澄粉、白砂糖，和成面团；将面团分成若干小剂子，包入豆沙馅成饼胚；在饼胚表面刻上装饰纹后放入平盘，蒸4～5分钟即可。

功效

南瓜所含的营养极为丰富。孕妈妈食用南瓜，不仅可以促进胎儿的脑细胞发育，增强其活力，还可以防治妊娠水肿、高血压等孕期并发症，促进血凝及预防产后出血。

茄汁虾饼

原料: 虾仁400克,五花肉50克,荸荠50克,鸡蛋液、生姜、葱末、精盐、料酒、白糖、番茄酱、白醋、干淀粉、水淀粉、鲜汤、植物油各适量。

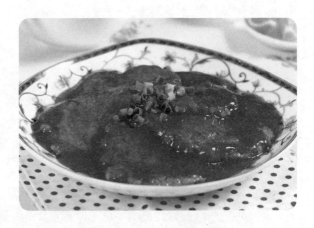

做法: 1.虾仁、五花肉分别剁成末;荸荠切米,和虾仁末、五花肉末一起放入碗中,加生姜、葱末、精盐、料酒、鸡蛋液、干淀粉搅拌上劲成虾馅。

2.锅上火放油烧热,分批挤入虾馅,轻拍成饼状炸熟,捞出沥油装盘。

3.锅留底油复上火,倒入番茄酱、白糖、精盐炒片刻,加鲜汤、白醋烧沸,水淀粉勾芡,浇在虾饼上即可。

功效 ·······

虾营养丰富,含有丰富的钾、碘、镁、磷等无机盐及蛋白质、维生素A、氨茶碱等成分,且其肉质松软,易消化。此菜营养丰富,富含钙质,孕妈妈食用可以补充钙质。

 燕麦蜜枣核桃饼

原料: 普通面粉70克,燕麦片20克,1个鸡蛋,切碎的核桃30克,切碎的蜜枣30克,黄油、红糖或者白糖、小苏打各适量。

做法: 1.预热烤箱;找一个干燥无水的大碗,把面粉、小苏打、燕麦片混在一起,搅匀;往碗里磕入鸡蛋;开低火,用小煮锅煮溶黄油,关火,加入糖,搅匀。

2.上述所有原料混合在一起,搅匀后,用大匙把混合物盛在抹了油或者铺了烘焙纸的烤盘上,放在烤箱的上层烤架上,烤10~13分钟(每个烤箱或有不同,建议在烤至10分钟的时观察下,以免烤煳)。最后撒上核桃碎、蜜枣碎即可。

功效 ·······

核桃具有补脑、健脑的功效,其含有的磷脂具有增长细胞活力的作用,能促进胎儿脑的发育。另外,对于孕妈妈来说,核桃仁还有镇咳平喘的作用。

蔬菜豆皮卷

原料: 豆皮1张, 绿豆芽50克, 胡萝卜20克, 卷心菜40克, 豆干50克, 精盐、芝麻油各适量。

做法: 1.先将卷心菜洗净、切丝, 备用; 胡萝卜洗净、去皮、切丝, 备用; 绿豆芽洗净, 豆干洗净、切丝, 备用。

2.将所有准备好的原料用热水烫熟, 然后加少许精盐和芝麻油拌匀; 将拌好的原料均匀放在豆皮上, 卷起, 用中小火煎至表皮金黄; 待放凉后切成小卷, 摆入盘中即可食用。

功效 ·······

此菜含有丰富的蛋白质、钙、维生素、糖等营养成分。

 ## 丝瓜鸡脺面

原料: 面条300克, 鸡脺150克, 丝瓜100克, 植物油、盐、淀粉、葱花、料酒、鲜汤各适量。

做法: 1.将鸡脺洗净, 切成小薄片, 用盐、淀粉、料酒稍腌; 丝瓜洗净切成片, 面条用开水煮熟后, 捞起放入碗中备用。

2.油锅下鸡脺片、丝瓜片炒熟, 加调料、鲜汤调好味后, 盛起淋在面条上即可。

功效 ·······

鸡肝有补肝益肾的功效, 鸡脺有健脾和胃的作用。此面可防治缺铁性贫血。

营养食谱—粥羹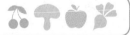

 ## 牛奶麦片羹

原料: 免煮麦片50克, 牛奶200毫升, 黑芝麻适量。

做法: 1.将麦片放在带盖的杯子中, 适量开水冲入, 加盖闷5分钟。

2.喝的时候加入200毫升热牛奶。泡麦片时, 也可以加一大勺炒熟打碎的黑芝麻。

功效 ·······

主食里麦片含钙量最高, 与牛奶、黑芝麻同食, 可以起到很好的补钙作用。

鸡肉粥

原料：鸡1只（500克），粳米50克，精盐、酱油、芝麻油、生姜、大葱各适量。

做法：1.将粳米淘洗干净；将鸡炖熟。

2.将粳米倒入锅内，加原汁鸡汤，用大火煮沸，再改用小火煮至粥稠，便成鸡肉粥。

3.食用时将鸡肉粥盛入碗内，将鸡肉切片装盘。用葱、姜、精盐、酱油、芝麻油调匀成料，蘸食。

功效

此粥鸡肉香醇，粥味可口，含有丰富的蛋白质、碳水化合物及钙、铁等多种营养素，是孕妈妈的食用佳品。

 麻婆西施粥

原料：大米100克，对虾50克，豆腐50克，甜豆仁10克，大葱5克，姜3克，大蒜2克，番茄酱5克，白砂糖3克，芝麻油5毫升，高汤30毫升。

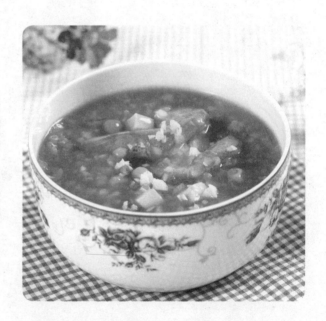

做法：1.大米淘洗干净加水煮成稠粥；对虾剔去肠泥洗净，放入稠粥里煮熟。

2.把粥倒入碗中，对虾放在粥的中央作装饰。

3.锅烧热，加入一些油，放入葱、姜、蒜爆香，再倒入高汤30毫升、豆腐丁、甜豆仁和所有的调味料（番茄酱、白砂糖、芝麻油）一起煮成芡汁。把煮好的芡汁淋在对虾身上就可以了。

功效

此粥具有补气益阴、滋养肺胃的功效。

发菜蚝豉粥

原料：粳米100克，发菜(干)3克，蚝豉(牡蛎肉的淡干品)60克，猪瘦肉60克，盐适量。

做法：1.先将发菜、蚝豉洗净，猪瘦肉剁烂，制成肉丸。

2.用沙锅加适量清水煮沸，放入粳米、发菜、蚝豉，一同煮至粳米开花，再加入肉丸同煮至粥稠，最后加入盐调味即可。

功效

此粥有滋阴潜阳、润肠通便的功效，适于患有妊娠高血压疾病的孕妈妈食用。

营养食谱—热菜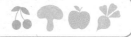

西葫芦炒肉丁

原料：西葫芦1个，瘦肉180克，松子仁50克，蒜蓉、酱油、砂糖、水淀粉、精盐各适量。

做法：1.将西葫芦洗净、去皮和瓤，切成小粒。

2.将瘦肉洗净，切成小粒，加入酱油腌渍，用水淀粉上糊。

3.松子仁用清洁湿布抹过备用。

4.油烧热后放入西葫芦煸炒，炒熟盛起。另烧热油，下蒜蓉爆香。

5.然后下瘦肉粒，炒熟，再将西葫芦回锅，放砂糖、松子仁、精盐，翻炒均匀即可。

功效

西葫芦含有纤维素和维生素，可以帮助消化。松子含蛋白质、脂肪、铁等，孕妈妈食用后可润肺、益气、助消化及促进胎儿大脑健康发育。

花生米炒芹菜

原料：花生米50克，嫩芹菜150克，蒜片10克，红椒1只，花生油10毫升，白糖1克，精盐、水淀粉各少许。

做法：1.将花生米用油炸熟至脆；嫩芹菜去叶、根洗净，切成小段；红椒切成小段。

2.锅内烧油，下入蒜片、芹菜段、红椒段，用中火炒至八成熟时，调入精盐、白糖。然后加入炸花生米炒透、用水淀粉勾芡，炒匀，出锅入碟即可。

功效

此菜富含维生素B_1、铁、锌等营养素，能够帮助孕妈妈补充维生素。

双泥炒竹笋

原料: 水发冬菇50克，熟红萝卜100克，竹笋30克，熟土豆200克，生油30克，白糖、精盐、米醋、姜末、时令绿叶菜各少许。

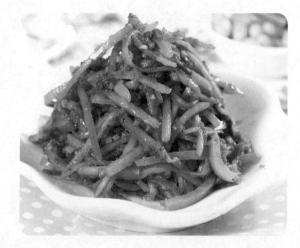

做法: 1.把熟土豆、熟红萝卜去皮碾成泥，竹笋切细丝；绿叶菜和水发冬菇切成丝。

2.炒锅放生油熬熟，投入土豆、红萝卜泥煸炒，炒到起酥，再放绿叶菜和冬菇、竹笋同炒，并加入白糖、精盐、姜末稍炒，最后淋少许米醋，炒匀后起锅装盘即可。

功效

土豆富含维生素和微量元素，胡萝卜富含维生素A，竹笋富含B族维生素及烟酸，且低脂肪、低糖、多膳食纤维。此菜可以为孕妈妈提供丰富的维生素。

紫菜卷

原料: 河鳗750克，紫菜5张，鸡蛋3个，小葱5根，姜末、料酒、精盐、淀粉、麻油各适量。

做法: 1.河鳗洗净，用刀沿脊背剖开，剔去背骨，去皮，除去筋、刺，用刀斩成细泥，放入碗内，加姜末、料酒、精盐、鸡蛋清(1个)、冷水100毫升，用力搅拌，拌上劲后，再拌以淀粉、芝麻油，即成鱼泥。

2.鸡蛋磕入碗内，加淀粉、精盐，用筷子打匀，在锅内分别摊成5张蛋皮待用。台板上摊开一张紫菜，覆上一层蛋皮，再抹上一层鱼泥，中间放入一根小葱，顺次卷拢。依次方法，做成5条，放入蒸笼，用旺火蒸10分钟，取出冷却后，切成斜刀块即成。

功效

紫菜性味甘，具有化痰软坚、清热利水、补肾养心的功效，河鳗富含多种营养成分，有补虚养血、祛湿的功效，可以增强身体的抗病能力。

刺嫩芽烧鲫鱼

原料：鲫鱼2条，刺嫩芽100克，熟五花肉50克，料酒、酱油各15毫升，精盐2克，醋1毫升，植物油800毫升，水淀粉10毫升，汤500毫升，葱段、姜片各少许。

做法：1.将熟五花肉切成片，刺嫩芽洗净，鲫鱼两面划上十字花刀，下入七成热植物油中炸透捞出。

2.炒锅内留油25毫升，下入葱段、姜片炝香，下入肉片煸炒；加入料酒、酱油、汤；下入炸好的鲫鱼，加入精盐、醋烧透入味；下入刺嫩芽略烧至熟，用水淀粉勾芡，出锅装盘即成。

功效

此菜可以为孕妈妈提供丰富的优质蛋白质、铁、钙、维生素B_2、维生素C、维生素A、维生素D等，同时有防治便秘的作用，对孕妈妈、胎儿都十分有益。

家常焖鳜鱼

原料：鳜鱼1条，熟猪油、蒜片、葱丝、姜片、醋、料酒、水淀粉、芝麻油、清汤、精盐、面酱各适量。

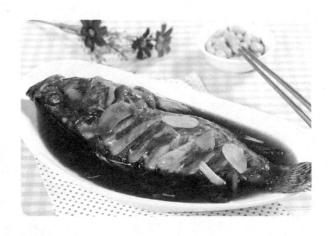

做法：1.将鳜鱼宰杀洗净，在鱼身两侧划月牙形刀纹，撒上精盐腌20分钟备用。

2.锅置火上，放猪油，油烧至四成热，放入腌好的鱼，两面略煎取出（注意煎鱼时间不要长，煎时两面千万不要上色）。

3.锅内留油，下葱、姜、蒜煸香，放入面酱、清汤、料酒和鱼，用小火煨熟，用水淀粉勾芡，加入醋，淋入芝麻油，盛盘即成。

功效

鳜鱼含有蛋白质、脂肪、胡萝卜素、维生素B_1、维生素B_2、烟酸、铁、钙、磷等营养素，有补气血、益脾胃等作用，孕妈妈在妊娠中期常吃此菜，可以补充充足的蛋白质。

营养食谱—汤煲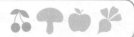

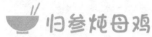 归参炖母鸡

原料： 当归15克，党参15克，母鸡1只，葱、姜、料酒、盐各适量。

做法： 1.将母鸡宰杀后，取出内脏，洗净备用。

2.将当归、党参放入鸡腹内，用牙签固定，然后将鸡放入沙锅中，加葱、姜、料酒、盐、清水，炖烂即可。

功效

此汤可以补血壮体，适用于肝脾血虚和贫血的孕妈妈食用。

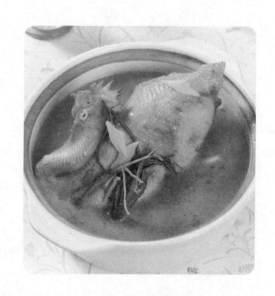

红枣莲藕章鱼汤

原料： 莲藕1节，章鱼1条，红豆2把，红枣10粒，猪肚、盐各适量。

做法： 1.莲藕洗净切片，红豆洗净，红枣去核洗净；章鱼切丝。

2.猪肚用碱洗净，煮5分钟，取出过冷水洗净，切丝。

3.把适量水煮开，放入莲藕、红豆、章鱼、猪肚猛火煲滚，再慢煲3小时，下盐调味即可。

功效

此汤可以补血，强身健体。

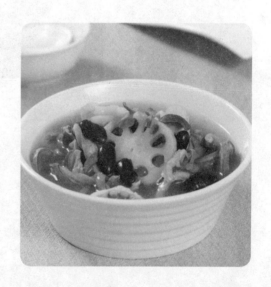

核桃酪

原料： 核桃仁200克，江米100克，白糖250克，花生油300毫升（约耗25毫升），水淀粉适量。

做法： 1.将核桃仁用水泡软，用竹扦挑去里面的膜，洗净；江米淘洗干净，用清水泡上2小时。

2.炒勺上火，放入花生油烧热，下核桃仁炸酥，捞出晾凉后和泡好的江米加水200毫升，一起磨成浆。

3.炒勺上火，放入清水和白糖烧沸，撇去浮沫，倒入江米核桃浆搅开，烧沸后撇去浮沫，用水淀粉勾薄芡，盛入碗内即成。

功效

常食核桃能健脑、补肾、润燥、补气、养血，有滋补保健的作用，孕妈妈常食核桃对自身和胎宝宝都有益。

栗子煲鸡翅

原料： 鸡翅150克，板栗80克，鲜香菇2朵，葱段、姜片、盐、料酒各适量。

做法： 1.将鸡翅洗净，焯水，捞出沥干水分；板栗去壳及内皮，洗净；鲜香菇洗净，去蒂，切片，备用。

2.沙锅置火上，倒入适量清水，放入鸡翅、板栗煮沸，撇去浮沫，加入香菇片、葱段、姜片煮沸，改用小火炖约40分钟，加入盐、料酒调味即可。

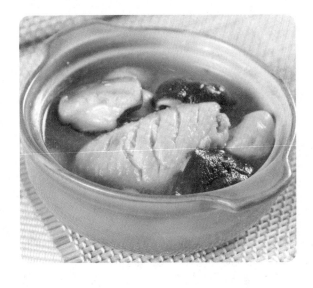

功效

板栗含有丰富的糖、脂肪、蛋白质等营养素，有养胃健脾、补肾的作用。

银耳红枣汤

原料： 银耳5克，大枣10枚，冰糖25克。

做法： 1. 将银耳用清水泡发12小时，放入碗中加大枣、冰糖，隔水蒸1个小时。
2. 每天早晨空腹食用。

功效
此汤可以补血、润肠、通便。

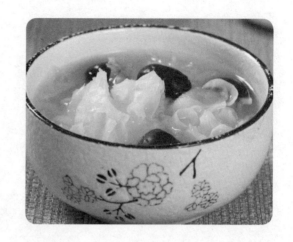

口蘑豆腐汤

原料： 豆腐500克，口蘑50克，冬笋片25克，油菜25克，精盐2克，熟鸡油3毫升。

做法： 1. 将豆腐切成小片，入沸水锅中略焯后捞出，用冷水过凉，捞出，控去水；水发口蘑洗净，去蒂，入开水锅中烫一烫捞出。
2. 炒锅置火上，倒入高汤，下豆腐块、口蘑烧沸，撇去浮沫，下精盐、油菜、冬笋片烧入味，淋入熟鸡油，盛入大汤碗即成。

功效
豆腐含有丰富的蛋白质，有降血脂、保护血管细胞、预防心血管疾病的作用。口蘑所含的大量膳食纤维，具有防治便秘、促进排毒、预防妊娠糖尿病，降低胆固醇的作用。

黄瓜紫菜汤

原料： 紫菜10克，黄瓜100克，芝麻油10毫升，姜末15克，葱末10克，精盐、酱油、高汤各适量。

做法： 1. 将紫菜洗干净后，撕成片；黄瓜洗净，切成片。
2. 锅内加入高汤，上火烧沸，加姜末，烧沸后加酱油、黄瓜片，再次烧开后，撇去浮沫，下紫菜，用精盐调味，淋芝麻油，撒上葱末即可。

功效
孕中期孕妈妈食用此汤，可以获得较全面的营养，有利于胎儿脑细胞、骨骼、牙齿等器官的生长发育。

营养食谱—凉菜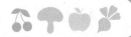

蔬果沙拉

原料：番茄2个，香蕉2个，沙拉酱适量。

做法：1. 番茄烫过，去皮，切块；香蕉去皮，切丁。
2. 将香蕉和番茄混合调以沙拉酱即可。

功效：此菜最大限度地保留了原料中的番茄红素和维生素C，可以帮助孕妈妈祛除妊娠斑。

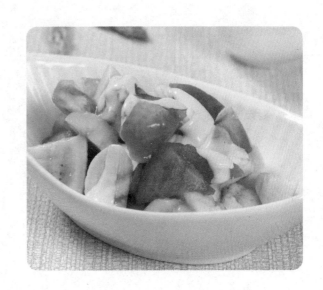

醋拌蜇皮

原料：水发海蜇皮400克，油菜50克，大蒜10克，熏醋10毫升，精盐2克，芝麻油10毫升。

做法：1. 海蜇皮洗净；大蒜、油菜、海蜇皮均切成丝；海蜇丝放入容器内。加入蒜丝、油菜丝拌匀。
2. 加入熏醋及所有的调料拌匀即成。

功效：海蜇营养丰富，可以为孕妈妈补充丰富的蛋白质、铁、锌、碘等。孕妈妈在孕期补碘，可以使孩子出生后，智力更高，体格更健壮。油菜富含胡萝卜素，在人体中可转变为维生素A，并富含钙、铁及维生素C等多种营养成分。二者组合同烹成菜，既可以为孕妈妈补充丰富的蛋白质、钙、铁、磷、碘、维生素A、维生素C等，又可以防治孕妈妈便秘，同时又有利于胎儿脑的发育，此菜适宜孕妈妈在孕中期食用。

海蜇拌豆腐皮

原料：豆腐皮400克，黄瓜500克，海蜇皮200克，海米25克，香菜末20克，酱油25毫升，香醋15毫升，大蒜（白皮）10克，大葱10克，姜10克。

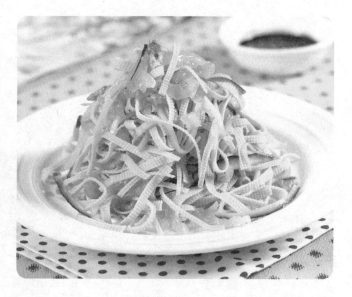

做法：1.黄瓜洗净切丝；把豆腐皮用开水泡软，取出挤净浮水，切成丝放碗中备用；把海蜇皮用水洗净，切成粗丝。

2.海蜇丝用开水烫一下立即捞出放凉水中投凉，取出控净水；把黄瓜丝、豆腐皮丝、海蜇丝、海米摆放盘内；吃时浇上用酱油、香醋、香菜末、葱姜末、蒜泥调成的汁拌均匀即成。

功效

海蜇脆嫩，豆腐皮软爽，此菜咸、鲜、香、爽口，通气开胃，为夏令佳肴。

鲜奶油水果沙拉

原料：青苹果1/4个，红苹果1/4个，香蕉1/2个，凤梨罐头4片，鲜奶油2大匙，糖1小匙，柠檬汁1小匙，豆蔻粉1/4小匙。

做法：1.将鲜奶油加糖打至起微泡状后加入柠檬汁。香蕉去皮切成圆块，苹果及凤梨切成半月形。

2.将水果在盘中组合好，挤入少许打过的鲜奶油并撒上豆蔻粉即可。

功效

此沙拉营养丰富，可以预防和治疗孕妈妈孕期便秘。

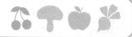

营养食谱—饮品

 鲜果银耳

原料： 银耳10克，鲜果（梨、苹果、香蕉、橘子均可）200克。

做法：
1. 银耳用水发1小时，洗净后，放入碗内，加水300克，上屉用中火蒸2小时。
2. 蒸好后，把原汁滤入锅内，加入白糖和适量清水，用小火略煮，使之溶解，撇去浮沫。
3. 鲜果切成指甲大小的块，放入锅内煮沸，用湿淀粉勾芡，倒入碗内。
4. 吃时碗上铺一层银耳，撒上桂花即可。

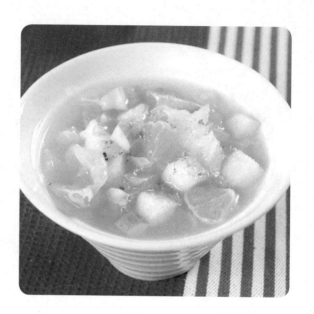

功效

银耳富含维生素D，能防止钙的流失，对胎儿的生长发育十分有益。

 芝麻酸奶奶昔

原料： 黑芝麻粉6克，酸奶100毫升，牛奶120毫升，蜂蜜适量。

做法：
1. 将除蜂蜜以外的其他所有原料一起放入果汁机中打匀。
2. 最后加入蜂蜜调味即可。

功效

黑芝麻可以滋养肝肾、润燥滑肠，适用于肝肾阴虚、血虚肠燥、便秘等症状。酸奶可以养颜美容、预防便秘，有助于肠道有益菌群的生长，是健胃润肠的健康食品，本品可以帮助孕妈妈补充钙质，缓解便秘的现象。

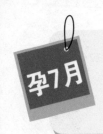

孕7月 饮食指导与食谱

孕7月营养需求

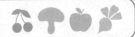 补充"脑黄金"

　　DHA、EPA和脑磷脂、卵磷脂等物质合在一起，被称为"脑黄金"。"脑黄金"对于怀孕7个月的孕妈妈来说，具有双重的重要意义。首先，"脑黄金"能预防早产，防止胎宝宝发育迟缓和低体重儿的出生。其次，此时的胎宝宝神经系统逐渐发育完善，全身组织尤其是大脑细胞发育速度比孕早期明显加快。而摄入足够的"脑黄金"，能保证婴儿大脑视网膜的正常发育。

　　为了补充足量的"脑黄金"，孕妈妈可以交替地吃些富含DHA类的物质，如富含天然亚油酸、亚麻酸的核桃、松子、葵花子、甜杏仁等坚果食品，此外还包括海鱼、鱼油等。这些食物富含胎宝宝大脑细胞发育所需的必需脂肪酸，有健脑益智的作用。

🥄 每日所需营养素

热量	2500（千卡）	锌	20（毫克）
蛋白质	95～105（克）	维生素A	1500（微克）
脂肪	80～120（克）	维生素B$_1$	1.8（毫克）
钙	1500（毫克）	维生素C	120（毫克）
铁	40（毫克）	维生素B$_3$	18（毫克）

孕7月饮食宜忌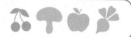

多吃谷类食物

妊娠后期，孕妈妈往往容易出现便秘的现象，所以从孕7月开始，孕妈妈每天应该多吃谷类食物，因为谷类食物富含纤维素和B族维生素，而且可以预防便秘。比如全麦面包及其他全麦食品、豆类食品、粗粮等，都可以多吃一些。大麦和燕麦可以供给孕妈妈可溶性纤维，而小麦和玉米则可以提供孕妈妈不溶性纤维。一般每份50克提供5～6克纤维的食物品种是最好的，比如可选择燕麦片、燕麦麸皮、葡萄干等全麸质食物。如果这些富含纤维的食物再配些水果和脱脂牛奶，将会是理想的早餐和夜宵。

孕妈妈可以经常吃些全麦面包、松饼等面食，也可以吃些大麦和高粱米以代替土豆，因为谷类食物是膳食中基础性的食物，它是蔬菜和水果无法代替的。

多吃润肠通便的食物

酸奶 酸奶中的乳酸能使肠道里的弱碱性物质转变成弱酸性，而且还能产生抗菌物质，对人体具有保健作用。孕妈妈在怀孕期间食用酸奶，除了可以提供必要的能量外，还可以补充维生素、叶酸和磷酸；此外酸奶还能调节机体内微生物的平衡，能使蛋白质结成细微的乳块，乳酸和钙结合生成的乳酸钙，更容易被消化吸收。最重要的是酸奶能促进消化液的分泌，增加胃酸，因此能促进孕妈妈的食欲，增强孕妈妈的消化能力。

蜂蜜 蜂蜜中含有多种酶和无机盐，孕妈妈食用后，可以提高人体的免疫力，此外蜂蜜对胃肠功能有调节作用，可使胃酸分泌正常。蜂蜜可以缓解便秘，且无任何副作用，所以孕妈妈可以适当吃些，一方面可以提高免疫力，另一方面可以有效缓解便秘。

松子 松子被誉为"长生果"，有软化血管和防治动脉粥样硬化的作用。因为松子中含有大量的脂肪，有润肠的作用，所以便秘的孕妈妈可以经常适量食用。

孕妈妈应该多喝牛奶

牛奶是最接近人体天然需要的食品，是人类最好的食品，所以孕妈妈应该每天保证喝一杯牛奶。

牛奶中的维生素可以提高孕妈妈的视力；牛奶中的钙能增强骨骼的生长；酸奶和脱脂乳可以增强免疫系统的功能；睡前喝牛奶可以帮助睡眠，因为牛奶中含有丰富的色氨酸，具有一定的助眠作用；牛奶中的铁、铜和维生素A有美容的作用，可以使皮肤更光滑。

孕妈妈喝牛奶时，要掌握正确的方法和时间，比如孕妈妈早上饮用牛奶时，不宜空腹。最好先吃点食物，可以吃点面包、饼干等，然后再喝牛奶。此外孕妈妈晚上饮用牛奶的时间应该在饭后两小时或睡前一小时。

适当地增加所需能量

孕妈妈在妊娠中、晚期需要增加更多的热量，在妊娠8~10个月，每天需增加1563千焦左右，这些热量都需要孕妈妈通过膳食来补充。一般主食含糖类较多，是热量的主要来源。为了满足热量的供应，孕妈妈需要注意主食品种的多样化，比如大米、面粉、小米、玉米、薯类都要搭配食用。

但是，热能供应过多也会对身体不利，如热能超过机体的需要时，多余的热量就会以脂肪的形式储存起来，这样就会使孕妈妈身体过胖，胎儿就容易过大，这样就会给分娩带来困难。因此孕妈妈要注意合理摄入热能。

孕7月饮食指南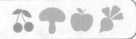

本月膳食原则

怀孕第7个月，胎儿进入了生长的快速阶段，孕妈妈的膳食要保证质量且品种齐全。应该适当增加热量、蛋白质和必需脂肪酸的摄入，适当限制糖类和脂肪的摄入，适当补充维生素A和维生素D，注意体内钙、磷平衡。还要保持食物的酸碱平衡，两类性味不同食物合理搭配，才能满足身体的需要。

孕7月是胎儿大脑发育的又一个高峰期，孕妈妈应该多吃些健脑的食品，如核桃、芝麻、花生等。还应多吃富含优质蛋白质的食物，如鱼、虾类的食物。

另外，孕妈妈还要多吃新鲜的蔬菜和水果，补充各种维生素和微量元素，也要适量吃些豆制品、海带和紫菜。孕妈妈还需要摄入充足的维生素C、B族维生素、叶酸、铁和钙。

为了防止下肢水肿，孕妈妈可以多吃些鲤鱼、鲫鱼、黑豆等有利水作用的食品，以缓解水肿的症状。

每日摄入食物量

食物种类	需要量	食物种类	需要量
主食	400（克）	豆类	70（克）
肉类	200（克）	蔬菜	650（克）
蛋类	100（克）	水果	200（克）
牛奶	250（毫升）	植物油	30（毫升）

一日食谱举例

早餐：牛奶250毫升，桂花馒头。

加餐：冰糖核桃露

午餐：米饭（大米）150克，虫草鸡汤，白菜炒肉丝，凉拌芹菜叶。

加餐：什锦果冻

晚餐：米饭150克，红枣黑豆炖鲤鱼，番茄荸荠鸡片。

注：上面提到的食谱在本月的营养食谱中都有对应的做法，孕妈妈可以参考着做，当然你也可以根据自己的口味选择营养食谱中的其他菜。

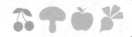

营养食谱—主食

 虾仁菠萝饭

原料: 菠萝1个,虾仁、草菇、火腿、葡萄干、虾仁、熟豌豆、盐、白米饭各适量。

做法: 1.虾仁、草菇洗净,火腿切丁,菠萝洗净,拦腰切成两半,取1/2个菠萝,挖中间的果肉、切丁,做成菠萝碗,放入盘子里备用。

2.炒锅上火放油烧热,加入葡萄干、虾仁、火腿、熟豌豆、草菇、菠萝丁,加入盐和白饭炒匀,盛入菠萝盅即可。

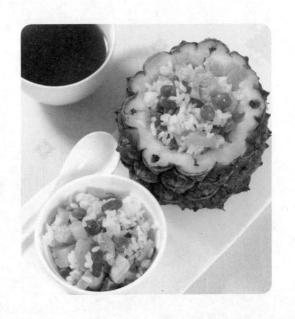

功效 此饭色香味俱全,营养全面且味道鲜美。

 虾仁鳝片面

原料: 面条200克,虾仁50克,去骨鳝鱼片25克,清汤750毫升,蛋清1个,水淀粉15毫升,精盐、花生油、葱、姜、酱油、料酒、芝麻油各适量。

做法: 1.将虾仁洗净,加精盐、蛋清和水淀粉搅匀。炒锅放油烧热,加入虾仁炒熟。鳝鱼片洗净,沥干,切段。

2.锅内放油烧热。下入鳝段炒2分钟,至黄亮香脆时,取出,沥干油。锅底留油放入葱、姜煸香,下入爆好的鳝鱼片和炒过的虾仁,再放入酱油、料酒,加清汤,烧开后,放入面条煮熟,然后将配料和面条盛入碗中,淋上芝麻油即可。

功效 此面条柔滑爽口,富含优质的蛋白质、钙、铁、锌和维生素,容易消化,适合孕妈妈食用。

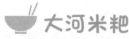 大河米粑

原料：大米500克，白糖150克，纯碱20克，面粉100克。

做法：1.将大米洗净，置清水中浸泡3小时，直至米粒饱满发涨后，碾磨成米浆，发酵2小时。

2.在发酵好的米浆中加入面粉、纯碱以及白糖，和成稀糊状；用扁圆容器盛入米糊，入蒸锅内置大火上蒸25分钟，即可出锅。

功效 用大米发酵后制成的米粑，不但口味与米饭相异，而且更容易让人体吸收。大米皮层和胚芽中含有丰富的蛋白质、脂肪、维生素、无机盐等营养物质。

桂花馒头

原料：小麦面粉500克，糖桂花30克，鸡蛋300克，白砂糖10克，芝麻油15克，红、绿丝各5克。

做法：1.鸡蛋打入盆内，加上白砂糖，用筷子朝一个方向不停地搅动，至起泡发白时，再加入面粉和糖桂花，用筷子轻轻拌匀。

2.将小瓷碗或瓷茶杯的里面抹上一层芝麻油，放进一点红、绿丝，再将搅好的面糊倒入，大半碗即可，上笼用大火蒸熟，取出扣在盘内即可。

功效 此馒头富含蛋白质、碳水化合物、维生素A、维生素B_1、维生素B_2及多种无机盐。早餐食用，效果更好。

营养食谱—粥羹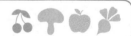

香菇荞麦粥

原料：粳米50克，荞麦30克，香菇30克。

做法：1.香菇浸入水中，泡开，切成丝。

2.粳米和荞麦淘洗干净，放入锅中，加适量水，开大火煮。沸腾后放入香菇丝，转小火，慢慢熬制成粥即可。

功效 荞麦中含有丰富的亚油酸、柠檬酸、苹果酸和芦丁，对预防妊娠高血压疾病有一定的作用，但荞麦较难消化，所以孕妈妈一次不宜多食。

核桃仁花生粥

原料: 核桃6个,花生20颗,大米一筒半(普通电饭锅配的米筒)。

做法: 1.将米洗净烧粥;把花生、核桃用力压碎,切成小粒。

2.粥将好后加入花生、核桃小粒至粥好即可。

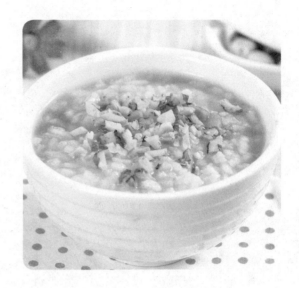

功效

花生和核桃都是补脑益智的坚果,孕妈妈食用后有利于胎儿大脑发育。

营养食谱—热菜

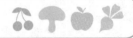

白菜炒肉丝

原料: 白菜300克,猪肋条肉100克,香菜80克,植物油30克,芝麻油3克,甜面酱15克,大葱15克。

做法: 1.将猪肉切成细丝;将大白菜去帮留用,嫩白菜心洗净,顺切成与肉丝等粗的细丝;香菜择去叶留梗洗净,切成3厘米长的段;葱去皮洗净,切成丝备用。

2.将植物油放入锅内烧热,先放入肉丝煸炒,再加入葱丝、甜面酱翻炒均匀,然后放入白菜翻炒,至白菜约七成熟时,加入香菜段,搅拌均匀,淋入芝麻油即成。

功效

此菜以白菜、猪肉为主料配菜,是一道物美价廉、营养丰富、有食疗价值的菜肴。白菜含有丰富的纤维素、多种维生素和钙等,其中维生素C含量较高,是苹果的5倍,成人每日吃350~500克大白菜即可满足对维生素C的需要;钙含量比苹果高3倍;丰富的植物纤维可以刺激肠蠕动,预防便秘。

红枣黑豆炖鲤鱼

原料： 鲤鱼1条，红枣5颗，黑豆、姜片、盐各适量。

做法：
1. 将鲤鱼去鳞去腮，洗净。
2. 黑豆放锅中炒至豆壳裂开，红枣去核洗净。
3. 将鲤鱼、黑豆、红枣放入炖盅里，并加入适量水、盐和姜片。温火炖3小时即可。

功效

孕妈妈食用此菜可以预防妊娠期四肢水肿。

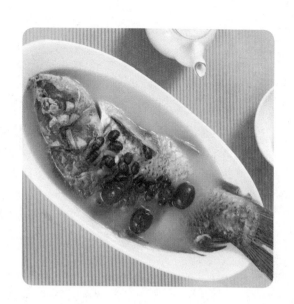

 ## 石耳炖鸽

原料： 鸽子500克，石耳5克，山药100克，大葱2克，姜2克，冰糖3克，料酒25毫升，鸡油10克，鸡清汤1000毫升，精盐适量。

做法：
1. 将山药削去外皮，切成约3毫米厚的薄片，放在开水锅里烫一下捞起，用水洗净备用。
2. 石耳浸发，洗净；将鸽子浸入冷水中溺后取出，再放入60℃左右的热水中烫一下，煺毛，洗净。
3. 然后在其腹部（靠近下门处）开一个小口，抠出内脏，用水洗净，放入开水锅中汆一下捞出，再用水洗一次。将鸽子放在沙锅中，加入葱、姜（拍松）、山药片、石耳、鸡清汤、料酒、精盐、冰糖，盖上锅盖，上笼用旺火蒸1.5小时左右取出，淋上熟鸡油即成。

功效

中医认为鸽肉性平，味甘咸，具有补气虚、益精血、暖腰膝、利小便等作用。鸽肉可以壮体补肾、健脑补神、提高记忆力、降低血压、调整人体血糖、养颜美容、使皮肤洁白细嫩、延年益寿。

粟米鳕鱼丁

原料： 鳕鱼肉200克，粟米粒200克，松子仁30克，西芹、红萝卜各50克，蒜蓉、姜粒各5克，料酒3毫升，芡汁（生粉3克，鸡汤30克，精盐2克，糖3克），腌料（精盐3克，生粉3克）。

做法： 1.将鳕鱼肉切成小方粒，用腌料腌10分钟。西芹、红萝卜洗净，切成小粒，与粟米粒一起放入加了油的滚水中焯至八成熟，捞起待用。

2.锅烧热，下油100毫升，放入松子仁用慢火炒至金黄色，捞起滤油，再放入鳕鱼肉用猛火煎熟，倒出滤油。

3.利用锅中余油10克，放入蒜蓉、姜粒爆香，再加入西芹、红萝卜及粟米，烹入料酒，倒入芡汁打芡，最后放入鳕鱼肉炒匀上碟，面上撒上松子仁便成。

功效

此菜营养丰富，有调中开胃、降脂健脑的作用。孕妈妈食用能增强机体的免疫力，防治便秘，促进胎儿发育，尤其是大脑的发育。

 ## 番茄荸荠鸡片

原料： 鸡脯肉300克，荸荠300克，精盐、蛋清、淀粉、油、白糖、番茄汁、醋各适量。

做法： 1.鸡脯肉洗净切片，放入碗中，加入精盐、蛋清、淀粉腌渍待用。

2.荸荠去皮切片。锅置火上，油烧至3成熟时，加入少量精盐，随后放入鸡片，大火炒鸡片至变白后捞出。

3.锅中放入荸荠、清水、精盐、白糖、番茄汁、醋，大火将其烧开，用湿淀粉勾芡，倒入鸡片，炒匀即可。

功效

荸荠含有淀粉、蛋白质、脂肪、粗纤维等，有健脾开胃、清热化痰的功效。

黑豆烧翅尖

原料： 鸡翅6只，黑豆50克，西兰花100克，姜10克，蒜2瓣，葱段10克，料酒2小匙，老抽2小匙，食用油1大匙，芝麻油1小匙，醋、糖各适量。

做法： 1.黑豆泡发后煮熟，西兰花梗去皮切丁，姜切丝，蒜切片备用；翅尖洗净后，焯水。

2.锅中油热后，放入姜丝、葱段、蒜片煸香。下西兰花梗丁、黑豆，放料酒、老抽翻炒。最后放入翅尖、醋、糖炒到上色后，加清水盖上锅盖焖到汤汁浓稠时，加芝麻油再翻炒几下即可。

功效

黑豆中微量元素如锌、铜、镁、钼、硒、氟等的含量都很高，粗纤维含量高达4%，常食黑豆，可以补充粗纤维，促进消化，防止便秘发生。

营养食谱—汤煲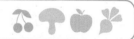

 ## 山药瘦肉煲乳鸽

原料： 乳鸽1只，瘦猪肉、山药、莲子、姜片、葱段、盐各适量。

做法： 1.将山药、莲子洗净。乳鸽洗净，与姜片、葱段、清水一同放入锅中，水开后煮3分钟，捞出乳鸽冲净。将瘦猪肉洗净，切成小块。

2.瓦煲注入清水煲滚，加入乳鸽、肉块、山药、莲子煲30分钟，改慢火再煲2小时，下盐调味即可。

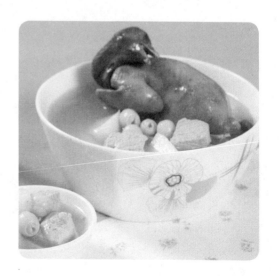

功效

此汤除了供应丰富的蛋白质外，更含有丰富的铁质及B族维生素，有助于生成红细胞，预防孕妈妈患妊娠期贫血。

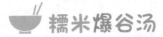

芦笋土豆汁

原料： 芦笋200克，土豆（黄皮）200克，精盐1克，奶油100克。

做法： 1.芦笋择洗干净，留下少许尖茎，将其余部分切成小块；将芦笋放入煮沸的鸡汤中，煮5分钟后捞出；土豆洗净，去皮，切成小块。

2.土豆上笼蒸至熟透；将芦笋块、土豆块放入榨汁机内搅成泥；倒进小漏勺内过滤后，再浇入鲜奶油，加精盐拌匀；将芦笋和土豆泥置冰箱内冰镇；取出饮用时，放上芦笋尖茎以作点缀。

功效 土豆含有大量淀粉以及蛋白质、B族维生素、维生素C等，能促进脾胃的消化功能。

糯米爆谷汤

原料： 糯米200克，精盐3克，植物油5毫升。

做法： 1.米铺买糯谷（连壳）800克，分四次制作服用，每次用200克。

2.将糯谷炒至爆烈开花为爆谷（连皮），在盅煲中加入清水一碗，和油、精盐调味，隔水炖半小时，即可饮汤。

功效 此汤具有补中益气、暖脾胃、益气固表的作用。

萝卜干猪蹄汤

原料： 萝卜干30克，猪蹄600克，蜜枣5颗，精盐适量。

做法： 1.萝卜干浸泡1小时，洗净切块，蜜枣洗净；猪蹄斩件，洗净，入沸水。

2.烧锅，将猪蹄干爆5分钟；将清水2000毫升放入瓦煲内，煮沸后加入以上用料，武火煲滚后，改用文火煲3小时，加精盐调味。

功效 此汤清肠、润燥、通便，可以缓解孕妈妈便秘。

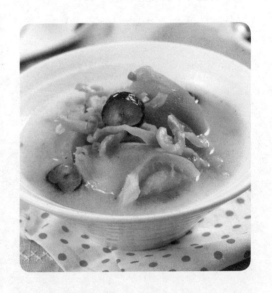

🍚 上汤芦笋

原料： 芦笋300克，咸肉50克，香菇（鲜）50克，咸鸭蛋30克，大葱15克，精盐1克，料酒10毫升，牛奶50毫升，白砂糖1克，植物油25毫升。

做法： 1.将芦笋去头洗净切段备用；咸肉洗净切丁备用；香菇洗净切丁备用；咸蛋黄切丁备用；葱切成段洗净备用。

2.开火，在锅里放入适量油，油热后放入葱段炒出香味后，放入咸肉、香菇、咸蛋黄、少许料酒；再加比较多的水，煮开后加入芦笋，煮一会儿，放入精盐、白砂糖，少许牛奶即可。

功效

芦笋的营养价值很高，被称为"蔬菜之王"，含有丰富的蛋白质、碳水化合物、粗纤维、钙、磷、铁、维生素、叶酸等营养素。

🍚 竹荪野菌汤

原料： 水发竹荪50克，野山菌80克，芝麻油1/2小匙，鸡汤300毫升，精盐适量。

做法： 1.将竹荪洗净，放入清水中浸泡，再下沸水中焯一下，除去异味，然后捞出沥干，切成1厘米长段备用。

2.野山菌洗净，撕成长片，过沸水焯一下，备用；沙锅内放入鸡汤，焯好的竹荪、野山菌，精盐，用大火先烧10分钟，改文火慢炖20分钟，淋上芝麻油即可。

功效

此汤具有滋补养颜、开胃健脾、抗疲劳、提高免疫力的特殊功效，适合孕妈妈食用。

🍚 枸杞牛肝汤

原料： 牛肝100克，枸杞子30克，盐3克，花生油25克，牛肉汤适量。

做法： 1.将牛肝洗净，切成块状，枸杞子洗净。

2.锅置火上，放入花生油烧八成热，放牛肝煸炒一下。

3.锅洗净置火上，注入适量牛肉汤，然后放入牛肝、枸杞、盐，共煮炖至牛肝熟透即可。

功效

牛肝能补肝明目，养血；枸杞子可以滋阴明目，益精填髓。此汤有滋补肝肾，明目益精的功效，对妊娠贫血等症有辅助治疗作用。

红枣南瓜汤

原料： 南瓜500克，红枣（干）20克，赤砂糖10克。

做法： 1.把南瓜洗净去皮，切成块状；红枣去核。

2.红枣、南瓜、赤砂糖一起放入盛水煲中，煮至南瓜烂熟即可。

功效

此汤具有健肺、补中益气的作用。

 ## 虫草鸡汤

原料： 鸡1只，虫草5～10克，红枣（干）10克，精盐适量。

做法： 1.将鸡杀好洗净，清除内脏。

2.红枣洗净去核，与虫草一起放进煲内。加清水5～6碗，煮约5小时，加入精盐调味后即可食用。

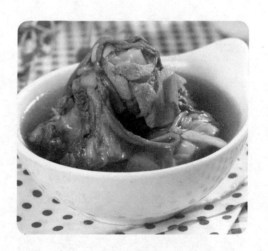

功效

此汤具有补血滋阴的功效，并且可以补肺肾益精髓。

营养食谱—凉菜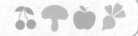

 ## 姜汁黄瓜条

原料： 黄瓜300克，姜10克，芝麻油5克，精盐2克。

做法： 1.生姜拍破捣烂，加入少许清水浸泡（浸出姜汁）。

2.黄瓜洗净，剖开去子，切成4厘米的粗条，加精盐，滴芝麻油，淋入姜汁，拌匀即可。

功效

黄瓜中含有较多的纤维素，具有预防便秘的功效，生姜中含有挥发油，有止吐、增强食欲的作用。

凉拌芹菜叶

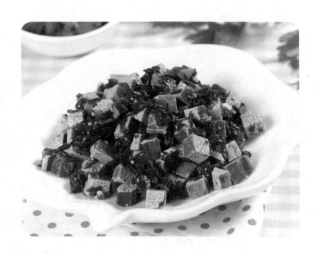

原料：芹菜嫩叶200克，酱香豆腐干40克，精盐、白糖、芝麻油、酱油各适量。

做法：1.将芹菜叶洗净，放入开水锅中烫一下，捞出摊开晾凉，剁成细末。

2.酱香豆腐干放开水锅中烫一下，捞出切成小丁。

3.将芹菜叶和豆腐丁放入大碗中，加入精盐、白糖、酱油、芝麻油拌匀即可。

功效

此菜清爽可口，富含胡萝卜素、维生素C、磷、铁等，适合孕妈妈食用。

 橘味海带丝

原料：干海带150克，白菜150克，干橘皮50克，白糖、醋、酱油、芝麻油、香菜段各适量。

做法：1.干海带放锅内蒸25分钟左右，取出，放热水中浸泡30分钟，捞出，切成细丝。把白菜洗净，切成细丝。

2.将干橘皮浸软洗净，切成末。将海带丝、白菜丝和橘皮末放入大碗内，加酱油、醋、白糖和芝麻油，撒上香菜段，拌匀即可。

功效

此菜含有丰富的营养素，碘的含量尤其丰富。适合孕妈妈补碘。

 爽口番杏菜

原料：新鲜番杏菜500克，香醋、精盐、蒜泥、芝麻油各适量。

做法：1.制作时一定要注意先将番杏菜清洗干净，然后用滚水略烫一烫。沥尽水后放入盘中。

2.将香醋、精盐、蒜泥和少许芝麻油调成汁，淋在放在盘中的番杏菜上，略腌一会儿食用，口味正好。

功效

此菜吃起来鲜嫩可口，清凉舒爽。同时，此菜含有丰富的维生素，可以帮助孕妈妈补充维生素。

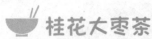 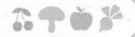

营养食谱一饮品

 ### 桂花大枣茶

原料: 大枣6个,干燥桂花2克。

做法: 1.将大枣和桂花混合放入碗中,用开水冲泡。

2.冲泡约20分钟即可饮用。

功效

大枣可以增补气血,桂花可以让孕妈妈神清气爽。

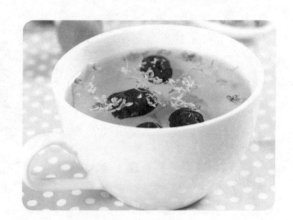

冰糖核桃露

原料: 核桃180克,稻米200克,冰糖200克。

做法: 1.核桃用沸水煮过,再过冷水,盛出,待用。米洗净,以沸水浸半小时,加入核桃及一碗清水,用搅拌机搅至极碎,盛起。

2.煮滚两汤碗水,加入冰糖,待水再沸,慢慢加入搅碎的核桃蓉,不停地慢慢顺时针方向搅拌,至成糊状即可。

功效

此甜品含有丰富的脂肪酸和蛋白质,有助于母胎健康,可以滋补养颜。

 ### 什锦果冻

原料: 苹果80克,梨80克,草莓50克,淀粉(豌豆)10克,桂皮2克,冰糖10克。

做法: 1.苹果、梨洗净去皮,切成小橘瓣形状,分开放置待用。

2.草莓洗净切开,锅内加水,放冰糖、桂皮煮沸;再放入切好的梨煮10分钟。

3.再放苹果和草莓,煮沸后,用淀粉调稠度,凉后放入冰箱冰镇即可。

功效

什锦果冻含有丰富的维生素和微量元素。

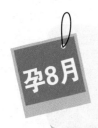

孕8月 饮食指导与食谱

孕8月营养需求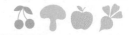

多吃含锌元素的食物

怀孕第8个月后，就进入孕晚期了，离分娩越来越近了，所以从现在开始，孕妈妈就要为分娩做准备了。孕妈妈分娩时，主要靠子宫肌ATP酶的活性，促进子宫收缩使胎儿顺利娩出。如果孕妈妈缺锌，就会导致子宫收缩乏力，无法自行娩出胎儿，只得借助产钳等助产术。严重收缩乏力时，则需要实施剖宫产。

所以孕妈妈应该在孕晚期多吃一些含锌丰富的食物，如牛肉、芝麻、花生、豆类等，以利于顺利分娩和保证母婴健康。

多摄入含铜的食物

研究发现，胎膜早破的产妇血清铜值均低于正常破膜的产妇。这说明胎膜早破可能与血清铜缺乏有关。

胎膜是由羊膜和绒毛膜组成的，羊膜中有胶原纤维和弹性蛋白，决定了羊膜的弹性、脆性和厚薄。而铜在胶原纤维和弹性蛋白的成熟过程中起着关键的作用，胶原和弹性蛋白又为胎膜提供了特殊的弹性与可塑性。如果铜含量低就极易导致胎膜变薄，脆性增加，弹性和韧性降低，从而发生胎膜早破。

胎膜早破对胎儿非常不利。首先，可引起早产；其次，胎膜早破可直接导致胎儿宫内缺氧；最后，胎膜早破可导致胎儿体重低，这可能与营养不良、代谢缺陷导致铜不足有关。由此可见，铜对孕妈妈来说是至关重要的，人体内的铜通常以食物摄入为主。含铜量高的食物有豆类、海产类、贝壳类、蔬菜、水果等。

补充不饱和脂肪酸

孕晚期是宝宝生长加速、脑发育处于高峰的时期，所以孕妈妈需及时补充不饱和脂肪酸。专家指出，不饱和脂肪酸是人体大脑和脑神经的重要营养成分，摄入不足将影响人的记忆力和思维能力的发育。孕妈妈摄入足够的不饱和脂肪酸有助于胎宝宝眼睛、大脑、血液和神经系统的发育，由于人体不能自行合成不饱和脂肪酸，因此应从相关的食物中摄取。

一般来说，植物性脂肪主要含不饱和脂肪酸。孕妈妈可以多吃一些富含植物性脂肪的饮食，如核桃粥、黑芝麻粥、花生粥等，或者吃些富含植物脂肪的小食品，如花生米、核桃仁、松子、葵花子等来补充身体所需的不饱和脂肪酸。

每日所需营养素

热量	2600（千卡）	锌	20（毫克）
蛋白质	95～105（克）	维生素A	1500（微克）
脂肪	80～120（克）	维生素B$_1$	1.8（毫克）
钙	1000（毫克）	维生素C	120（毫克）
铁	40（毫克）	维生素B$_3$	18（毫克）

孕8月饮食宜忌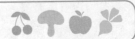

科学地喝水

水是人体必需的营养物质之一，是维持人体生理活动与新陈代谢的重要物质。健康的人，每天需饮水2～3千克，一旦失水就会感到口渴，失水量占体重的20%时，就会发生机体代谢的紊乱，当失水量超过25%时，即会导致死亡。所以孕妈妈不要等到口渴的时候才喝水，特别是孕晚期，孕妈妈不能因为尿频就减少喝水。下面为孕妈妈列举一些喝水时的禁忌，以供孕妈妈参考。

1 忌饮水过量。孕妈妈不能过度地急剧饮水，这样容易导致机体水中毒，人体水分一旦过多，肾脏来不及排出，就会积蓄在细胞外液中，人体渗透压便会下降，使水分进入细胞，产生细胞间隙水肿，细胞肿胀，血容量增加，引起组织代谢紊乱、失常，以致死亡。

2 忌饮生水。水未煮沸时，常常会有不洁的杂质存在，孕妈妈饮用后，容易导致疾病的发生。

3 忌饮有水垢的水。日常使用的水壶或保温瓶之类的盛水容器，底部与内腔结上一层黄白色沉淀物，这便是水垢。它的主要成分是碳酸钙和一些重金属元素，其中如铜、铝、铁、砷、汞以及致癌物亚硝酸盐等，它对人体的健康有害，容易导致神经、消化、泌尿以及造血系统发生病变，因此要特别警惕。

🍜 可以祛斑的食物

妊娠期间，孕妈妈常常会出现黄褐斑。医学研究显示，黄褐斑的形成与孕期饮食有着密切的关系，如果孕妈妈的饮食中缺少一种名为谷胱甘肽的物质，皮肤内的酪氨酸酶活性就会增加，就容易形成黄褐斑。下面为孕妈妈推荐一些祛斑的食物。

猕猴桃 猕猴桃含有丰富的食物纤维、维生素C、维生素D、钙、磷、钾等微量元素和无机盐。猕猴桃中的维生素C能有效抑制皮肤内多巴醌的氧化作用，使皮肤中深色氧化型色素转化为还原型浅色素，干扰黑色素的形成，预防色素沉淀，保持皮肤白皙。

大豆 大豆中所富含的维生素E能够破坏自由基的化学活性，不仅能抑制皮肤衰老，而且能防止色素沉着于皮肤。

番茄 番茄具有保养皮肤、消除雀斑的功效。它所含的丰富的番茄红色素、维生素C是抑制黑色素形成的最好武器。有实验证明，常吃番茄可以有效地减少黑色素的形成。

柠檬 柠檬也是抗斑美容水果。柠檬中所含的枸橼酸能有效地防止皮肤色素沉着。使用柠檬制成的沐浴剂洗澡能使皮肤滋润光滑。

孕8月饮食指南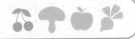

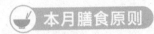 **本月膳食原则**

进入孕晚期，胎儿的营养需求达到了最高峰，本月孕妈妈需要摄入大量的蛋白质、维生素C、叶酸、B族维生素、铁质和钙质，同时要控制脂肪和淀粉类食物的摄入，以免胎儿过胖，造成分娩时难产。

为了补充充足的钙质，孕妈妈可以喝一些牛奶和豆浆，还可以多吃豆腐、海带和紫菜，这些食物中钙的含量都很高，特别是海带和紫菜中还含有丰富的碘，有利于胎儿发育。

每日食物摄入量

食物种类	需要量	食物种类	需要量
主食	400（克）	豆类	70（克）
肉类	200（克）	蔬菜	650（克）
蛋类	100（克）	水果	200（克）
牛奶	250（毫升）	植物油	40（毫升）

一日食谱举例

早餐：牛奶250克，鸡肉饭。

加餐：胡萝卜柑橘汁

午餐：米饭（大米）150克，海参烩鲜蘑，芹菜炒豆腐干，生姜羊肉汤。

加餐：牛奶250克，白糖10克。

晚餐：米饭（大米）150克，腐竹炒豆芽，板栗烧鸡，番茄玉米汤。

加餐：猕猴桃100克

注：上面提到的食谱在本月的营养食谱中都有对应的做法，孕妈妈可以参考着做，当然你也可以根据自己的口味选择营养食谱中的其他菜。

营养食谱—主食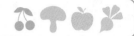

 ### 香椿蛋炒饭

原料: 米饭250克,鸡蛋2个,猪瘦肉丝75克,嫩香椿芽125克,花生油50克,精盐3克,水淀粉适量。

做法: 1.将肉丝放入碗内,加精盐、水淀粉、半个鸡蛋的蛋清,抓匀上浆;另一个鸡蛋磕入碗内,加剩余的蛋液和精盐少许搅匀;香椿芽择洗干净,切丁。

2.炒锅上火,放油烧至四成热,下肉丝滑散,捞出。炒锅置火上,放油少许,下肉丝、蛋液和香椿,旺火翻炒均匀,倒入热米饭拌匀,盛入盘内即成。

> **功效**
>
> 此饭香气诱人,含有丰富的蛋白质、碳水化合物、多种维生素和无机盐等营养素,适于孕妈妈食用,供给胎儿和母体的生理需求。

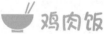 ### 鸡肉饭

原料: 米饭(蒸)250克,鸡肉50克,豌豆50克,香菇(鲜)50克,冬笋50克,猪油(炼制)15克,酱油5毫升,大葱5克,淀粉(豌豆)5克,精盐1克,鸡蛋清50克。

做法: 1.将香菇用水泡发好,洗净后切成丁;葱切成细末;冬笋切丁;鸡肉切丁;以蛋清、淀粉、适量水拌匀。

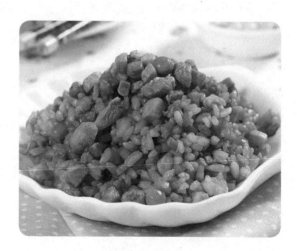

2.锅内放熟猪油烧热,下入鸡丁翻炒出锅;锅内放入葱末炒香,下冬笋、香菇、豌豆炒几分钟后放入精盐,再倒入米饭和炒好的鸡丁和酱油炒匀即可。

> **功效**
>
> 此饭含有丰富的蛋白质、脂肪、碳水化合物及钙、铁、锌等无机盐。

杂粮面窝窝

原料: 玉米面200克,荞麦粉300克,精面300克,黄豆粉100克,白糖300克,碱面10克,豆油20克。

做法: 1.将精面、玉米面、荞麦粉、黄豆粉、白糖放在容器中混匀,取温水350毫升分3次加入(边加边揉面)。

2.碱面用25毫升水化开倒入加水的面中,继续揉压,直至面揉压时手感有弹性为止;将揉好的面搓成2厘米粗的长条,用手揪成长约1.5厘米的剂子,备用。

3.手上蘸少许豆油,取剂子在手心搓成球形后,剂子放于左手心。右手大拇指顶住剂子,以右手大拇指为中心转动剂子,一边转动右手大拇指一边使劲顶住剂子,辅以其他四指收边,逐渐形成一个中间凹孔的半球形窝头胚。

4.笼屉中注入清水,置大火上,放入做好的窝头胚隔水蒸20分钟,即可出锅。

功效

荞麦面中含7%～13%蛋白质,含3%脂肪,共有9种脂肪酸,高于大米和白面。其中含有其他粮食中不具有的芸香苷成分,有降血脂、胆固醇的功效;不但如此,其中的磷、钙成分还能产生一定药效,可以帮助消化、降气宽肠。

 雪里蕻芦笋饺

原料: 腌雪里蕻250克,芦笋250克,小麦面粉250克,植物油20毫升,白砂糖3克,芝麻油5毫升,鸡蛋75克,精盐适量。

做法: 1.将腌雪里蕻放入冷水中泡半小时除掉部分咸味,用水冲洗干净后捞出挤干,去掉老根后切末。芦笋去掉老根,放入沸水锅中焯水后捞出,再放入冷水中冲凉,然后切成细粒。

2.将雪里蕻放入盛器中加植物油、白糖、芝麻油拌匀。在芦笋粒中加精盐,再将雪里蕻末拌入,即成雪菜芦笋馅。

3.将适量的面粉、精盐、水、鸡蛋混合在一起,揉搓成面团,再将面团分小块,再擀成面皮,备用。擀好的面皮中包入馅,捏好,包成饺子,以常法煮熟食之。

功效

雪里蕻含有丰富的蛋白质、脂肪、碳水化合物、钙、铁、维生素等。

营养食谱—粥羹

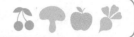

粳米鸡丝粥

原料: 母鸡1只,粳米、盐、油菜或小白菜各适量。

做法: 1.将母鸡处理干净后,放入沙锅里熬成鸡汁。

2.把粳米洗净,放入锅内,加入鸡汁、撕成丝的鸡脯肉、盐,煮成粥。

3.离火前撒上油菜或小白菜,营养更佳。

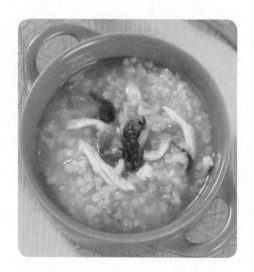

功效

此粥可以滋补五脏、补益气血。

空心菜粥

原料: 空心菜200克,大米100克,盐、水各适量。

做法: 1.将空心菜择洗干净,切细;大米淘洗干净。

2.锅置火上,放入适量的水、大米,煮至粥将成时,加入空心菜、盐,再继续煮至成粥。

功效

空心菜味甘,有清热、解毒、凉血、利尿等功效。此粥由空心菜和大米煮制而成,具有清热、凉血、利尿的作用。

莲萸粥

原料: 莲子60克,山茱萸45克,粳米250克。

做法: 1.将莲子、山茱萸洗净,与淘净的粳米一起放入锅中。

2.加适量清水同煮至莲子、粳米熟烂成粥时即可。

功效

此粥具有固肾补血、安胎的作用。

紫薯大米粥

原料：紫薯150克，大米、白砂糖各适量。

做法：1.锅中放水，放入淘洗好的大米，大火烧开；紫薯切块。

2.把准备好的紫薯倒入锅中，大火煮沸后转小火，等到米开花，粥熬到你想要的粘稠度，即可关火。吃的时候喜欢吃甜的可以放白砂糖。

功效

紫薯中锌、铁、铜、锰、钙、硒均为天然，并且铁、钙含量特高，其含有的纤维素可以润肠通便，另外，还含有营养价值非常高的花青素。

营养食谱—热菜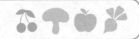

百仁全鸭

原料：肥鸭1只，慧芭仁30克，湘莲50克，芡实30克，扁豆30克，糯米100克，金钩15克，熟火腿50克，蘑菇30克，菜油500克，料酒30毫升，精盐适量。

做法：1.将湘莲去皮、心，扁豆煮熟去皮，糯米淘净用水泡5分钟。慧芭仁、芡实去杂质用温水浸泡7分钟；金钩用温水发透；蘑菇用温水泡10分钟洗净，切1厘米大的方丁。

2.火腿去皮切成与蘑菇相同的丁。将以上原料一起放入碗内，加料酒、精盐，拌匀上笼蒸30分钟出笼，即制成八宝馅。

3.将鸭子宰杀后去毛、内脏和脚，在鸭颈上顺开一刀，长约7厘米，切断颈脊骨，剔出颈骨，然后将鸭尾朝下，立放于案板上，将鸭皮由上往下退，同时用刀剔去骨头（除两翅外），成一只无骨全鸭。

4.将八宝馅装入鸭腹内，在鸭颈部打个结，以免漏馅。然后放入汤中烫3分钟捞出，用料酒、精盐等遍抹鸭身，将鸭腹朝下，放入大蒸碗中，上笼蒸1.5小时出笼，晾干水分。

5.油锅烧热，待油至八成热（约200℃）时，放入鸭子炸至皮酥色黄时捞出，装盘即成。

功效

此菜色泽金黄，皮脆肉嫩，酥香可口，并具有补脾健胃、滋阴补肾的功效。

腐竹炒豆芽

原料：腐竹150克，绿豆芽、黑木耳各100克，姜、油、盐、水淀粉、香油各适量。

做法：1.腐竹泡好切断；姜洗净切末；绿豆芽洗净焯水，黑木耳洗净，撕成小块，焯水。

2.锅置火上，放油烧热，下姜末略炸，下绿豆芽，黑木耳炒几下，加入焯绿豆芽的汤、盐，倒入腐竹，用小火煮3分钟，水淀粉勾芡，淋香油即可。

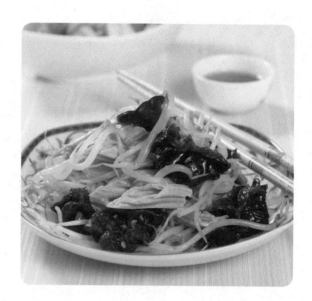

功效

此菜含有丰富的蛋白质、碳水化合物、微量元素和维生素C，有助于补气健脾胃、利水消肿，还有利于胎宝宝的骨骼发育。

 板栗烧鸡

原料：嫩鸡1只，板栗500克，酱油5毫升，白砂糖5克，料酒5毫升，大葱5克，姜5克，植物油20毫升、精盐适量。

做法：1.将嫩鸡宰杀洗净，切成小块，用酱油、料酒拌匀，腌10分钟；将板栗切一刀，放锅中煮透捞出，趁热剥去外壳和内衣。

2.葱切段，姜切片。锅内放油烧热，下鸡块爆一下，再下葱段、姜片，炒至水分干时，加入酱油、精盐、白砂糖、料酒和水，烧开清除浮沫，改用小火焖20分钟，加入板栗，继续焖至肉烂、栗酥、汤汁浓稠即可。

功效

鸡肉中蛋白质的含量很高，而且易消化，很容易被孕妈妈的身体吸收利用，有增强体力的作用。鸡肉有温中益气、健脾胃、活血脉、强筋骨的功效。栗子中所含的丰富的不饱和脂肪酸和维生素、无机盐，能防治妊娠高血压疾病等。

海参烩鲜蘑

原料： 凤尾菇250克，海参100克，黄瓜30克，青豆15克，精盐2克，料酒3毫升，酱油3毫升，大葱4克，姜3克，芝麻油1毫升，猪油50克，淀粉5克。

做法： 1. 海参洗净，去掉内膜，先切成长条再改刀切成丁；凤尾菇切成小块；葱切成小段；姜切末；青豆洗净；黄瓜切丁。

2. 将海参、凤尾菇、青豆倒进沸水锅内余透，捞出控净水。

3. 炒锅上火烧热，倒入猪油，五成热时下葱姜炝锅，烹入料酒、酱油及少许清水，沸后撇去浮沫，下入海参、凤尾菇、青豆、黄瓜丁、精盐，锅再沸后，用水淀粉10克（淀粉5克加水）勾芡，淋上芝麻油即成。

功效

凤尾菇肉质肥厚、营养丰富，含有粗蛋白、碳水化合物、纤维、维生素B_1、维生素B_2、钙、铁、钾、磷等营养素。海参含胆固醇低，脂肪含量相对少，常食对治病强身很有益处。

 银鱼炒豆芽

原料： 黄豆芽300克，银鱼20克，鲜豌豆50克，胡萝卜丝50克，糖、醋、盐各适量。

做法： 1. 将银鱼焯水，沥干，豌豆煮熟备用。

2. 炒锅加油烧热，葱花爆香，炒黄豆芽、银鱼及胡萝卜丝。

3. 略炒后加入煮熟的豌豆，最后加入糖、醋、盐调味即可。

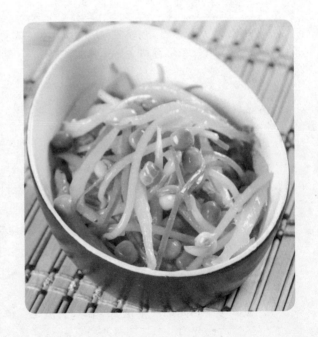

功效

银鱼、黄豆芽都含有丰富的钙质，胡萝卜中含有大量的维生素A。

🥢 芹菜炒豆腐干

原料: 芹菜200克, 豆腐干100克, 姜5克, 白砂糖2克, 淀粉、豌豆各5克, 花生油30毫升, 精盐适量。

做法: 1.豆腐干切条, 芹菜切段, 入沸水锅中焯一下捞出。

2.锅内加花生油烧热, 放入姜丝炝锅, 放入豆腐干、豌豆炒透; 再下入芹菜段及其他调料, 旺火炒至嫩熟; 勾薄芡, 出锅装盘即可。

功效

芹菜含有丰富的铁、锌等微量元素, 有利尿消肿、增进食欲的作用。豆腐干含有丰富的蛋白质, 而且属于完全蛋白, 含有人体必需的八种氨基酸, 营养价值较高。

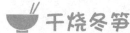

🥢 干烧冬笋

原料: 冬笋200克, 雪里蕻叶35克, 植物油4克, 酱油5毫升, 料酒3毫升, 白糖5克, 精盐适量。

做法: 1.冬笋切成菱角块, 雪里蕻切段。冬笋放在碗内, 加酱油、料酒拌匀腌几分钟; 雪里蕻挤去水分备用。

2.炒锅上火, 加油烧至六成热, 雪里蕻下油炸酥捞出, 待油八成热时, 下笋炸至金黄色捞出。锅底留油, 倒入冬笋、雪里蕻翻炒, 撒精盐、白糖炒匀即可。

功效

此菜酥香, 含有丰富的钙元素以及维生素A和胡萝卜素, 孕妈妈常吃此菜可以提高免疫力。

🥢 柠檬鲑鱼

原料: 鲑鱼150克, 柠檬汁15毫升, 酱油、橄榄油、精盐各适量。

做法: 1.将柠檬汁、酱油和橄榄油和在一起搅拌均匀。

2.将鲑鱼放入步骤1中做成的汤里, 同时加入少许精盐, 腌渍10分钟左右。

3.用橄榄油起锅, 放入鲑鱼, 两面煎熟后盛盘, 将步骤1做成的汤加热, 然后淋在鲑鱼上即可。

功效

鲑鱼含有丰富的鱼油, 可以稳定血压。利用柠檬汁的香气, 可以减少腌鲑鱼的用盐量。妊娠期间孕妈妈应该常吃鱼, 以获得丰富的DHA及EPA来降血压。

营养食谱—汤煲

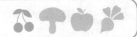

燕窝豆腐汤

原料： 海带丝25克，燕窝25克，紫菜25克，豆腐3块，葱、姜、盐各适量。

做法： 1.同时将海带丝、燕窝、紫菜放入砂锅内煮汤。

2.煮熟后，放入葱、姜、盐调味，最后放入豆腐小块稍煮即可。

功效 ┈┈

此汤可以补碘补钙，预防妊娠高血压疾病。

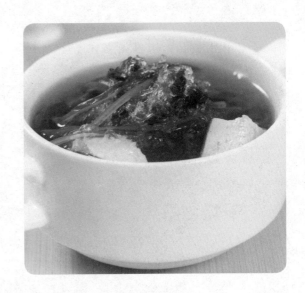

生蚝瘦肉汤

原料： 牡蛎（鲜）250克，猪肉（瘦）250克，精盐3克，姜5克，大葱10克。

做法： 1.牡蛎肉洗净；猪瘦肉洗净，切块；葱洗净，切葱花；姜洗净，切片。

2.把牡蛎肉、猪瘦肉、姜片一起放入锅内，武火煮沸后，文火煲约0.5小时，放入葱花，加精盐调味即可食用。

功效 ┈┈

此汤具有滋养肝肾，养血宁心的作用。

党参老鸽汤

原料： 党参20克，老鸽700克，枸杞子15克，枣（干）10克，猪肉（瘦）200克，精盐3克。

做法： 1.将老鸽剖洗净，去除内脏；其他用料也洗净，瘦肉原块使用。

2.用清水5碗，全部原料一起放入，煮约4小时，加入精盐调味便可饮用。

功效 ┈┈

此汤具有补胃气、滋阴、益智、宁神的功效。

乌鸡枸杞汤

原料：乌鸡1只（700克左右），枸杞子15克，葱、姜、精盐各适量。

做法：1.把乌鸡宰杀去毛洗净，枸杞子用水泡软，葱、姜切好。

2.锅中放入水煮开，把乌鸡放下，水要没过乌鸡，烧开后撇去浮沫，将葱段、姜片、枸杞子放入烧开，用小火慢炖，待乌鸡熟后，放少许精盐即可。

功效

此汤汤汁乳白，鸡肉细嫩，口味咸鲜。乌鸡有较高的食用和药用价值，非常适合孕晚期的孕妈妈食用。

章鱼炖猪蹄

原料：猪蹄1000克，章鱼200克，料酒10毫升，大葱10克，精盐适量。

做法：1.将章鱼洗净，用开水浸泡10分钟，脱去黑皮，切成条；猪蹄镊尽猪毛，洗净，放入沸水锅余一段时间捞出。

2.锅中放入章鱼、猪蹄、料酒、精盐、葱（切段）、肉汤，烧沸；文火炖至肉熟烂，盛出即可。

功效

此汤可以帮助孕妈妈补气血，有调理妊娠贫血的作用。

生姜羊肉汤

原料：羊肉650克，生姜、山药各20克，精盐、牛奶各适量。

做法：1.将羊肉洗净，切成小片，生姜洗净，切片，一起放入沙锅中，加适量清水、精盐，用文火炖6个小时，用筷子搅匀。

2.山药去皮，洗净，切片。另取一锅，倒入羊肉汤1大碗，加入山药片煮烂，倒入牛奶煮沸，即可饮汤食肉。

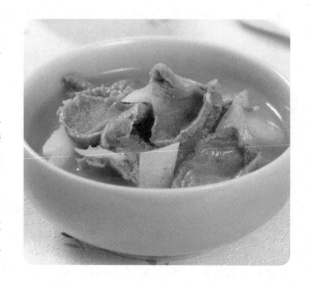

功效

此汤可以健脾益气、温补肾阳。

鸭血豆腐汤

原料： 鸭血50克，豆腐100克，香菜、高汤、醋、盐、淀粉各适量。

做法： 1.鸭血、豆腐切丝，放入煮开的高汤中炖熟。

2.加醋、盐调味，以淀粉勾薄芡，最后撒上香菜叶即可。

功效

豆腐含钙量较高，鸭血能帮孕妈妈补充铁质。此菜的酸爽口味不仅能调动孕妈妈的胃口，还能促进钙质的吸收。

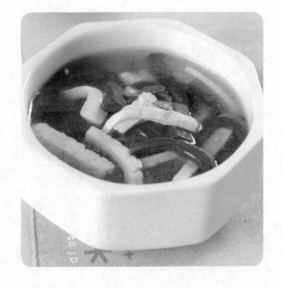

竹笋鲤鱼汤

原料： 鲤鱼750克，竹笋500克，西瓜皮500克，眉豆60克，生姜5克，枣（干）10克，精盐适量。

做法： 1.鲤鱼去鳃、内脏（不去鳞），洗净。眉豆、西瓜皮、生姜、枣（干）洗净。

2.竹笋削去硬壳，再削老皮，切片，水浸1天。

3.把鲤鱼、竹笋、西瓜皮、眉豆、生姜、枣放入开水锅内，武火煮沸后，文火煲2小时，加入精盐调味即可。

功效

此汤具有祛湿降浊、健脾利水的作用。

番茄玉米汤

原料： 玉米粒200克，番茄2个，香菜末、奶油高汤、精盐各适量。

做法： 1.番茄洗净后用热水汆烫去外皮、去籽，切丁。

2.玉米粒洗净，沥干水分。

3.锅中加适量奶油高汤煮沸，下入玉米粒、番茄，用精盐调味，共煮5分钟，撒入香菜末即可。

功效

此汤富含不饱和脂肪酸、蛋白质、碳水化合物、钙、磷、铁等，营养丰富，具有调中和胃，润肺滑肠的功效。

山药炖排骨

原料：猪肋排300克，莲藕150克，山药150克，枸杞30克，生姜5克，精盐适量。

做法：1.将猪肋排漂去血水，剁成2厘米左右的小段，用沸水焯一下，备用；将莲藕、山药刨去表皮，切滚刀块，备用。

2.生姜去皮切片，备用；煲中放入焯好的猪肋排，切好的莲藕、山药以及姜片，大火焖煮20分钟后，改用文火煨2小时，至莲藕熟透；熄火后再加入泡好的枸杞焖15分钟，加入精盐调味即可。

功效

莲藕味甘，具有健脾、开胃的功效。山药具有补脾养胃、补肺益肾的功效。枸杞性甘、平，具有滋补肝肾、养肝明目的功效。以上三者配以滋阴润燥、补中益气的猪排骨，可起到清热、滋补的作用。

营养食谱—凉菜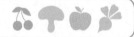

 ## 梅子沙拉菜

原料：新土豆1/2个，胡萝卜1/2根，玉米粒30克，煮鸡蛋1个，小黄瓜1根，梅子3~4颗，橙子1/2个，苹果1/2个，梅子酱及沙拉酱各适量。

做法：1.先将苹果及橙子榨汁，以此把梅子酱调汁，备用。

2.将新土豆洗净煮熟切小块，胡萝卜洗净切小条，水煮蛋切片；把所有准备好的原料放入沙拉盘中，淋上调好的梅子酱汁和沙拉酱即可食用。

功效

此菜富含维生素A、维生素B_1、维生素B_2、维生素C，并具有独特的香味，可以调动孕妈妈的食欲，吃起来既开胃又爽口。

蒜末茄条

原料：茄子400克，大蒜20克，葱2根，醋、酱油、白砂糖、淀粉各适量。

做法：1.将葱洗净、大蒜去皮，均切末；茄子洗净，切成3～4厘米的长段。

2.茄子放入开水中，大火煮软，捞起，沥干水分，平铺于盘中待凉。

3.锅中倒入1小匙油烧热，爆香葱、姜末，加入醋和1大匙水，中火煮滚，再加入淀粉勾芡，盛起淋在茄子上即可。

功效

茄子软烂，咸鲜可口。此菜为夏令佳肴，可以清心解暑，有助于消化，孕妈妈吃茄子还可以降血压。

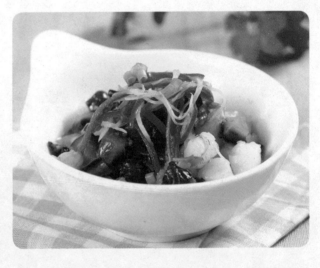

拌三丁

原料：干贝100克，海参（水浸）100克，海虾200克，大葱5克，精盐3克，料酒6毫升，白砂糖5克，姜5克，芝麻油5毫升，大葱5克。

做法：1.将葱去根洗净切成葱花；姜洗净去皮切成丝。

2.干贝放碗内加料酒及少许清水，上笼蒸至酥烂取出；海参刮洗干净，切成干贝大的丁，放入沸水中氽熟捞出；海虾投入水锅内煮至色红肉熟时捞出，稍冷后剥去头、壳，虾肉切丁。

3.将上述三丁一起放入盘内，加精盐、白砂糖、芝麻油拌均匀，撒上姜丝，稍拌后撒上葱花即可。

功效

此菜可以补虚养身、壮腰健肾。

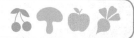 营养食谱—饮品

 桑菊薄荷饮

原料：桑叶、菊花、苦竹叶、白茅根、薄荷各适量。

做法：1.先将桑叶、菊花、苦竹叶、白茅根和薄荷分别去杂物，清水洗净，沥干水。

2.把桑叶、菊花、苦竹叶、白茅根、薄荷叶齐放茶壶内，用沸开水泡10~15分钟即成。代茶随时饮用。

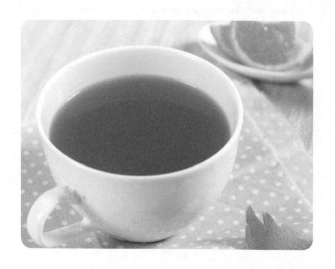

功效

此饮品可以防治孕妈妈出现的风热感冒。

 胡萝卜柑橘汁

原料：胡萝卜2根，柑橘2个，柠檬1/2个。

做法：1.选购表皮光滑的新鲜柑橘、柠檬和新鲜的胡萝卜。

2.将柑橘、柠檬去皮切块，待用；胡萝卜洗净、去皮、切成小块，待用。

3.将柑橘块、柠檬块、胡萝卜块放入榨汁机中，搅打成汁，再倒入杯中，加入凉开水调匀即可。

功效

萝卜被称为"小人参"，富含蛋白质、糖类、脂肪、碳水化合物、钙、磷、铁、挥发油、维生素A、维生素B_2、花青素、胡萝卜素、维生素C等多种营养成分，能够满足人体所需的多种营养，营养价值高，适合孕妈妈食用。

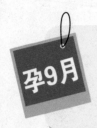

孕9月　饮食指导与食谱

孕9月营养需求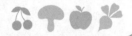

摄取足量的膳食纤维

怀孕9个月后，逐渐增大的胎宝宝会给孕妈妈带来负担，孕妈妈很容易发生便秘，便秘还可能导致内外痔。为了缓解便秘带来的痛苦，孕妈妈应该注意摄取足够量的膳食纤维，以促进肠道蠕动。芹菜、胡萝卜、白薯、土豆、豆芽、菜花等各种新鲜蔬菜中都含有丰富的膳食纤维。

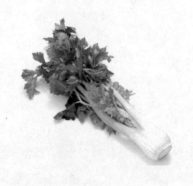

注意补充维生素

孕9月的孕妈妈应该注意补充维生素，其中水溶性维生素以硫胺素（维生素B_1）最为重要。本月如果孕妈妈硫胺素补充不足，易出现呕吐、倦怠、体乏等现象，还可能影响分娩时子宫收缩，使产程延长，造成分娩困难。

孕妈妈如果缺乏维生素K，就会造成新生儿出生时或满月前后颅内出血，因此应该注意补充维生素K，多吃动物肝脏及绿叶蔬菜等食物。为了利于钙和铁的吸收，还要注意补充维生素A，维生素D和维生素C。

每日所需营养素

热量	2600（千卡）	锌	20（毫克）
蛋白质	95~105（克）	维生素A	1500（微克）
脂肪	80~120（克）	维生素B$_1$	1.8（毫克）
钙	1200（毫克）	维生素C	120（毫克）
铁	40（毫克）	维生素B$_3$	18（毫克）

孕9月饮食宜忌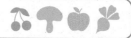

孕妈妈喝豆浆好处多

孕妈妈除了要多喝牛奶外，还可以喝一些豆浆，因为喝豆浆也对人体有很多的好处。豆浆中所含的铁质超过牛奶多倍，豆浆内丰富的铁质可以预防孕妈妈贫血。牛奶进入胃中易凝成块状物，而豆浆只形成小薄片，较之牛奶易消化吸收。由于豆浆含有麦氨酸（谷氨酸）和天门冬氨酸，所以多喝豆浆还可以治气喘。

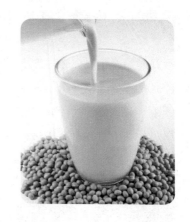

豆浆益处甚多，但喝法要讲究科学。豆浆要煮沸后再喝，这是由于豆浆中有一种皂毒素，在100℃的高温中才会被分解。在煮豆浆过程中，皂毒素受热极易膨胀，出现泡沫，浮在豆浆上层，这时豆浆并非已煮沸，要等豆浆真正全部煮沸后才可饮用，以免因皂毒素未被分解而进入人体，刺激肠黏膜，引起中毒。

孕妈妈不宜在豆浆中冲鸡蛋来饮用，因为蛋清中含有一种叫抗生物素的物质，它能与蛋黄中的生物素及肠道里的生物素紧密结合，形成十分稳定，不易为人体吸收的化合物。因此，长期在豆浆中冲鸡蛋（加上豆浆半生不熟），会导致蛋白质与生物素（维生素H）缺乏症。

🥣 孕妈妈吃坚果要适量

瓜子 瓜子含有丰富的钾元素和维生素E。孕妈妈适当嗑点瓜子，还可以刺激舌头上的味觉神经，促进唾液、胃液的分泌，从而促进消化。但瓜子中含有一定的糖分，患糖尿病的孕妈妈应该尽量少吃。另外，瓜子中除含有丰富的蛋白质外，还有油脂，大量摄入不仅会增加热量的摄入，还会使血脂升高。所以孕妈妈不要吃及多的瓜子，每次不宜超过100克。

腰果 腰果清脆可口，味道甘甜，且营养丰富。更重要的是，腰果含有大量的亚麻油酸和不饱和脂肪酸。腰果不宜久放，而且腰果的油脂丰富，不适合肝功能严重不良的人食用，痰多的人也不宜多吃。另外，腰果热量较高，多吃易致发胖。孕妈妈每天最多不能吃超过10个。

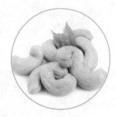

榛子 榛子富含油脂，且多为不饱和脂肪酸，所含的脂溶性维生素更易被人体所吸收，对体弱、易饥饿的人都有很好的补养作用；它的维生素E含量也很高，能有效延缓衰老，润泽肌肤。榛子本身有一种天然的香气，具有开胃的功效，丰富的纤维素还有助于消化和防治便秘；榛子还具有降低胆固醇的作用，避免了肉类中饱和脂肪酸对身体的危害，能够有效预防心脑血管疾病的发生。但值得注意的是，榛子存放时间较长后不宜食用，且孕妈妈每天吃榛子不宜超过20克。

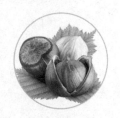

开心果 开心果富含纤维、维生素、无机盐和抗氧化元素，适当食用，能起到控制血糖、降低胆固醇的作用。开心果中含有丰富的油脂，有润肠通便的作用，有助于排毒。另外，它还富含精氨酸，不仅可以缓解动脉硬化的发生，还有助于降血脂，降低心脏病发作的危险。开心果虽然好吃，但是由于开心果的热量高，有心脑血管病的人以及肥胖的人、肝胆功能不好的人都要少吃，而且食用过多对肠胃也不好。孕妈妈每天食用不宜超过100克。

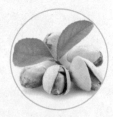

孕9月饮食指南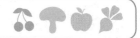

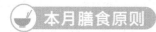 **本月膳食原则**

怀孕9个月后，由于胎儿对孕妈妈的胃部造成挤压感，所以孕妈妈一餐不能吃得太多。为了保证摄入充足的维生素和铁、钙等营养素，孕妈妈应该采取少食多餐的膳食原则，另外，孕妈妈不宜一次性地大量饮水，以免造成腹胀，影响进食。同时，孕妈妈还要继续控制食盐的摄取量，以减轻水肿的不适。

每日食物摄入量

食物种类	需要量	食物种类	需要量
主食	400（克）	豆类	70（克）
肉类	200（克）	蔬菜	650（克）
蛋类	100（克）	水果	200（克）
牛奶	250（毫升）	植物油	40（毫升）

一日食谱举例

早餐：珍菌饺

加餐：红豆蓉

午餐：大米饭150克，葱香鱼片，口蘑鸡片，牛肉胡萝卜汤。

加餐：苹果1个

晚餐：大米饭50克，健康牛肉烩，双耳牡蛎汤，红椒拌藕片。

注：上面提到的食谱在本月的营养食谱中都有对应的做法，孕妈妈可以参考着做，当然你也可以根据自己的口味选择营养食谱中的其他菜。

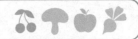

营养食谱—主食

糯米红小豆饭

原料： 糯米200克，红小豆、砂糖各100克，莲籽、松仁、葡萄干、大枣、花生仁各适量。

做法： 1.将泡好的糯米、洗净的红小豆、花生仁、莲籽、大枣、松仁一起放入电饭锅中，加适量水煮熟。

2.再加入葡萄干及砂糖，搅拌均匀，焖10分钟后即可食用。

> **功效**
>
> 温补脾胃的糯米，润肠通便的红小豆，补气养血的花生仁，养肝明目的莲籽，搭配其他营养丰富的食材熬制成的八宝饭具有清热除湿、缓解便秘等诸多功效，孕妈妈可以适当多吃。

蜂窝玉米

原料： 玉米粒200克，面粉30克，生粉20克，鸡蛋1个，白糖30克，精盐、油各适量。

做法： 1.将玉米粒洗净，过沸转圈地倒入笊篱上，备用；鸡蛋磕入碗中，与面粉、生粉、精盐、清水和在一起调成面浆，加入焯过的玉米粒搅拌均匀。

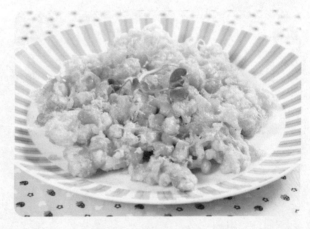

2.坐锅点火，下油烧至六成热，将玉米粒糊转圈地倒入笊篱上，改小火，边炸边淋上少许面浆，炸酥出锅盛盘撒上白糖即可。

> **功效**
>
> 此甜品色泽金黄，甜而不腻，香酥可口，适合喜爱甜食的孕妇当零食食用。玉米，味甘性平，具有健脾利湿、开胃益智、宁心活血的作用。

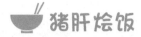

猪肝烩饭

原料: 米饭125克，猪肝35克，瘦肉20克，胡萝卜20克，洋葱50克，蒜末5克，虾仁10克，淀粉20克，色拉油50毫升，白糖5克，酱油25毫升，芝麻油5毫升，料酒3毫升，精盐适量。

做法: 1.将米饭盛在盘中，待用。将瘦肉、猪肝洗净，均切成片，调入少许酱油、料酒、白糖、精盐、淀粉。

2.将洋葱、胡萝卜择洗干净，均切成片后用开水烫熟。

3.锅置火上，放色拉油，烧热后下蒜末爆香，放入虾仁、猪肝、瘦肉略炒。再依次放入洋葱片、胡萝卜和精盐、酱油，放水加热，用淀粉勾芡，盛在米饭上淋上芝麻油即成。

功效

此饭色、香、味俱佳。营养丰富，具有补肝、养血、明目的功效，孕妇常食能防治贫血、浮肿和给胎儿增加血的供给，并可防止早产和死胎发生。

珍菌饺

原料: 香菇(干)50克，鸡腿蘑(干)100克，金针菇100克，平菇100克，油菜700克，小麦面粉350克，精盐4克，植物油15毫升，麻油5毫升，鸡蛋75克，姜10克。

做法: 1.干香菇放入温水中泡开；金针菇去掉根；将泡开的香菇去蒂切成粒。

2.平菇放入沸水锅中，焯水后捞出；鸡腿蘑放入沸水锅中，焯水后捞出。

3.将金针菇放入沸水锅中，焯水后捞出；油菜也放入沸水锅中，焯水后捞出冲凉备用。

4.将鸡腿蘑、金针菇、平菇分别切成粒。油菜切成细粒，再和各种食用菌类一起加入精盐、植物油、麻油、姜末拌匀即成珍菌馅。

5.将面粉、精盐2克、水30毫升、鸡蛋混合在一起，揉搓成面团，再将面团分成一小块、一小块的，再擀成面皮，备用。

6.擀好的面皮中包入馅，捏好，包成饺子，以常法煮熟食之。

功效

香菇中含胆碱、酪氨酸、氧化酶以及某些核酸物质。鸡腿蘑含有多种具有调节功能的维生素和无机盐，参与体内糖代谢，有降低血糖的作用。

营养食谱—粥羹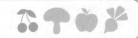

猪肝粥

原料： 大米100克，猪肝50克，花生油30克，淀粉、葱花各10克，姜末4克，料酒、精盐各适量。

做法： 1.将大米洗干净；猪肝洗净，切薄片，装入碗内，加淀粉、葱花、姜末、料酒和少许精盐抓匀，腌上浆。

2.锅内放油烧至五六成热，分散投入猪肝片，用筷子划开，约1分钟，至猪肝半熟，捞出控油。

3.锅内放水烧开，倒入大米，开后改用小火熬煮约30分钟，至米涨开时，放入猪肝片，继续小火煮10~20分钟，加精盐调味即可。

功效

此粥含铁丰富，孕妇常食，可防治缺铁性贫血。

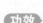 扁豆红糖粥

原料： 白扁豆25克，粳米60克，红糖10克。

做法： 1.将白扁豆洗净，用温水泡涨。

2.将粳米淘洗净，与白扁豆一起放入沙锅，加清水，用大火烧开，改用小火煮稠时，加入红糖，焖烂后趁热食用。

功效

此粥味香甘甜，汁浓稠，健脾化湿，适合孕晚期的孕妈妈食用，可以预防缺铁性贫血。

红豆羹

原料： 红豆250克，红糖25克。

做法： 1.将红豆洗净，和清水一同上火煮开，至红豆煮烂。

2.待豆皮和豆蓉分离后加入红糖，煮至溶化即可。

功效

红豆含有丰富的碳水化合物、脂肪、蛋白质、维生素和铁质，是补血佳品。中医认为，红豆具有滋补强壮、健脾养胃、利水除湿、和气排脓、清热解毒和补血的功能。

荷叶莲子粥

原料：干荷叶、大米、莲子、枸杞、冰糖各适量。

做法：1.将莲子、枸杞用水泡发好；锅内加水，放入干荷叶大火煮30分钟左右。

2.将荷叶捞出，放入大米煮至半熟时放入莲子煮一会儿；最后加入枸杞煮开后，放冰糖拌匀即可。

功效

荷叶清热解暑，还有降血压的作用。莲子不仅可以预防流产、早产，还可以缓解孕妈妈腰酸。

营养食谱—热菜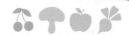

 葱香鱼片

原料：草鱼1条，蛋清2个，葱花、姜末、蒜末、盐、料酒、水淀粉、花生油、老抽、醋、白糖各适量。

做法：1.将草鱼去鳞洗净。鱼肉切片，放入葱花，姜末，蒜末，盐，料酒等调味料，用水淀粉、蛋清挂糊，热花生油炸熟。

2.把盐、老抽、料酒、醋、白糖等倒入锅中，加水淀粉勾芡。将炸好的鱼倒入，推匀即可。

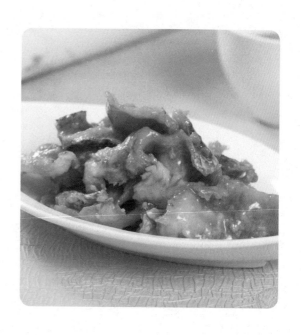

功效

此菜含有蛋白质、钙、磷等营养素，易于消化吸收。具有暖胃和中，平降肝阳的功效。

椒盐多春鱼

原料：多春鱼300克，青椒、红椒、洋葱各10克，鸡蛋1个，精盐2克，生粉3克，椒盐5克，糖3克，鸡粉2克，麻油2毫升，生油适量。

做法：1.将多春鱼洗净，抹干水分，用椒盐、糖、鸡粉、麻油腌5分钟。青椒、红椒、洋葱切成丝状。

2.把生油450毫升放入锅中烧热，将多春鱼拌上生粉，放入锅中用中火炸至硬身，倒起滤油。

3.利用锅中余油10毫升，放入青椒丝、红椒丝及洋葱丝爆香。再放入多春鱼及调料炒匀上碟即可。

功效 · · · · · ·

多春鱼富含蛋白质，怀孕后期妇女多食用此菜能增加蛋白质的摄入量。促进胎儿健康生长，避免因摄入蛋白质不够，而影响胎儿的生长发育。患有便秘的孕妇慎食。

 蜜橘鸡粒

原料：橘子4个，鸡脯肉100克，蛋清、精盐、淀粉、水淀粉、料酒及西芹叶子、白萝卜丝、色拉油各适量。

做法：1.先把3个橘子洗净，用刀切成两半，放在盘里；剩下的橘子剥皮后，橘肉切成小粒。

2.鸡脯肉洗净后，切小粒，放在碗里，用精盐、蛋清、料酒、淀粉浸腌，把精盐、料酒、水淀粉放入碗里，兑成稀芡汁。

3.锅放在火上，倒入色拉油，烧至三四成热下入鸡粒滑散，捞出沥油。向锅里下入鸡粒、橘粒、稀芡汁，推匀出锅，分别浇在盘中已切成两半的橘子剖面上，用白萝卜丝、西芹叶子点缀即成。

功效 · · · · · ·

此菜富含维生素C、维生素B_1、维生素B_2及胡萝卜素、烟酸、纤维素及铁、锌、钙等微量元素，对胎儿有健脑的作用。

冬笋烧牛肉

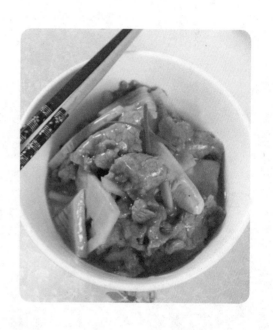

原料： 牛里脊肉250克，冬笋250克，淀粉、酱油、料酒、姜末、白糖、盐各适量。

做法： 1.将牛里脊肉切成薄片，用淀粉、酱油、料酒、姜末腌制；冬笋去皮、切片、焯熟。

2.将酱油、料酒、姜末、白糖、盐等调味料调成汁。

3.炒熟牛肉、笋片，倒入调好的汁，翻炒均匀即可。

功效

此菜补脾胃，益气血。

蚝皇鲜鲍鱼

原料： 鲜鲍鱼400克，小塘菜200克，料酒5毫升，蚝油30毫升，鸡汤50毫升，姜粒、糖各适量。

做法： 1.将小塘菜洗净，择好，对半切开，放入滚水中煮熟，捞起摆入碟中。

2.将鲜鲍鱼剖洗干净，用牙刷刷去表面脏物，冲洗干净后抹干水分。锅烧热，下油10克，放入姜粒爆香，加入鲜鲍鱼，烹入料酒，再放入糖调料，用中、慢火煨至水快干时上碟便成。

功效

常吃此菜可以使孕妈妈更好地吸收大量的优质蛋白质。

健康牛肉烩

原料： 西兰花50克，黑木耳50克，瘦牛肉（牛里脊）150克，洋葱少量，红酒、红糖、酱油、盐、山茶油各适量。

做法： 1.牛肉切小片用红酒、红糖、酱油、少量盐腌30分钟。

2.用少量山茶油和洋葱呛锅（热锅凉油），放入牛肉、西兰花。

3.待牛肉变色，加入适量腌牛肉的调料，翻炒均匀即可出锅。

功效

西兰花中维生素A和β-胡萝卜素的含量是所有蔬菜之首。

鲜蚝烧豆腐

原料： 鲜蚝200克，豆腐1盒，红柿子椒1个，葱1棵，香菜2棵，蒜头2瓣，豆豉1大匙，酱油2大匙，糖1小匙，芝麻油1小匙，油2大匙。

做法： 1.鲜蚝洗净，开水中余汤后备用；红柿子椒切片；葱切末；豆腐切小块；蒜头拍扁；香菜切段。

2.锅中倒入2大匙油烧热，先爆香蒜头，加入烫好的鲜蚝拌炒，再加入豆腐、红柿子椒、豆豉、酱油、糖稍煮，最后撒上葱末及香菜，并淋上芝麻油即可。

功效

滋味鲜美丰厚的鲜蚝搭配软嫩味美的豆腐，吃在嘴里，滑顺的口感非常舒服，与豆豉拌炒后，滋味更是甘甜，十分下饭。鲜蚝肉肥爽滑，味道鲜美，营养丰富，素有"海底牛奶"的美称。

 口蘑鸡片

原料： 鸡肉500克，菜心、青豆、笋片、口蘑、鸡蛋、淀粉、鸡汤、盐、料酒、香油各适量。

做法： 1.将鸡肉切成薄片，加鸡蛋清、淀粉调匀；菜心切成片，焯一下，捞出。口蘑切片后用少许盐搓一下，洗净。

2.锅置火上，放油烧热，下入鸡片，滑熟后捞出沥油备用。

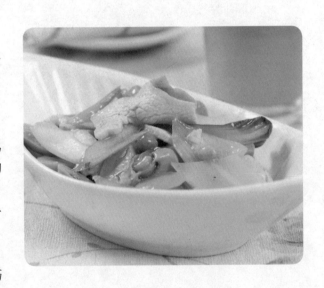

3.锅内留底油，加入鸡汤、青豆、笋片、盐、料酒烧沸，撇去浮末，用淀粉勾芡，加上口蘑片，鸡片，菜心片，烧至入味出锅，撒上香油即可。

功效

孕妈妈吃此菜，可以补充优质蛋白质和多种微量元素。

营养食谱—汤煲

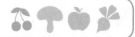

猕猴桃洋葱汤

原料：菠萝160克，猕猴桃200克，洋葱80克，牛奶、砂糖、淀粉各适量。

做法：1.洋葱去皮，切碎；猕猴桃去皮，切成1厘米小块，用榨汁机榨汁。

2.锅中倒油烧热，放入洋葱爆香，转中火炒至微软，加入菠萝丁快炒，再加水以中火煮，最后加入猕猴桃丁及牛奶勾芡即可。

功效

洋葱含有丰富的维生素C、胡萝卜素，可以降低胆固醇，减少血凝块产生，也能降压，还可以促进消化液分泌。猕猴桃、菠萝都含有丰富的维生素，可以促进孕妈妈的食欲，并帮助消化。

双耳牡蛎汤

原料：水发木耳、牡蛎各100克，水发银耳50克，料酒10毫升，葱姜汁20克，精盐3克，醋1毫升，高汤500毫升。

做法：1.将木耳、银耳撕成小块。牡蛎下入沸水锅中焯一下捞出。

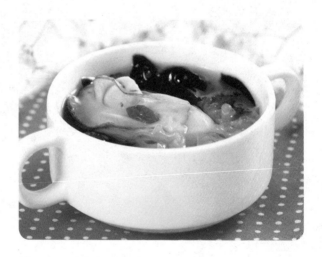

2.另将锅内加高汤烧热，下入木耳、银耳、料酒、葱姜汁煮约15分钟。下入焯好的牡蛎，加入精盐、醋煮熟，出锅装碗即成。

功效

木耳、银耳均富含钙、铁，是补钙、补铁的佳品。牡蛎营养丰富，锌的含量非常丰富，为其他食物之冠，也是补钙的最好食品之一。三者组合同烹成菜，是孕妇补锌、钙、铁的一款美味汤菜。

牛肉胡萝卜汤

原料: 牛肉200克,胡萝卜200克,土豆200克,番茄200克,黄豆50克,姜10克,精盐、牛骨各适量。

做法: 1.牛肉剁细;黄豆洗净用水浸软;土豆、胡萝卜去皮洗净后切块;番茄洗净切块;姜切片。

2.将姜片、牛骨、牛肉和黄豆放入汤锅内,加适量清水煮开,改用中火煮约1小时,再加入胡萝卜及番茄,煮至汤浓,加入精盐调味,即可趁热食用。

> **功效**
>
> 牛肉富含丰富的蛋白质,能提高机体抗病能力,孕妈妈冬天吃牛肉可以暖胃,是该季节的补益佳品。牛肉有补中益气、滋养脾胃、强健筋骨的功效。

金针菇肉片汤

原料: 金针菇150克,黄豆芽150克,猪肉(瘦)240克,姜4克,精盐、花生油各适量。

做法: 1.金针菇、大豆芽、生姜、瘦猪肉用水洗净;金针菇、大豆芽切去尾根,生姜去皮,切片,瘦猪肉切片。

2.将生姜片、黄豆芽放入铁锅中,加少许花生油爆香;用适量水,猛火煲至滚;放入全部原料,用慢火继续熬至肉片、金针菇等熟透;加精盐调味,即可饮用。

> **功效**
>
> 金针菇可以抑制血脂升高,降低胆固醇,防治心脑血管疾病。黄豆芽含有丰富的维生素,春天多吃些黄豆芽可以有效地防治维生素B_2缺乏症。豆芽中所含的维生素E能保护皮肤和毛细血管,防治高血压。

发菜鸡肉汤

原料: 做好的鸡蛋皮100克,鸡肉蓉150克,水发发菜75克,料酒、葱姜汁各15毫升,高汤650毫升,芝麻油5毫升,精盐适量。

做法: 1.鸡肉蓉内加入料酒、葱姜汁、精盐各半,顺同一方向充分搅匀,均匀地抹在鸡蛋皮上,上面铺上发菜,卷成卷。

2.将制好的发菜鸡蓉蛋卷放入容器内,入蒸锅蒸至熟透取出。将蒸好的鸡蓉蛋卷横切成片,放入汤碗内,锅内加入高汤、余下的料酒、葱姜汁、精盐烧开,出锅倒入蛋卷碗内,淋入芝麻油即成。

功效

此菜可以为孕妈妈提供丰富的优质蛋白质、钙、铁、B族维生素,可以满足孕妈妈的身体营养需求和胎儿的发育,并有利于胎儿健脑,适宜于孕妈妈在妊娠晚期食用。

响螺鲍鱼煲鸡

原料: 母鸡1/2只,鲜鲍鱼3只,响螺肉100克,冰糖10克,枸杞子5克,姜5克,精盐适量。

做法: 1.将母鸡洗净,响螺肉洗净后切片,一起放入滚水中煮2分钟,取起待用。

2.把鲜鲍鱼剖洗干净,用牙刷刷去表面脏物,洗净待用。将所有原料放入煲内,加入适量清水,用猛火煲半个小时,再改用慢火煲1小时便成。

功效

鲍鱼富含人体必需的氨基酸、蛋白质、碘、钙、钠、磷等。有益精明目、养血柔肝的功效。此汤营养丰富,孕妇食用可补身,并利于胎儿的营养吸收。孕妇强身健体,有利于顺利分娩和产后身体的恢复。

猪胰脏煲山药

原料: 猪肉(瘦)250克,猪胰脏150克,山药(干)50克,莲子50克,姜5克,精盐适量。

做法: 1.猪胰脏、瘦肉放入滚水中,捞起洗净;莲子去莲心,洗净;山药洗净;姜洗净,切片。

2.把适量水煲滚,加入瘦肉、猪胰脏、莲子、山药、姜片煲滚。煲滚后再慢火煲3.5小时,加精盐调味即可。

功效

猪肉含有丰富的优质蛋白质和必需的脂肪酸,并且可以为孕妈妈提供血红素(有机铁)和促进铁吸收的半胱氨酸,能改善孕期缺铁性贫血。

营养食谱一凉菜

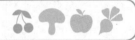

 红椒拌藕片

原料: 白嫩莲藕1根,红椒2个,白糖、生姜、芝麻油、香醋、精盐各适量。

做法: 1.先将莲藕、红椒及生姜清洗干净(最后一遍水应该用温白开水),莲藕去皮切成薄薄的片,先不要散开,直接装入一个器皿中,放精盐并加凉开水大约300毫升浸泡至软。

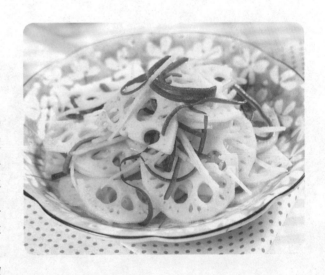

2.莲藕取出后装盘;红椒去子,去蒂,切丝,装入莲藕片盘中;生姜切细丝,把白糖、香醋及姜丝一起撒在藕片上,略腌一会儿,淋上芝麻油拌匀即可。

功效

此菜酸甜有味,清淡爽口。其中的红椒富含维生素C;莲藕中富含鞣酸,具有收缩止血的作用,对孕妈妈有生津止渴、清热除烦、养胃消食、养心生血之功效。

姜米拌莲藕

原料：莲藕400克，醋10毫升，芝麻油10毫升，姜1克，精盐适量。

做法：1.中段莲藕洗净，用刀裁去骨节，刮净外皮，切成铜钱厚的圆片，用凉水淘一下，放入开水锅内略焯，见其发白光色时捞出；姜洗净切成米粒状，备用。

2.将莲藕放入盘内，加入精盐、姜粒、醋、芝麻油，拌匀即成。

功效

此菜具有健脾开胃，消毒解渴的功效。

 凉拌素三丝

原料：黄瓜300克，胡萝卜200克，金针菇200克，蒜末10克，芝麻油3毫升，白糖2克，精盐适量。

做法：1.将黄瓜(不去皮)、胡萝卜(去皮)洗净，切成细丝；金针菇去根洗净，放入沸水中焯1分钟，捞出晾凉，沥干备用。

2.将金针菇、黄瓜丝和胡萝卜丝放入碗中，加入白糖、精盐、芝麻油、蒜末调拌均匀即可。

功效

胡萝卜富含胡萝卜素、维生素A、维生素B_1、维生素B_2、花青素、钙、铁等营养成分。金针菇可以促进宝宝大脑和骨骼发育，加快营养成分的吸收。

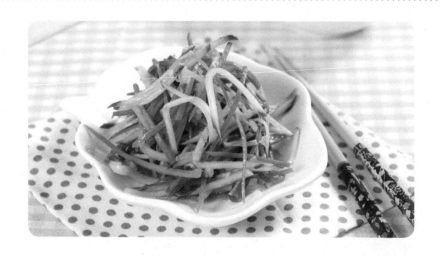

营养食谱—饮品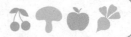

黑豆奶

原料：黑豆粉5克，牛奶100毫升，豆浆100毫升，白砂糖适量。

做法：1.将牛奶、豆浆混匀加热。

2.然后放入黑豆粉、白砂糖一起搅拌均匀即可。

功效

黑豆有补肾、乌发、明目、通便、解百药毒等效用。牛奶所含的丰富的食物活性钙为人体钙质的重要来源，既容易吸收利用又安全。豆浆营养价值极高，含有丰富的植物性蛋白质、微量元素等成分，另富含"大豆异黄酮"，即植物性激素。"饮奶喝浆"是所有补钙方法中最好的方法。

甘蔗牛奶

原料：甘蔗汁50毫升，牛奶150毫升。

做法：将甘蔗汁与牛奶一起混匀即可。

功效

甘蔗汁性寒味甘，含有丰富的糖类、多种氨基酸、有机酸、纤维素及硒等。可滋阴润燥、清热解毒。牛奶甘平微寒，可益肺气、润肤、润肠通便，与甘蔗汁合用可降低甘蔗汁的寒性。妊娠后期胎火大，此饮品可改善怀孕后期胎火大、口干、便秘等症状。亦可美白皮肤。

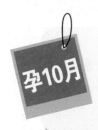

孕10月 饮食指导与食谱

孕10月营养需求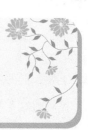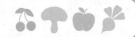

充分地摄入铁元素

本月孕妈妈需要储备充足的铁，以补偿分娩时失血造成的损失，另外宝宝生长发育过程中需要制造血液和肌肉组织，还需在肝脏内储存一定量的铁，以备出生后消耗。因为母乳或牛乳中的铁均很少，出生后半年内，婴儿基本消耗自身储存的铁。

保证充足的钙元素

孕期钙的需求量大增，约为非孕期的1倍，日需量1200毫克，胎儿骨骼中的钙90%在妊娠晚期3个月内积聚，50%在妊娠最后一个月积聚，故早产儿容易缺钙。所以在本月应该充分摄入所需的钙元素，可以吃一些含钙多的食物。

充分摄入热量和蛋白质

临近预产期，胎儿的大脑发育进入了一个高峰期，这是胎儿脑组织中神经和神经胶质分化速度最快的时期。这时如果孕妈妈摄入热量和蛋白质不足，将使胎儿脑细胞分化缓慢，最终使脑细胞总数减少。所以孕妈妈应该摄入足够的热量和蛋白质。

限制摄入碳水化合物和脂肪

孕妈妈在怀孕最后一个月应限制脂肪和碳水化合物的摄入量，以免胎儿生长得太快而影响顺利分娩。同时，还要注意不可摄取过多的盐分和水分，以防妊娠水肿。孕妈妈可以将重点放在午餐上，主食可以适量减少，增加副食的比例。妊娠晚期胎儿生长更快，胎儿体内需要贮存的营养素增多，孕妈妈需要的营养也达到最高峰，为此，应做到膳食多样化，尽力扩大营养素的来源，保证营养素和热量的供给。

每日所需营养素

热量	2600（千卡）	锌	20（毫克）
蛋白质	95~105（克）	维生素A	1500（微克）
脂肪	80~120（克）	维生素B$_1$	1.8（毫克）
钙	1200（毫克）	维生素C	120（毫克）
铁	40（毫克）	维生素B$_3$	18（毫克）

孕10月饮食宜忌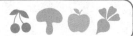

产前可以吃些巧克力

每一个产妇在分娩时都需要消耗许多的能量。一般来说，正常产程约需12~16小时。所以，产妇要保证有足够的体力，才能顺利分娩。巧克力营养丰富，每100克巧克力中含有碳水化合物50克左右、脂肪30克左右、蛋白质5克以上，还有较多的锌、维生素以及碳水化合物，能在很短时间内被人体吸收和利用，其被消化和吸收的速度是鸡蛋的5倍，能迅速产生大量热能，供人体消耗。产妇如果在临产前吃上两三块巧克力，分娩过程中体内就能产生很多热量，补充所消耗的热量，以保持体力。

吃些水果或流质食物

待产时由于阵痛频发，孕妈妈出汗多，体力消耗大，如果不好好进食，就容易引起脱水。这时孕妈妈可以吃一些水分较多的含糖水果，如西瓜、葡萄等，既可以解渴，又可以直接补充能量。如果孕妈妈不想吃水果，可以喝一些果汁、菜汤、牛奶等流质食物，这样既能补充水分，又能及时供给孕妈妈所需的能量。

孕10月饮食指南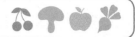

 本月膳食原则

本月孕妈妈应充分摄取营养，进餐的次数每日可增至5餐以上，以少食多餐为原则，应选择体积小、营养价值高的食物，如动物性食品等，减少摄食营养价值低而体积大的食物，如土豆、红薯等。另外，孕妈妈应该继续限制脂肪和碳水化合物等热量的摄入，以免胎儿过大，影响顺利分娩。为了储备分娩时消耗的能量，应该多吃富含蛋白质、糖类等能量较高的食品。在这个月里，由于胎儿的生长发育已经基本成熟，所以孕妈妈应该停服钙剂和鱼肝油，以免加重代谢负担。

每日食物摄入量

食物种类	需要量	食物种类	需要量
主食	400~500（克）	豆类	50~100（克）
肉类	200（克）	蔬菜	500~750（克）
蛋类	50~100（克）	水果	200（克）
牛奶	250（毫升）	植物油	30（毫升）

一日食谱举例

早餐：牛奶250克，竹笋糙米饭。

加餐：肉末蒸蛋

午餐：大米饭150克，煲仔黄牛肉，萝卜炒虾皮，豆腐皮鹌鹑蛋汤。

加餐：冰糖枇杷

晚餐：大米饭150克，火爆腰花，蘑菇余肉丸。

加餐：苹果100克

注：上面提到的食谱在本月的营养食谱中都有对应的做法，孕妈妈可以参考着做，当然你也可以根据自己的口味选择营养食谱中的其他菜。

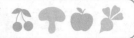
营养食谱—主食

竹笋糙米饭

原料: 竹笋2根,黄豆40克,糙米120克,香菇20克,盐适量。

做法: 1.黄豆洗净,先用水泡2小时;糙米洗净,用水泡1小时;香菇亦洗净泡开。

2.竹笋切丁,与黄豆、糙米、香菇、盐一起放入电饭锅煮熟(就如一般煮饭的方法)即可。蒸好的饭最好一餐内吃完,没吃完不要放电饭锅中保温,否则容易变味。

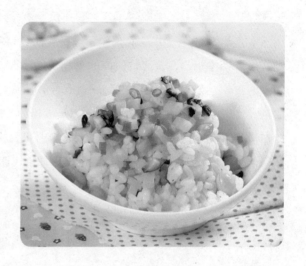

功效 此饭口味清爽,可以为孕妈妈补充质优、量足的三大营养素,对于偏爱素食的孕妈妈来说,是一道简单又营养的简餐。

肉末蒸蛋

原料: 猪肉50克,鸡蛋3个,葱末、太白粉各5克,酱油10毫升,精盐2克,食用油25毫升。

做法: 1.将鸡蛋打入碗内搅散,放入精盐、清水(适量)搅匀,上笼蒸熟。

2.选用三成肥、七成瘦的猪肉剁成末。

3.锅放炉火上,放入食用油烧热,放入肉末,炒至松散出油时,加入葱末、酱油及水(适量),太白粉用水调匀勾芡后,浇在蒸好的鸡蛋上面即成。

功效 鸡蛋及猪肉都养血壮体、补益脏腑的功效,且富含维生素A,孕妈妈吃了既可以补血,又可以补充足够的维生素A。

蜜汁甜藕

原料： 藕750克，糯米150克，蜜莲子25克，蜂蜜50克，白糖200克，水淀粉15克，蜜桂花5克。

做法： 1.将藕洗净，切去一端藕节；将糯米用清水漂洗干净，浸泡2小时，捞起晾干。

2.藕孔内灌入糯米，边灌边用筷子顺孔向内戳，使糯米填孔。从中剖开，切成0.7厘米厚的块，整齐摆入碗中，加入白糖125克。

3.将藕放入笼屉上，在火上蒸30分钟，取出；再用清水浸泡2分钟，撕去藕皮晾干，切去一端藕节。待白糖溶化取出，扣入盘内，再将炒锅置火上，放清水50毫升，白糖75克，蜂蜜、蜜桂花、蜜莲子烧沸，用调稀的水淀粉勾芡，起锅浇在藕块上即可。

功效

糯米含有蛋白质、脂肪、钙、糖类、磷、铁、维生素及膳食纤维等营养成分，能增进胃肠蠕动。藕含有丰富的蛋白质、维生素、天门冬素等，营养价值很高。加工后，呈粉红透明状，香甜似蜜。

鱼肉馄饨

原料： 净鱼肉125克，猪肉馅75克，绿叶菜50克，料酒5毫升，葱花5克，干淀粉50克，精盐1克，熟鸡油5毫升。

做法： 1.将鱼肉剁成膏，加精盐0.5克拌和，做成18个鱼丸；砧板下放干淀粉，把鱼丸放在干淀粉里逐个滚动，使鱼丸渗入干淀粉后有黏性，并用擀面杖做成直径7厘米左右的薄片，即成鱼肉馄饨皮。

2.将猪肉馅做成18个馅心，用鱼肉馄饨皮卷好捏牢。旺火烧锅，放入清水1000毫升烧沸，下馄饨，用筷子轻搅，以免黏结。用小火烧到馄饨浮上水面5分钟左右，即可捞出。

3.在汤中加余下的精盐和料酒，烧沸后放入绿叶菜（韭菜、香菜均可），倒入盛有馄饨的碗中，撒葱花，淋鸡油即可食用。

功效

猪肉质地滑嫩，鲜香可口。鱼肉富含的蛋白质有助于孕妈妈自身的身体健康和胎宝宝的生长发育。

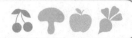

营养食谱—粥羹

 麻雀粥

原料: 麻雀2只,糯米100克,
葱、姜末10克,料酒10克,
麻油25克,精盐适量。

做法: 1.麻雀去毛和内脏,洗
净,放入碗中,加姜末、
料酒、精盐等,上笼蒸
烂,除去骨、头、脚、翅
等物。

2.糯米淘洗干净,下锅加
清水烧开,熬煮成粥,再
加入麻雀肉及汤汁、麻油
等调料,稍煮片刻即可。

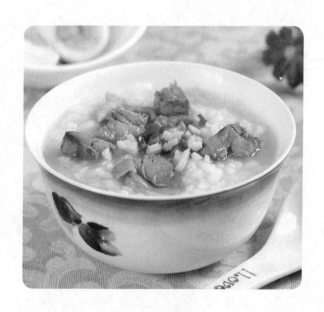

功效

麻雀肉性味甘温,富含蛋白质、脂肪、无机盐和维生素,可以缓解妊娠期间
孕妈妈水肿。

 莲子鸡头米粥

原料: 塘莲子50克,鸡头米50克,糯米100克,鲜莲叶1张,桂花卤10克,白糖150克。

做法: 1.鲜莲叶洗净,用开水烫过待用。

2.将糯米淘洗净后放入锅内,加入空心塘莲子、鸡头米及清水,上火烧开,转
用小火煮成粥。

3.粥好撤火,覆以鲜莲叶,盖上盖,闷5分钟后,拿掉莲叶,加入白糖、桂花卤
即可食用。

功效

此粥是滋养之品,可以补益心脾,治疗妊娠水肿。

大枣紫米粥

原料：红糯米20克，黑糯米40克，红枣12克，红糖50克。

做法：1.糯米至少要浸泡4个小时。

2.将红枣、糯米和红糖一起放入碗中，加入水后放入锅内，煮熟即可（锅内加入2碗水）。

功效

用红枣、糯米和红糖等补血食材做成的点心，适合贫血的孕妈妈补血之用。

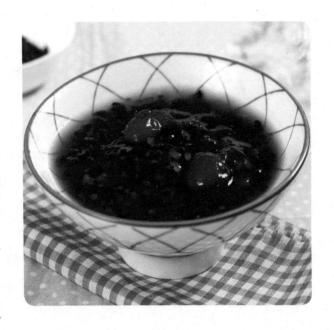

凤尾菇鸡肉羹

原料：凤尾菇200克，鸡胸脯肉100克，火腿10克，鸡蛋清120克，姜汁5毫升，料酒5毫升，精盐3克，淀粉25克，猪油50毫升，葱汁10毫升，清汤适量。

做法：1.鲜凤尾菇去蒂和杂质洗净，放入沸水锅中焯水，并迅速捞出，用清水冷却，沥干水分，切成细末；鸡胸脯肉剁成蓉。

2.将凤尾菇、鸡脯蓉放在同一个碗中，加葱姜汁、料酒、精盐、清汤250毫升、水淀粉50克（淀粉25克加水）、鸡蛋清搅成凤尾菇鸡蓉。

3.炒锅置火上，加入熟猪油，烧至七成热时，加入清汤150毫升烧沸，慢慢倒入调制好的凤尾菇鸡蓉搅散，烧烩至稠糊状，起锅装盘，撒上火腿末即可。

功效

鸡胸肉有温中益气、健脾胃、活血脉、强筋骨的功效。凤尾菇肉质肥厚、营养丰富，含有粗蛋白、碳水化合物、膳食纤维、维生素B_1、维生素B_2、烟酸、钙、铁、钾、钠、磷等营养素。

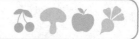

营养食谱—热菜

番茄沙司煎鱼

原料: 鲈鱼150克，番茄100克，蘑菇（鲜蘑）50克，黄油10克，番茄沙司5克，红葡萄酒10毫升，精盐3克，小麦面粉5克，植物油15毫升。

做法: 1.将鱼肉斜切成两片，撒上精盐稍腌。鱼蘸上面粉，用油煎熟。

2.番茄在水中稍烫后，捞出，剥皮，切成片；蘑菇洗净，切成片。

3.在煎锅中倒入黄油烧热，再放入番茄片、鲜蘑片和番茄沙司，翻炒几下，再加红葡萄酒，制成番茄沙司。将番茄沙司倒在煎熟的鱼上即可。

功效

番茄中含有丰富的芦丁，对心血管具有保护作用。蘑菇中含有人体难以消化的粗纤维、半粗纤维和木质素，可保持肠内水分平衡，还可吸收余下的胆固醇、糖分，将其排出体外，对预防便秘十分有利。

煲仔黄牛肉

原料: 黄牛肉250克，母鸡肉60克，老姜、料酒、精盐、橄榄油各适量。

做法: 1.黄牛肉剁块，用冷水漂半个小时，余水；母鸡肉剁块，余水。

2.沙锅中放入牛肉块、鸡肉块，加老姜、料酒、精盐、清水大火烧开，撇去浮沫，转小火煲至牛肉酥烂，淋上橄榄油即成。

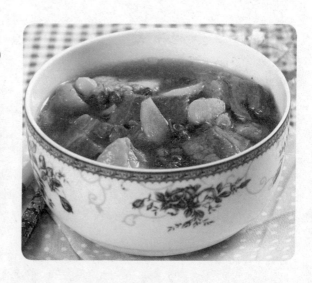

功效

此汤煲清味醇，营养丰富，富含优质蛋白质，有补脾胃、益气血、强筋骨作用，有助于孕妈妈在孕晚期补充体力。

火爆腰花

原料: 猪腰200克,黄瓜1根,姜、葱花、蒜、盐、白砂糖、酱油、香醋、料酒、水淀粉、食用油各适量。

做法: 1.猪腰洗净,平切成两片,去除油皮和腰臊,先反刀斜切,再直刀切成三刀一断的眉毛形,焯水待用,黄瓜斜刀切成薄片。

2.蒜瓣拍散待用。将盐、白砂糖、酱油、香醋、料酒和水淀粉倒入碗中,调成芡汁。

3.用中火加热油,然后放入葱花、姜片、蒜碎爆香,再将火力调至最大,随后迅速下入准备好的腰花,爆炒约1分钟,然后放入准备好的芡汁和黄瓜片,待汤汁收稠后装盘即可。

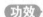 **功效**

猪腰中含有丰富的铁质,且在人体中的吸收和利用程度高,猪腰在制作前需先焯水,以去掉猪腰的臊味。

 板栗焖菜心

原料: 板栗150克,五花肉100克,油菜心150克,香麻油1小匙,酱油1小匙,精盐少许。

做法: 1.将板栗去壳,泡水6~8小时,去除中间的皮屑及杂质,放入滚水中焯烫,捞出,油菜心洗净备用。

2.五花肉和板栗放到一起烧,快熟的时候加入油菜心翻炒。出锅时加精盐、酱油、芝麻油,搅拌均匀即可出锅。

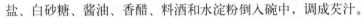 **功效**

板栗中含有丰富的钾元素,钾离子可以帮助排出身体多余的水分,消除水肿,对孕妈妈经常出现的水肿症状有一定的帮助。

牛肉煮菠菜

原料: 牛肉200克,菠菜300克,咸蛋1个,姜片3克,盐2克,生抽3克,腌料(鸡蛋1/2个,生粉5克,嫩肉粉2克,糖3克,盐2克,鸡粉3克,芝麻油1克)。

做法: 1.将牛肉切成薄片,用腌料拌匀,腌15分钟。

2.把菠菜择好,洗净;咸蛋打散放入碗中,再放入蒸锅内蒸熟,取出待用。

3.烧锅下油10克,放入姜片及200毫升水煮沸,然后加入其他原料,用猛火煮2分钟,放入调料拌匀即可。

功效

牛肉是高蛋白低脂肪的食物,还含有丰富的钙、磷、铁及维生素B_1和维生素B_2等,有补脾胃、益气血、强筋骨的作用。菠菜富含铁、磷、维生素A和维生素C等,有补血、助消化、通便的功效,是孕妈妈怀孕晚期的补铁佳品。

萝卜炒虾皮

原料: 白萝卜300克,虾皮75克,粉丝少量,葱、姜、盐、花生油各适量。

做法: 1.白萝卜洗净、去皮、切成细丝。

2.粉丝过水煮烂,拔凉后,控干水分。

3.锅烧热,加入油、葱、姜、萝卜丝、粉丝炒熟,加虾皮、盐等即可。

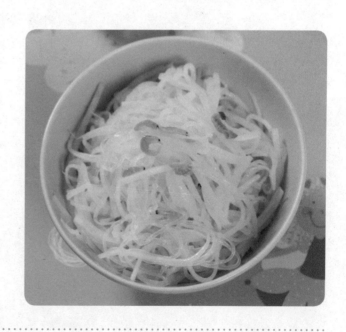

功效

此菜可以补充钙质,消除胀气,顺气通便。

营养食谱—汤煲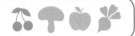

 银耳老鸽汤

原料：老鸽1只，干银耳50克，枸杞10颗，姜2片，精盐适量。

做法：1.将银耳放入水中浸软，去蒂，洗净沥干待用；枸杞泡软，洗净待用。

2.鸽子洗净焯水，再洗净，切大块待用。

3.烧开适量清水，放入鸽肉、枸杞和姜片，用中火煲约1小时至原料熟，加入银耳，再煲30～40分钟至汤浓，用适量精盐调味即可。

功效

枸杞有补血、养心、安神的作用。

 章鱼猪手汤

原料：红枣8个，绿豆50克，章鱼1只，莲藕1节，猪手1只，精盐、姜片各适量。

做法：1.红枣去核，和绿豆一起洗净，用清水浸泡片刻；章鱼洗净，用温开水浸泡半小时；莲藕洗净，切成块状。

2.猪手洗净切块，与其他的原料一起放入瓦煲里，先用武火，后用文火煲2.5小时，最后用精盐调味即可。

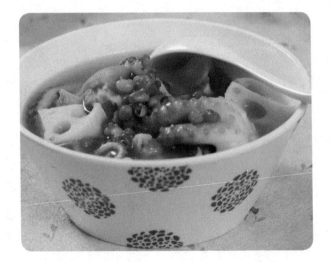

功效

此汤香浓可口，具有补中益气、养血健骨的功效，同时又能养血、滋润肌肤，还有催乳的作用。

莲藕炖排骨

原料： 排骨500克（小排），长节莲藕2～3节，莲子若干，精盐适量。

做法： 1.将排骨洗净；莲藕洗净切片；莲子洗净。

2.在锅中加入半锅水，放入莲藕，以中火煮沸；然后用文火炖半小时，加入排骨和莲子，烧开后撒一些精盐。

3.再炖2小时，炖至莲藕软烂即可。

功效

此汤可以补心益脾。

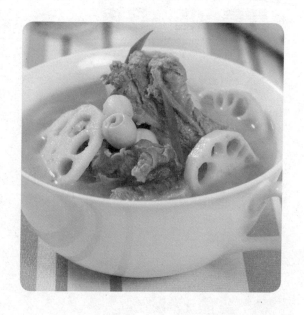

当归猪心汤

原料： 猪心500克，当归10克，枸杞50克，红枣（干）20克，料酒5毫升，精盐2克。

做法： 1.将当归、枸杞、红枣洗净；猪心切开，洗净，切片。

2.锅内注入清水，放入当归、枸杞、红枣和料酒，下猪心煮开后，去除浮沫，小火炖1个小时，加少许精盐即可。

功效

猪心含有丰富的蛋白质、烟酸、维生素B_1、维生素B_2和维生素C等。当归补气活血；枸杞补肝肾，还可以镇静安神，防止孕妈妈贫血。

菊花猪肝汤

原料： 猪肝100克，杭白菊数朵，嫩姜数片，精盐适量。

做法： 1.猪肝洗净后切片，嫩姜切丝，待用；杭白菊洗净待用。

2.锅中放入400毫升左右的清水。先将杭白菊放入锅内煮片刻，再放入猪肝和嫩姜同煮。沸腾后，再用小火煮20分钟，用精盐调味即可。

功效

怀孕期间基础代谢率较高，孕妈妈容易内热，杭白菊具有清热解毒的作用。此款菊花猪肝汤适合内热较重的孕妈妈补铁食用。

艾叶羊肉汤

原料：羊肉300克，艾叶30克，红枣10个，料酒1大匙，姜3片，盐适量。

做法：1.将羊肉洗净，切成3厘米长的小块，放入滚水中氽烫，捞出备用；把姜切成片备用。

2.将羊肉、艾叶、姜片、红枣放入钵中，加入料酒，适量的盐和水，坐锅中加入水，慢蒸半个小时即可食用。

功效

艾叶即艾草，可以除寒湿、充气血，具有调经、安胎和止血止痛的功效。羊肉性温和，富含蛋白质，热量高，能促进血液循环，增暖御寒，还可以促进母亲乳汁的分泌。

蘑菇氽肉丸

原料：猪肉泥150克，鲜蘑菇50克，菜心100克，鸡蛋液30克，葱姜汁、料酒、精盐、芝麻油、淀粉各适量。

做法：1.菜心洗净；蘑菇洗净切成片；猪肉泥加葱姜汁、料酒、精盐、鸡蛋液、淀粉搅上劲。

2.锅置火上，放水烧沸，挤入肉丸子氽熟，放入菜心、蘑菇片，烧沸至熟，加入精盐、麻油，起锅装碗即可。

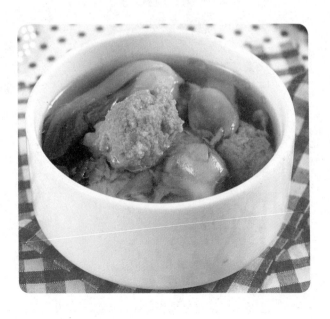

功效

此菜富含动物性蛋白质与脂肪，以及钙、磷、铁、膳食纤维、蘑菇醇提取物等营养物质，不但有降血糖的作用，而且还有补益肠胃、化痰散寒的功效，适宜营养不良、有贫血倾向的孕妈妈食用。

豆腐皮鹌鹑蛋汤

原料： 鹌鹑蛋8个，豆腐皮2张，水发香菇2个，火腿肉25克，盐、葱花、姜末、料酒、油各适量。

做法： 1.将鹌鹑蛋打入碗内，加少许盐，搅拌均匀；将豆腐皮撕碎，撒上温水湿润；香菇洗净切丝，火腿切末。

2.锅置火上，放油烧热，下葱花、姜末爆香，倒入鹌鹑蛋炒至凝结，加清水适量，烧沸，加入香菇、料酒、盐煮15分钟，加入豆腐皮，撒上火腿末，煮沸即可。

功效

此菜清肺养胃。鹌鹑蛋有通经活血、强身健脑、补益气血的作用。

鳝鱼蹄筋汤

原料： 黄鳝500克，猪蹄筋60克，猪脊骨150克，红枣5颗，料酒、精盐各适量。

做法： 1.黄鳝切开，去骨及内脏，用开水焯一下去血水、黏液，切片；猪蹄筋泡发。

2.猪脊骨洗净，切碎。红枣（去核）洗净，与黄鳝、猪蹄筋、猪脊骨一起放入锅内，加清水适量，武火煮沸后，文火煲3小时，加少许料酒、精盐调味即可。

功效

此菜味辛香，营养成分齐全，内含多种维生素、钙、磷、铁，有补益气血、强筋健骨的功效，孕晚期的孕妈妈食用，还可以预防产后缺乳。

营养食谱—凉菜

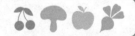

豆腐拌西芹

原料： 西芹4根，豆腐1块，精盐少许。

做法： 1.将西芹洗干净之后，切成长细条状盛到盘中。

2.在碗里将豆腐磨成豆腐泥，加入精盐拌匀，然后将豆腐泥淋在西芹上即可。

功效

西芹含有丰富的钾，可以代谢人体内的钠，有降低血压的功效，还含有丰富的维生素C、铁和纤维素，非常适合患有妊娠高血压的孕妈妈食用。

凉拌金针菇

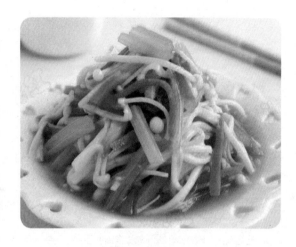

材料 金针菇200克，芹菜2根，胡萝卜1根，盐、香油、生抽、蒜末、醋各适量。

做法：1.金针菇洗净沥干水，芹菜去叶切断洗净，胡萝卜洗净切成丝。

2.锅中加水煮沸，加少许盐和植物油（这样焯出的菜颜色更艳丽），分别放入金针菇和芹菜、胡萝卜焯水（金针菇单独焯水，芹菜和胡萝卜可以一起焯水），焯水后放凉水中冲一下。

3.把焯好的金针菇、芹菜和胡萝卜放入盆中，放蒜末、生抽、醋、香油拌匀即可。

功效

金针菇富含赖氨酸和锌，可以促进新陈代谢，加速营养素的吸收和利用，同时还有抵抗疲劳、抗菌消炎等功效；芹菜清热利水，同时也有健胃的功效。

翡翠奶汁冬瓜

原料：冬瓜300克，西兰花200克，蒜蓉5克，红椒1/2个，牛油5克，鲜奶50毫升，鸡粉5克，糖2克，生粉5克，盐、食用油各适量。

做法：1.将冬瓜去皮，切成小块，放入滚水中煮1分钟，捞起待用；红椒洗净，切成细粒；西兰花切成小朵，放入加有油、盐的沸水中焯至八成熟，捞起滤干水分。

2.烧锅放入适量食用油烧热，然后放入蒜蓉爆香，再加入西兰花炒热，倒入芡汁炒匀，摆碟中。

3.将牛油放入锅中煮溶，加入红椒粒、冬瓜及调料，煮至呈稀糊状时，取起淋在西兰花上即可。

功效

牛奶含有丰富的优质蛋白质和钙质，是孕妈妈补充钙和蛋白质的理想食品，有补虚的作用。冬瓜有消水肿、利尿、消炎的作用，所以此菜有消除水肿、润肠通便的功效。

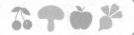

营养食谱—饮品

陈皮绿豆饮

原料: 绿豆80克,陈皮丝4条,冰糖适量。

做法: 1.绿豆洗净浸泡于水中25分钟。

2.锅中加水及陈皮煮沸,再加入绿豆煮12分钟,改小火煮至绿豆软化成沙,加入冰糖调至自己喜欢的甜度即可。

> **功效**
>
> 绿豆沙对人体有清补润脏的作用,可以利小便,解除孕妈妈的水肿问题,陈皮有治恶心呕吐、帮助消化的功能。孕妈妈可以少量喝些绿豆沙,但不适合长期喝,绿豆属阴,对于脾弱的人来说不适合长期喝。

冰糖枇杷

原料: 枇杷500克,豌豆25克,红樱桃15克,冰糖250克。

做法: 1.将枇杷剥去外皮,除去核和内筋,放入清水内浸泡(以免变色)后捞出,再放入开水锅内汆过,然后用冷水漂上。

2.食用时,在一净锅中放1000毫升水,并下入冰糖烧开溶化后过罗筛,将锅子洗净,倒入糖水和枇杷,烧开再装入汤盅内,撒入红樱桃和豌豆即成。

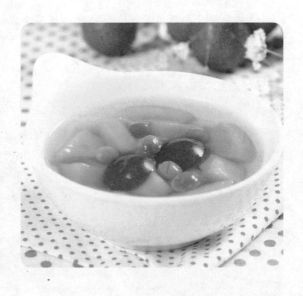

> **功效**
>
> 枇杷能镇咳祛痰,果实和叶有抑制流感病毒的物质,可以预防四季感冒;且富含多种营养素,能有效补充机体营养成分,提高机体抗病能力。

第 **4** 章

孕期常见症状食疗方法

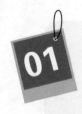

妊娠呕吐

症状说明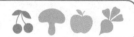

妊娠呕吐多发生在受孕后40天至3个月的这段时间，最突出的症状是胸闷不适、恶心呕吐、头眩体倦等，这是孕早期正常的生理反应。

妊娠呕吐被认为是母体为了保护胎儿，对毒素以及有害食品所做出的自然反应，尤其是在怀孕的头3个月。怀孕后体内激素的变化是引起妊娠呕吐的另一个原因。人体绒毛膜促性腺激素在怀孕的头6周内会迅速升高，在第8~10周时会达到顶峰，然后在第12周时回落。这也正是妊娠呕吐的规律。

另外，黄体酮的变化也是引发妊娠呕吐的一个因素。它的含量在孕早期剧增，因此可以让肌肉和韧带变得松弛以便为分娩做好准备。此外，黄体酮的增加也令消化系统速度减缓，因此会引起反胃，这是妊娠呕吐的一种表现。

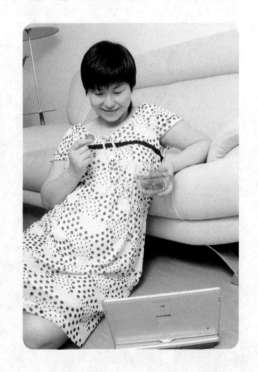

妊娠呕吐一般会在怀孕3个月后自行消失。但有的孕妈妈会频繁恶心呕吐，不能进食，以致发生体液失衡及新陈代谢障碍，甚至危及孕妈妈的生命，称为妊娠剧吐。这种情况很严重，如果出现，孕妈妈一定要早发现早治疗。

防治方法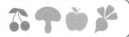

据最新研究，饮食对妊娠呕吐也有一定的影响，如果食物中多含肉类或糖分，妊娠呕吐的情况就会比较严重。相反如果多吃谷物和豆类食品，症状就会轻很多。

以下10种方法可以帮助孕妈妈缓解妊娠呕吐的症状。

1 充分休息。压力过大，很可能会加剧妊娠呕吐的症状。

2 早晨少量地吃东西。在胃里留存一些食物，能防止恶心呕吐。

3 不要长时间呆在电脑或电视机前。电脑和电视机屏幕上无法察觉的快速闪烁，会加重妊娠呕吐的症状。

4 适量运动。特别是在怀孕早期，适当地进行锻炼也能减轻妊娠呕吐。

5 喝水时加些苹果汁和蜂蜜，有助于保护胃。

6 吃些苹果酱。它能缓解胃肠不适和妊娠呕吐的症状。

7 吃一些梨或橘子。可以有效缓解妊娠呕吐。

8 吃一个烘烤过的土豆，或早餐吃根香蕉。香蕉里含有钾，也能抑制孕吐。

9 穿着尽量舒适。腰部太紧的衣服会加剧妊娠呕吐。

10 服用儿童维生素代替产前维生素。这种维生素更容易消化，且不会产生饱腹感。

推荐食材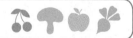

姜虽然属于燥热性食物，但也是改善呕吐症状的天然食材，所以煮菜时放一些姜，可以减缓妊娠呕吐，但是千万不要过量摄取。其他可以抑制妊娠呕吐的食材还有牛奶、谷类、蔬菜、水果、海产品、富含蛋白质的食品等。

调理食谱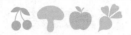

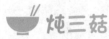 炖三菇

原料： 鲜口蘑、鲜平菇、鲜草菇各150克，香菜末、高汤、料酒、精盐、香油、白糖各适量。

做法： 1.口蘑去根，洗净，对半切开，下沸水中焯一下捞起，投凉沥水。

2.草菇、平菇去杂洗净，撕成小块。

3.将平菇、口蘑、草菇放入蒸碗内，加入高汤、精盐、白糖、料酒、香油，上笼蒸半小时取出，撒上香菜末即可。

功效 ·······

此汤可以缓解孕早期的妊娠呕吐。

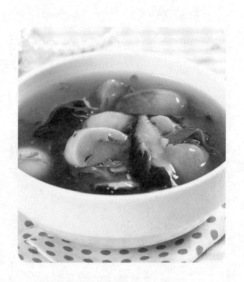

酸豆角炒肉

原料： 酸豆角200克，瘦肉200克，青椒1个，红椒1个，蒜茸、蛋清、精盐少许，白糖2茶匙，花生油1汤匙，生粉半茶匙。

做法： 1.将瘦肉剁成肉末，加蛋清、精盐、生粉拌匀；酸豆角漂洗、切粒；青、红椒切粒。

2.起锅爆香青、红椒粒和蒜茸，放入肉末炒香，然后放入酸豆角粒快炒，加白糖炒匀调味即可。

功效 ·······

此菜可以缓解孕吐，增强食欲。

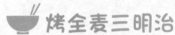 烤全麦三明治

原料： 全麦面包1个，起司粉、葡萄干、核桃、樱桃、葡萄酱各适量。

做法： 1.把全麦面包放在烤箱里稍烤一下，取出切成4小块。

2.在表面上抹一层葡萄酱，然后把葡萄干、核桃和樱桃放在上面，再撒上起司粉即可。

功效 ·······

葡萄干、核桃及烤过的土司都有止吐的作用，起司粉中富含的B族维生素还可以减轻孕妈妈的烦躁情绪，也有助于减轻孕吐。

陈皮卤牛肉

原料：瘦牛肉250克，陈皮、酱
油、葱、姜、糖各适量。

做法：1.把陈皮用水稍微泡软，葱
洗净切段。

2.牛肉洗净切成薄片，加适
量酱油拌匀，腌10分钟。

3.将腌好的牛肉一片一片地
放到热油里，用油炸到稍干
一些。

4.把陈皮、葱、姜先爆香，
然后加入酱油、糖、水和牛肉，炖至卤汁变浓，即可食用。

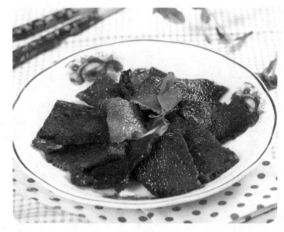

功效

瘦牛肉含有丰富的B族维生素，可以减轻孕早期的呕吐症状，还可以减轻精
神疲劳等不适。姜和陈皮也有助于减轻孕妈妈的恶心感。

 橙味南瓜羹

原料：橙子1个，南瓜300克，
冰糖30克。

做法：1.橙子清洗干净，切成
碎粒。南瓜洗净去皮，
切成小块。

2.将切好的橙子粒及冰
糖放入小煮锅中，再加
入800毫升冷水，先用大
火煮开后，再转中火继
续熬煮30分钟。

3.将切好的南瓜块放入煮锅中，转大火煮沸后继续煮至南瓜熟软即可。

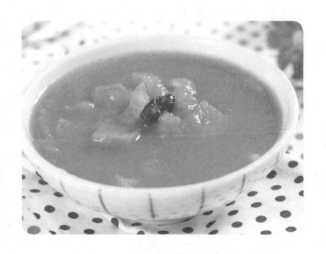

功效

橙味南瓜羹可以缓解孕妈妈孕早期的妊娠呕吐，帮助孕妈妈增强食欲。

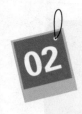

02 孕期失眠

症状说明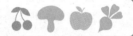

妊娠期间，随着胎宝宝的发育，孕妈妈的身心也会发生变化，甚至会扰乱孕妈妈多年来养成的睡眠习惯，因此孕妈妈会出现失眠的现象，另外，还有许多因素也会影响孕妈妈的睡眠。如以下几条：

激素变化 怀孕后，孕妈妈体内的激素水平会发生变化，在精神和心理上都比较敏感，相对地对于压力的耐受力也会降低，通常这段时间的情绪都会不太稳定，常常会出现忧郁和失眠的症状。

改变饮食习惯 饮食习惯的改变也会影响孕妈妈的睡眠质量。

尿频 妊娠期间，孕妈妈会常有尿频的经验，许多人也会习以为常。根据统计，怀孕初期可能有50%的孕妈妈有尿频的问题，但是到了妊娠后期，又有近80%的孕妈妈会被尿频所困扰。而且不只白天，连晚上也会起床跑厕所。这样的症状会严重影响孕妈妈的睡眠质量，导致孕妈妈失眠。

对食物过敏 过敏的问题在过去一直很少被注意，尤其对于食物的过敏反应。由于过敏会增加免疫系统的负担，增加了身体的压力，造成一些不适的症状，因此也会影响孕妈妈的睡眠质量。

腿部抽筋 随着妊娠的进展，许多孕妈妈到了妊娠后期，常常会有腿部抽筋的现象，这样也会影响孕妈妈的睡眠的质量。

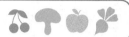

防治方法

1 保持心平气和是治疗孕妈妈失眠的关键，孕妈妈要多外出散步，做一些自己喜欢且可以让自己开心的事，适度的调适压力，这样有助于稳定情绪。

2 临睡前泡一个温水浴，穿单薄、全棉的睡衣，饮一杯热牛奶也会有帮助；上床后再做几次深呼吸，并放松全身，可以有助于安睡到天明。

3 尽量避免食用影响情绪的食物，例如咖啡、茶、油炸食物等，尤其是食品中的饱和脂肪酸会改变体内的激素分泌，造成很多不适。

推荐食材

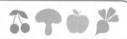

在入睡前的3小时吃些有利于睡眠的食物，一般都可以提高孕妈妈的睡眠质量。

最佳推荐食材包括：莴苣、南瓜、甘蓝、鱼、花生、大豆、猪肝、鸡肝、豌豆、柑橘、柠檬、西兰花等都可以帮助孕妈妈改善失眠。

调理食谱

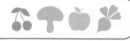

 百麦安神饮

原料： 小麦、百合各30克，莲子10克，首乌藤9克，大枣3枚，甘草6克。

做法： 1.将小麦、百合、莲子、首乌藤、大枣、甘草分别洗净，用冷水浸泡30分钟。

2.将所有原料放入锅内，加适量清水，大火烧开后，然后改小火煮30分钟，提取出药汁，存入暖瓶内。

3.锅内加水，再炖一次，提取出药汁，和第一次的药汁合在一起即可。

功效

此饮品可以缓解精神紧张，有助于提高孕妈妈的睡眠质量。

莴苣炒肉片

原料：莴苣300克，瘦猪肉150克，酱油、料酒各少许，盐、醋、蛋清、淀粉、水淀粉、葱段、姜片各适量。

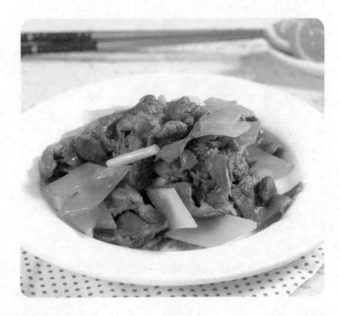

做法：1.将莴苣去皮，择洗干净，切成薄片；瘦猪肉洗净，切片，盛放在碗内，加入盐、酱油、料酒和蛋清一起搅拌，然后加适量淀粉抓匀上浆。

2.锅中放入油，烧至八成热，爆香葱段和姜片，再加入瘦猪肉片翻炒。

3.放入莴苣、料酒、酱油、醋、盐一起翻炒，快熟时，加少许水淀粉勾芡，翻炒均匀即可起锅。

功效

莴苣含有碘元素，具有镇定的作用，经常食用有助于消除紧张，帮助睡眠，莴苣中丰富的氟元素可以促进牙齿和骨骼的生长。

酸枣粳米粥

原料：酸枣、粳米各适量。

做法：1.酸枣切成粒后剁碎；粳米用水泡1个小时。

2.先将粳米用锅煮成粥，快要熟烂时，下酸枣末煮熟。

功效

此粥具有镇静、安眠的作用。酸枣含有脂肪及蛋白质、植物甾醇及皂甙等营养素，可以帮助孕妈妈缓解孕期失眠。

花生炖猪蹄

原料： 猪蹄500克，花生米250克，油菜100克，老姜30克，葱花、精盐各适量。

做法： 1.猪蹄刮净毛，洗净，对剖后剁成小块。

2.花生米在温水中浸泡后去皮；老姜洗净去皮，拍松；油菜择洗干净。

3.锅置旺火上，加入适量清水，下猪蹄，煮沸后打去浮沫，加入花生米、老姜共煮，待猪蹄半熟时，改为小火，加精盐，油菜继续炖煮，直至猪蹄熟烂，起锅盛入汤碗，撒上葱花即可。

功效

此菜可以调理孕妈妈的气血，安神清脑，缓解孕期失眠。

绿豆百合粥

原料： 大米100克，绿豆100克，百合50克，红糖适量。

做法： 1.绿豆淘洗干净；百合洗净，用清水浸泡；大米淘洗干净。

2.锅内加水烧沸，放入绿豆和大米同煮，待绿豆将熟时放入百合煮至熟稠。食用时放入红糖调味即可。

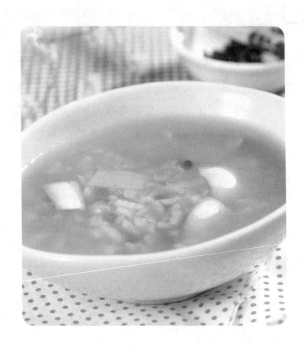

功效

此粥可以改善失眠多梦及精神恍惚等现象。孕妈妈偶尔可以吃一次绿豆粥，但不适合长期吃，因为绿豆属阴，对于脾弱的人来说不适合长期吃。

孕期胃部不适

症状说明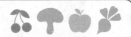

　　十月怀胎是女人一生中一个特殊的时期，全身的各个器官、系统都会发生一系列的生理性变化。到了孕晚期，孕妈妈常常会觉得胃难受，以及感到体内湿热不适，这都属于正常现象。例如，妊娠期间，孕妈妈消化器官的蠕动减缓，常有胃胀饱满不适之感。很多孕妈妈会因为胃里不断泛酸水和胃灼痛而苦恼。

　　造成孕妈妈胃部不适的主要原因是胎宝宝日益长大，子宫的底部上升，压迫到胃部，影响了消化功能，导致有少量的胃酸反流进入食道、喉咙及口腔内，刺激胃黏膜引起灼痛感（或称烧心痛）。

防治方法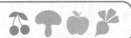

1 要减轻胃部的不适症状，首先要减轻胃肠的负担，维持少食多餐的饮食习惯，睡前尽量少进食。

2 孕妈妈要少吃辛、辣、过硬、生、冷、难消化、酸味强及含强烈香料的食物，以免刺激肠胃。同时，要避免吃大量的谷类、豆类及很多调味品或油煎的食物。

3 饭前和饭后半小时内不宜过量饮水。虽然理论上不会造成胃部不适，但会加大胃的负担，增加胃疼的概率。

4 切忌暴饮暴食，不能喝酒，三餐要适时适量，早餐别吃太多，晚上不要吃饱了马上就躺下。如果可以，最好在睡前饮用一杯温牛奶。

5 睡觉时可以在床上用软垫把自己垫起来，这样有缓解胃痛的作用。

6 孕妈妈胃痛时，不要服用苏打或含有碳酸氢钠的药品，这些药物虽然可以暂时减轻疼痛，但也有可能增加胃酸分泌和加重水肿。如果实在疼痛难忍，可以在医生的指导下服用一些氢氧化铝胶囊。另外，疼痛时采取半坐睡位也可以减轻疼痛。

推荐食材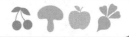

孕妈妈可以吃一些全麦制品如麦片粥、全麦饼干、全麦面包等。酸奶富含钙、蛋白质，有助于胃肠道健康，孕妈妈也可以多饮用；同时，孕妈妈还要多吃水果和蔬菜；另外，孕妈妈多吃一些干果对缓解胃痛也有一定的效果。

调理食谱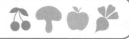

蛋奶鲫鱼汤

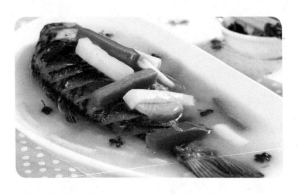

原料： 鲫鱼1条，胡萝卜100克，白萝卜100克，蛋奶粉60克，姜、葱、枸杞、盐各适量。

做法： 1.鲫鱼去鳞、内脏和鳃，洗净待用；姜洗净切片；葱洗净切段；白萝卜、胡萝卜去皮洗净切条备用。

2.锅内放油烧至四成热，将鲫鱼放入稍稍煎炸一下。鲫鱼煎至半熟后，就往锅中加五成满水，再放姜片、葱段，大火把汤煮开，然后转小火清炖20分钟后加入胡萝卜和白萝卜条，继续炖20分钟。

3.起锅前加入蛋奶粉，使鱼汤变得更加白而浓稠，口感更佳，然后加入适量盐调味即可。

功效

此汤可以和中养胃，缓解孕妈妈胃部不适，还能促进孕妈妈的消化。

鳝鱼大米粥

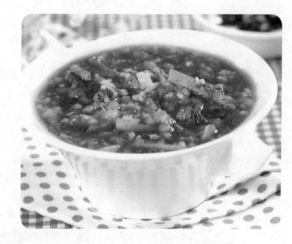

原料： 鳝鱼500克，大米200克，葱末、姜末、料酒、酱油、白糖、精盐、植物油各适量。

做法： 1.将鳝鱼去除内脏，冲洗干净，切成鳝丝；大米淘洗干净，浸泡30分钟。

2.炒锅置火上，倒油烧热，下鳝丝煸透，再加入料酒、酱油、白糖、姜末翻炒入味，起锅装碗。

3.净锅倒入清水、大米，熬成粥，加入炒鳝丝，再放入精盐、葱末拌匀即可。

功效

此粥可以帮助孕妈妈补气养血，调中和胃。

香菇瘦肉粥

原料： 大米100克，猪瘦肉50克，水发香菇、马蹄各25克，精盐少许。

做法： 1.水发香菇洗净，切薄片；马蹄去皮洗净，一切两半；猪瘦肉洗净，切成薄片，入沸水中焯一下，捞出沥水。

2.将大米淘洗干净，浸泡半小时。锅内加入适量清水，放入大米、马蹄、瘦肉、香菇，置武火上烧沸，打去浮沫，改文火煮至粥稠肉烂，停火，调入少许精盐，搅匀即可。

功效

此粥可以养胃补血，清热消肿。

干贝炖白菜

原料： 白菜心500克，鲜汤500克，干贝50克，猪油20克，精盐、葱丝、姜丝各适量。

做法： 1.白菜心洗净，顺长切大块，用沸水烫透，再用凉水投凉；干贝泡软洗净，蒸透，撕成丝。

2.锅内加鲜汤、精盐、葱丝、姜丝，下白菜心，加猪油，文火炖30分钟，再下干贝丝，文火继续炖20分钟即可。

功效

此汤营养丰富，可以养血补肝，健脾和胃。

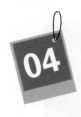

孕期眩晕

症状说明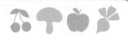

　　妊娠期间，孕妈妈经常会发生眩晕的现象，因为只要孕妈妈身体的循环系统出了任何小问题，都会引起轻微的眩晕。比如，孕妈妈蹲坐一段时间后，猛然站起来时，就会出现晕眩的现象，这是由于血管运动神经功能迟钝所致。当孕妈妈蹲坐时间过长时，双脚的血液会堆积，再加上子宫要求血液供应量增加，相对地就会导致脑部缺乏足够的血液供给，所以就会导致眩晕。

　　另外，孕妈妈血糖过低也是诱发眩晕的一个因素，孕期孕妈妈的身体要供应母体与胎宝宝双方所需的能量，因此发生这种小毛病很正常。少食多餐，规律进食，就能解决该问题。同时，孕妈妈还要注意多补充水分，因为脱水会使眩晕更加严重。

　　需要注意的是，怀孕后期眩晕并伴有流血、腹痛等症状中的任何一种发生，都是胎盘离开子宫壁的征兆，都要迅速就医，而惊厥的前期也有可能会有突然的眩晕。

防治方法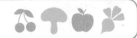

　　为了改善眩晕的症状，孕妈妈要注意以下几个方面：

1 白天不要过于忧虑，不要总是给自己平添心理压力，如果可能的话，可以找自己的好友或闺蜜聊天、谈心，放松身心。

2 平时要有意避开人多、拥挤及空气混浊的地方。

3 平时应避免长时间站立，蹲坐后起身时不能太突然，要慢慢地站直身体。

4 洗热水浴的时间不宜过长，沐浴后的行动更要小心，以免发生眩晕而在浴室跌倒。

5 少数孕妈妈怀孕后反应剧烈，什么都不想吃也吃不下，脸色苍白，当然也容易出现眩晕。此时的眩晕可能是因为营养不良带来的贫血造成的，需要尽快查明原因，缺什么补什么。

当孕妈妈感到头昏眼花时，就应该立即躺下来休息，可能的话，可以让头部平卧，并稍微抬高双腿。

推荐食材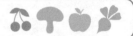

为了缓解眩晕的症状，孕妈妈要多喝牛奶，多吃牛肉、猪肉、羊肉、鸡肉、黄芪、菠菜、胡萝卜、黄豆等食物。

调理食谱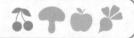

 ## 凉拌牛蹄筋

原料： 熟牛蹄筋250克，腐竹100克，姜末、蒜泥、精盐、醋、酱油、香油各适量。

做法： 1.将熟牛蹄筋用开水烫一下，洗去上面的肉末，切成1～1.5厘米长的段待用。

2.腐竹用开水泡软，煮熟，切成2厘米长的段，挤去其中所含的水分，和牛蹄筋拌在一起。加上姜末、蒜泥、精盐、醋、酱油、香油，调和均匀即可食用。

功效 此菜可以帮助孕妈妈补充营养，改善孕期眩晕的症状。

首乌鸡丁

原料：公鸡1只，何首乌20克，冬笋10克，酱油6克，料酒10克，淀粉15克，盐少许。

做法：1.将何首乌用砂锅或铝锅煮30分钟，去渣留汁备用。

2.公鸡拔去毛，洗净，去骨切丁，放入碗中，上浆待用。冬笋切丁备用。

3.坐锅烧油，将浆好的鸡肉丁下油锅稍炸，炸熟后倒入漏勺待用。

4.锅底留油，加入鸡丁、冬笋、盐、酱油、料酒及首乌汁，迅速颠炒，勾芡后盛盘即可食用。

功效

此菜可以帮助孕妈妈养血止眩。

玉兰鸽蛋

原料：玉兰片20克，火腿20克，口蘑20克，鸽子蛋10个，玉米油、淀粉各少许，料酒、酱油、精盐、葱花各适量。

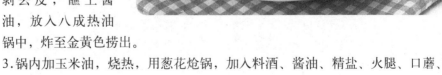

做法：1.将玉兰片、火腿、口蘑切成1厘米宽、2厘米长的片，再用开水烫一下。

2.将鸽子蛋煮熟，剥去皮，蘸上酱油，放入八成热油锅中，炸至金黄色捞出。

3.锅内加玉米油，烧热，用葱花炝锅，加入料酒、酱油、精盐、火腿、口蘑、玉兰片翻炒。

4.加汤后，将鸽子蛋下锅煨一下，调好口味，用水淀粉勾芡即可。

功效

此菜可以补肾益气，清热止眩晕。

雪梨百合汤

原料: 雪梨30克,百合30克,桔子瓣30克,青梅10克,白糖100克,醪糟汁10克,葛仙米10克,糯米粉15克,白醋3克。

做法: 1.将青梅切成粒,雪梨切成小片,糯米粉制成豌豆大小汤圆。

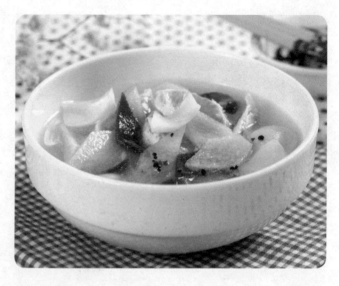

2.将锅洗净,置中火上,加水烧开,放入加工过的葛仙米、百合煮一下,加白糖,待糖溶化后,再下小汤圆、青梅、雪梨、桔子瓣、醪糟汁烧开,滴白醋起锅入盆。

功效

此汤可以补益气血,改善孕妈妈孕期眩晕。

闽南鱿鱼

原料: 鱿鱼400克,葱、姜片、海鲜酱、淀粉、植物油、料酒、白糖、精盐各适量。

做法: 1.将鱿鱼洗净;葱、姜洗净,切成末。

2.取一器皿放入葱、姜末、料酒、白糖、精盐、海鲜酱调成汁,鱿鱼用竹签串起来放入调好的汁中腌20分钟,将腌好的鱿鱼拍上淀粉。

3.炒锅点火倒油,油热后放入鱿鱼,炸至变色捞出,控一下油再放入锅中炸至金黄色,捞出沥油,切条上桌即可。

功效

此菜可以帮助孕妈妈增加免疫力,缓解头晕的症状。

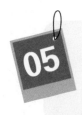

孕期抽筋

症状说明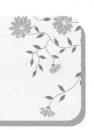

　　孕期抽筋即孕期下肢肌肉痉挛，主要指小腿腓肠肌发生疼痛性挛缩，孕期任何时期都有可能出现，常在夜间发作。孕期腿部抽筋是因为增大的子宫压迫下肢神经所致，孕妈妈久坐或受冷、受寒、疲劳过度、不合理的体姿等都可能会引起腿部抽筋。另外，妊娠后期子宫的增大，使下肢的血液循环运行不畅，以及体内钙、磷比例失调导致神经系统应激功能过强，都可能会促使痉挛的发作。

防治方法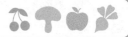

　　孕妈妈腿部抽筋多在夜间发作，容易影响睡眠，使人紧张烦恼。孕妈妈可以通过下面的方法来缓解腿部抽筋的症状：①睡觉时要注意保暖。②出现腿部抽筋时，马上做局部按摩或用力伸直双腿。③缺钙的孕妈妈孕期要服用钙片、鱼肝油和油性钙等。④饮食中注意多吃含钙丰富的食物，如牛奶等。⑤减少腿部肌肉的紧张度。⑥睡前按摩小腿部，或将脚部垫高后入睡。⑦平时注意养成正确的走路习惯，让后脚跟先着地。⑧注意伸直小腿时，脚趾弯曲不朝前伸。

推荐食材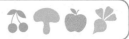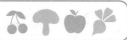

　　孕妈妈应该增加钙和维生素B_1的摄入量。钙的摄入量每天不少于500毫克。最佳食物来源为：牛奶、大豆制品、坚果类、芝麻、虾皮、蛋类、榛仁和扇贝、海带、紫菜、鳗鱼、茼蒿、萝卜等。

调理食谱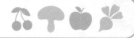

牛肉末炒芹菜

原料: 芹菜200克,牛肉50克,植物油15克,淀粉10克,酱油5克,料酒、葱、姜各2.5克,盐适量。

做法: 1.将牛肉去筋膜洗净,切碎;用酱油、淀粉、料酒调汁拌好;将芹菜理好,洗净切碎,用开水烫过;葱去皮洗净切成葱花;姜洗净切末。

2.将锅置火上,放油烧热,先下葱、姜煸炒,再下牛肉末,用旺火快炒后,取出待用。

3.锅中留余油烧热,下芹菜快炒,加盐炒匀,然后放入炒过的牛肉末,再用旺火快炒,并加入剩余的酱油和料酒,搅拌均匀即可。

功效

此菜含钙丰富,牛肉具有益气补血,强筋健骨的作用,孕妈妈常食可以增加钙、磷、铁的补充,防治小腿抽筋,有利于胎儿发育。

银鱼肉丝汤

原料: 银鱼100克,娃娃菜250克,猪肉丝25克,杜仲1克,高汤1000毫升,盐、生粉各适量。

做法: 1.将娃娃菜洗净,切成小段备用,再将锅内加高汤烧开后,放入杜仲、娃娃菜、银鱼、猪肉丝一起煮滚。

2.加盐调味,并用生粉水勾薄芡即可。

功效

杜仲可以补肝肾、强筋骨;银鱼含有丰富的钙质,可缓解腿部抽筋。

虾米炒芹菜

原料: 芹菜200克,干虾米10克,植物油,酱油各适量,盐少许。

做法: 1.将虾米用温水浸泡;芹菜理好洗净,切成短段,用开水烫过。

2.锅置火上,放植物油烧热,下芹菜快炒,并放入虾米、酱油、盐,用旺火快炒几下即成。

功效

此菜含有丰富的钙、铁、磷,有助于缓解孕妈妈腿部抽筋的现象。

银芽肉丝春卷

原料： 猪肉300克，绿豆芽200克，水发粉丝100克，春卷面皮500克，水淀粉、鲜汤、香油、植物油、精盐各适量。

做法： 1.绿豆芽放入水锅中焯烫后捞出，投凉沥水；粉丝切段备用；猪肉切丝。

2.炒锅点火，倒油烧至七成热，下肉丝煸炒至肉丝变色时放入粉丝同炒片刻，随即加少量精盐及鲜汤，用水淀粉勾芡，盛入盆内，然后加入绿豆芽和余下的精盐、香油，拌匀成馅。

3.将肉馅放入春卷面皮中包成春卷，下入油锅中炸成金黄色，装盘即可。

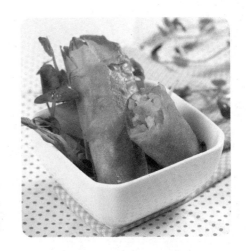

功效

此菜可以补钙、补铁、补充优质蛋白质，缓解孕妈妈腿部抽筋的现象。

榛仁炒扇贝

原料： 莴笋200克，榛仁100克，扇贝50克，鸡蛋1个，盐3克，料酒、色拉油、香油、淀粉各适量。

做法： 1.榛仁用水浸泡，去掉外皮后，下入油锅炸脆。

2.莴笋去皮、切丁，扇贝肉切丁，一起用沸水焯一下。

3.用蛋清将淀粉调成糊，放入扇贝肉腌一下。

4.锅内放少许底油，下入扇贝丁、莴笋丁煸炒，调味后放入榛仁，勾芡后淋少许香油即可。

功效

榛仁和扇贝都是补钙佳品。

茄汁墨鱼花

原料： 墨鱼500克，瘦猪肉200克，番茄酱50克，料酒、葱段、水淀粉、植物油、肉汤、精盐、白糖各适量。

做法： 1.墨鱼去板取肉，撕去外皮，洗净，划花刀，再切成5厘米长，4厘米宽的块，入沸水中焯一下捞出；瘦猪肉切大片。

2.锅置火上，倒油烧热，下葱段煸香，下猪肉片略炒出油，烹入料酒，加入番茄酱、肉汤炒匀，放入墨鱼花，加精盐、白糖，然后用水淀粉勾芡即可。

功效

此菜富含钙质，可缓解腿部抽筋。

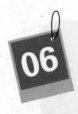

孕期贫血

症状说明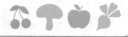

贫血是孕期常见的症状，孕期贫血有两种情况：一种是生理性贫血，另一种是病理性贫血。孕期贫血的原因通常有以下两种原因。

孕妇血容量增加

妊娠期间，女性体内的血容量会较孕前平均增加30%～45%，中等体格的女性平均增加1500毫升。但是血液中红血球的造血量却跟不上血液总量的增加，从而形成血液中水分偏多的状况。即医学上讲的生理性血液稀释，也就会出现我们通常所说的生理性贫血。

血液被稀释，红血球中用来携带氧气的主要成分血红蛋白也就会相对减少，而血红蛋白的组成基础是铁元素，因而也被称为缺铁性贫血。

孕妇的需铁量增加

胎宝宝是依靠着从孕妈妈身体里获取营养而不断成熟长大的，其中铁就是胎宝宝不可缺少的一种微量元素。怀孕的时候，母体的营养成分都是以"宝宝优先"为原则被选择与吸收的，大多数孕妈妈出现轻微贫血症状的主要原因就是被宝宝优先吸收走很多铁。所以，如果孕妈妈依然按照孕前的水平摄取含铁的食物，就可能出现贫血。因为宝宝的缘故妈妈的需铁量会增加，即使妈妈自身已经出现一定程度的贫血，也会尽量保证胎宝宝的营养供给量，从而导致妈妈的贫血进一步加重。

防治方法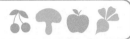

对于中度以上贫血，除改善营养外，还可以口服铁剂治疗，如硫酸亚铁、葡萄糖酸亚铁、富马酸亚铁及维血冲剂等。孕期贫血除服铁剂以外，还需服用小剂量的叶酸，每日400微克。孕妈妈服用小剂量叶酸不仅有利于预防贫血，还有利于预防宝宝先天性神经管畸形和先天性心脏病，但应注意不要擅自增加叶酸的用量；要多吃一些富含维生素C的食物，这样有利于铁的吸收。

推荐食材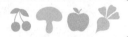

补血食物以含有铁质的胡萝卜素为最佳，如：胡萝卜、黑豆；含铁量高的动物类食品有：大枣、紫菜、牛肉、动物肝、动物肾等。

调理食谱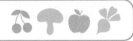

 百合煲牛肉

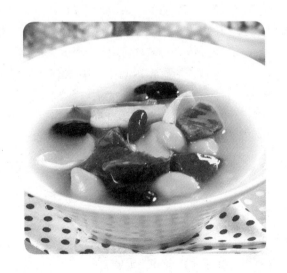

原料： 鲜牛肉300克，百合30克，白果6克，大枣10颗，姜片、精盐各适量。

做法： 1.百合洗净；大枣洗净去核。
2.煲内加入适量清水。放入百合、大枣、姜片，大火烧沸，改用中火煲至百合将熟，加入牛肉，继续煲至牛肉熟透，加精盐调味即可。

功效 此汤可以补血养阴，润肺止喘。

莲藕牛腩汤

原料：牛腩600克，莲藕500克，红豆15克，生姜4片，蜜枣2个，盐适量。

做法：1.牛腩洗净，切大块，去肥油，放沸水里焯一下，取出在冷水里漂洗干净，沥干水。

2.莲藕洗净，刮皮去节，切成大块，红豆、生姜、蜜枣洗净，与牛腩一起放入锅中，加清水，武火煮沸后转文火煲3小时，用盐调味即可。

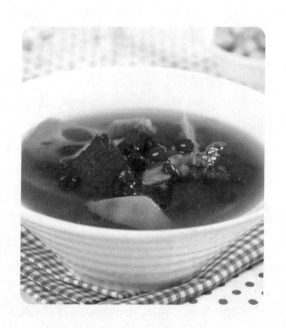

功效 ....
此汤可以健脾开胃，益气补血。

 白菜心炒猪肝

原料：猪肝300克，小白菜心30克，油、盐、料酒、生粉、葱姜末各适量。

做法：1.鲜猪肝在清水中浸泡约30分钟，然后去筋切成片再用清水淋一遍，加盐和料酒、生粉腌15分钟入味，准备好葱姜末，小白菜心洗净待用。

2.油烧至七成热，放葱姜末爆香，倒入腌好的猪肝片在锅中迅速划开变色，盛起待用。

3.余油放入小白菜心加盐快炒两下，倒入猪肝拌匀即可。

功效 ....
此菜可以补铁、补血。

 猪蹄茭白汤

原料：猪蹄1只，茭白200克，姜片、葱段、料酒、精盐各适量。

做法：1.猪蹄用沸水氽烫后刮去浮皮，拔毛后洗净；茭白削去粗皮，切片备用。

2.汤锅置火上，加适量清水，放入猪蹄，加入料酒、生姜片、葱段各适量，大火煮沸，撇去浮沫，改用小火炖至猪蹄酥烂，最后投入茭白片，再煮5分钟，加入精盐即可。

功效 ....
此汤可以增强抵抗力，益髓健骨，生精养血。

紫菜鸡蛋汤

原料：紫菜10克，鸡蛋2个，葱花、精盐、香油、植物油各适量。

做法：1.紫菜洗净，撕碎；鸡蛋磕入碗中，打散备用。

2.锅置火上，倒油烧热，放入葱花爆香，倒适量沸水，加入精盐，淋入蛋液搅散，煮沸，待蛋花浮起，放入紫菜煮熟，淋入香油即可。

功效 此汤可以养心安神，补铁补血，滋阴润燥。

参芪乌鸡汤

原料：乌鸡1只，猪瘦肉150克，黄芪30克，党参30克（去核），红枣10个，生姜3片，盐适量。

做法：1.乌鸡去内脏，洗净，斩件，猪瘦肉洗净，切块，放入沸水中焯一下，过冷水。

2.将红枣、黄芪、党参洗净。

3.把全部用料放入锅内，加清水适量，武火煮沸后，再用文火煲2小时，用盐调味即可。

功效 此汤可以补气养血。

 参归鲳鱼汤

原料：鲳鱼500克，党参30克，当归15克，生姜3片，盐适量。

做法：1.鲳鱼去鳞、腮、内脏，锅烧热加油放姜，把鱼煎至微黄。

2.党参、当归洗净，加适量清水和盐，武火煮沸后转文火煲1小时，下鲳鱼煲熟即可。

功效 此汤可以益气补血。

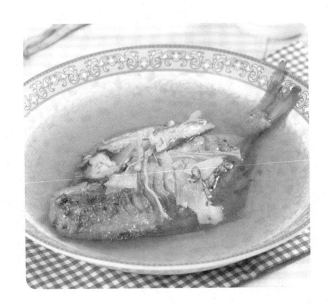

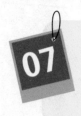

孕期便秘

症状说明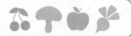

　　女性怀孕后，体内会分泌大量的孕激素，从而引起胃肠道肌张力减弱、肠蠕动减慢。再加上胎宝宝渐渐长大，压迫肠道，使得肠道的蠕动减慢，肠内的废物停滞不前，并且会变干，所以容易导致便秘。

　　怀孕后，孕妈妈如果进食大量高蛋白、高脂肪的食物，而忽视蔬菜水果的摄入，就会使胃肠道内纤维素含量不够，不利于食物的消化和大便的下滑。

　　活动过少也是造成孕期便秘的一个原因。许多女性怀孕后总怕活动会动了胎气，加上家人的特别"关照"，往往就会活动特别少，这样更容易发生便秘。

　　虽然很多孕妈妈对于便秘都不以为然，但是实际上便秘不是一件小事，不能忽视。如果忽视便秘，到了妊娠晚期便秘会越来越严重，常常会几天都没有大便，甚至1~2周都不能排便，从而导致孕妈妈腹痛、腹胀。严重者甚至会导致肠梗阻，并引发早产，危及母胎的安全。曾有患者在妊娠38周时因便秘、肠梗阻导致小肠坏死而切除大部分小肠。另外，便秘的孕妈妈在分娩时，堆积在肠管中的粪便还会妨碍胎宝宝下降，导致产程延长甚至难产。

防治方法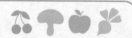

　　为了防止出现便秘的情况，孕妈妈可以养成以下的生活习惯：①养成每天固定时间上厕所的习惯。②保持愉快的心情。③摄取充足的水分。④摄取高纤维饮食（每日摄取粗纤维13克）。

推荐食材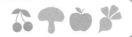

未加工的豆类，如黄豆、红豆；全谷类及其制品，如燕麦、玉米、糙米、全麦面包；含高纤维的水果，如梨、哈密瓜、桃子、苹果、黑枣、香蕉等；含粗纤维多的蔬菜，如竹笋、芹菜、红薯、柿子椒等。

调理食谱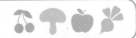

红薯粳米粥

原料：粳米150克，红薯100克，红糖适量。

做法：1.刮去红薯皮，用清水洗净，切成小块。

2.把粳米除去杂质，用清水淘洗干净，放入锅内，并放入红薯块，加水适量，将锅置旺火上烧开，改用文火煮至米熟薯烂时，加入红糖调味即可。

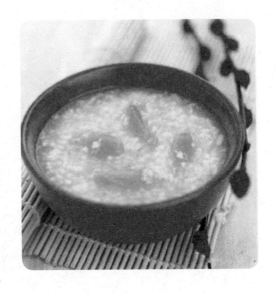

功效

红薯中含纤维素较多，在肠内可以吸收水分促进排便。

竹笋拌莴苣

原料：莴苣400克，竹笋200克，姜末、香油、料酒、精盐、白糖各适量。

做法：1.莴苣、竹笋去皮，洗净，切成滚刀片。

2.把莴苣、竹笋片一起放入沸水锅焯一下，捞出沥水，装盘。将精盐、姜末、料酒、白糖拌入竹笋、莴苣片中，淋上香油即可。

功效

此菜可以清热解毒，利尿通便。

彩椒炒玉米

原料: 玉米粒500克,红椒1个,青椒1个,花生油、精盐、白糖、水淀粉各适量。

做法: 1.玉米粒洗净,待用;红椒、青椒去蒂去籽洗净,切成小丁,备用。

2.炒锅置于火上,放入花生油,烧至七成热时,下入玉米粒,翻炒片刻,再放入红椒丁、青椒丁翻炒后加白糖、精盐调味后,加少许水淀粉勾芡,盛入盘中即可。

功效

玉米和柿子椒都富含膳食纤维,可以增强肠道健康,有效缓解便秘。

茼蒿炒鱼片

原料: 净鱼肉300克,茼蒿200克,鸡蛋清2个,姜片、蒜片、水淀粉、清汤、植物油、精盐各适量。

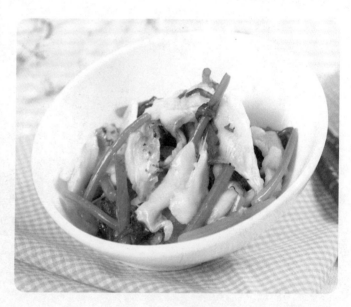

做法: 1.将茼蒿择洗净,放入开水锅中稍焯,捞起,切4厘米长的段。将鱼肉冲洗干净,切成薄片。将鱼片放入碗中,加精盐、蛋清、水淀粉上浆,放入五成热油锅中滑起。

2.炒锅置火上,放入适量油烧热,下姜片、蒜片稍煸,注入清汤,放入精盐调味,然后倒入茼蒿、鱼片,用水淀粉勾芡,翻炒起锅即可。

功效

此菜口味清爽,可以利尿通便,有助于孕妈妈改善便秘。

红薯银耳羹

原料：红薯1个，银耳5朵，蜂蜜适量。

做法：1.将红薯去皮切块，银耳泡软后切碎。

2.将红薯块和银耳碎一起加水，放入锅中煮烂，加入蜂蜜调味即可。

功效 红薯含有丰富的膳食纤维，能刺激肠道蠕动，是通便的特效食物。

香蕉冰糖汤

原料：香蕉3只，冰糖80克，陈皮2小片。

做法：1.将香蕉剥去皮，将香蕉肉两端的结去掉，每个香蕉切成3段，备用。

2.把陈皮用温水浸泡，再用清水洗净，切成丝状，备用。

3.将陈皮放入砂煲内，加清水适量，用旺火煲至水开，放入香蕉再煲沸，改用文火煲15分钟，加入冰糖至冰糖溶化即可。

功效 香蕉可以清肠胃，治便秘，并有清热润肺、止烦渴等功效。

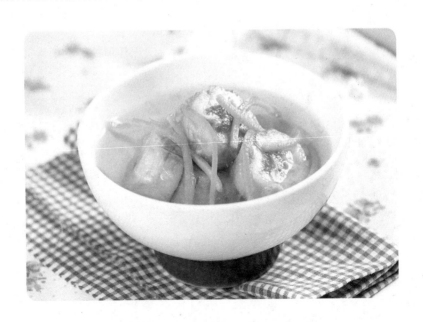

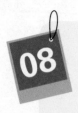

孕期腹痛

症状说明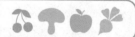

出现孕期腹痛的情况很多，一般有以下几种情况：

早孕反应腹痛 出现在怀孕早期，表现为一些并不是很剧烈的腹痛和不适，但持续时间不长，很多时候还伴有呕吐，这是早孕反应的表现。

子宫增大压迫痛 表现为怀孕3～4个月时出现下腹痛，这一时期子宫增长得比较快，子宫周围的脏器因受到挤压而出现下腹部疼痛。

子宫圆韧带疼痛 表现为怀孕5～6个月时出现无任何诱因的下腹部持续性钝痛，此时子宫增长的速度最快，支撑子宫的子宫圆韧带也随之伸展、变长、张力增加，圆韧带附着处的子宫壁受到牵引，而出现疼痛。

早期宫缩 表现为从怀孕3个月起，偶而出现腹部绷紧感，有的伴随有轻度疼痛，发生时间无规律性，也无阴道出血现象。

先兆流产导致的腹痛 表现为怀孕7个月之内出现少量阴道出血，常比月经量少，血色多为鲜红色，有时伴有下腹痛、腰痛及下坠感。

胎盘早期剥离导致腹痛 表现为怀孕5个月后，突然出现大量阴道出血、持续性或轻或重的腹痛、腹部胀大变硬，按压时有明显疼痛，常伴有恶心呕吐、头晕眼花、面色苍白等症状。

防治方法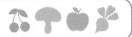

前4种属于正常的腹痛，不需要治疗也不用服止痛药。如果觉得腹痛难忍，可以适当休息，使肌肉松弛。

后2种属于不正常的腹痛，一旦出现，要马上到医院去检查并接受治疗。

推荐食材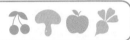

银耳、姜茶、牛奶、动物的肝脏、富含B族维生素的食材都可以缓解腹痛。

调理食谱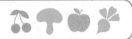

 ### 银耳黄瓜汤

原料： 嫩黄瓜200克，水发银耳100克，大枣5枚，精盐1茶匙，白糖适量。

做法： 1.将黄瓜洗净，切成菱形片；银耳撕成小朵，洗净；大枣用温水泡透备用。

2.锅内倒油烧至五成热，加入适量清水，用中火烧开，下入银耳、大枣，煮5分钟左右，下入黄瓜片，加入精盐、白糖煮透即可。

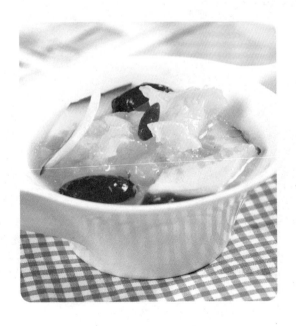

功效

此汤养胃、滋补、安胎，还可以缓解孕期腹痛。

番茄牛骨汤

原料: 牛骨500克,番茄250克,牛肉200克,土豆200克,胡萝卜100克,黄豆50克,姜片、精盐各适量。

做法: 1. 牛肉洗净切块,与牛骨一起放入沸水中焯一下,捞出沥干水。

2. 胡萝卜、番茄、土豆分别去皮,洗净切块;黄豆去杂洗净,浸泡5个小时。

3. 煲内加入适量清水,放入姜片、牛骨、牛肉块及黄豆烧沸,煲约半小时,加入番茄、土豆、胡萝卜,小火煲至肉烂,加入适量精盐调味即可。

功效 此汤可以缓解孕期腹痛。

羊排萝卜汤

原料: 羊排骨250克,白萝卜250克,水发海带50克,姜片、料酒、精盐各适量。

做法: 1. 羊排洗净,放入沸水锅中余烫后捞出,再洗净;白萝卜、水发海带分别洗净,切丝备用。

2. 将羊肉放入炖锅,加适量水,大火烧沸,去浮沫,加入姜片,料酒,小火炖2个小时,放入海带丝、萝卜丝,再煮15分钟,加精盐略煮即可。

功效 此汤可以强筋健骨,补虚安胎,帮助孕妈妈缓解腹痛。

 桔皮姜茶

原料: 桔皮、嫩姜各适量。

做法: 1. 新鲜桔皮洗净,用刀刮去内层白膜,切细丝备用。

2. 嫩姜洗净切成丝。

3. 将姜丝加两碗水煮,大火煮开后转小火,约煮5分钟,再放入桔皮煮20秒,即可熄火。

功效 此茶可以舒肝、解郁、止痛,还可以改善妊娠气郁、情绪不佳而造成的腹部不适和疼痛。

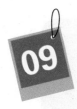

孕期水肿

症状说明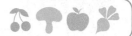

　　女性在怀孕3~7个月之间，常会出现不同程度的水肿，夏天时更加严重。常见足踝部轻度浮肿，这是由于增大的子宫压迫下腔静脉，使血液循环受阻所致。通常是白天出现水肿，经过一夜卧床休息后水肿就会自然消退，一般情况下无需治疗。

　　如果卧床休息后水肿仍不消退，用手按上去出现凹陷且久久不能自行消失者，称为显性水肿；如果体表水肿不明显，但是孕妈妈尿量减少，每周体重增加0.5千克以上者，称为隐性水肿。

　　水肿只出现在膝盖以下的病情较轻，水肿到膝盖以上的病情较重，水肿已涉及外阴及下腹部的则属于重症患者。如果全身都有水肿，那就说明病情很严重。

　　孕期水肿常伴有心悸气短、口淡无味、食欲不振、身倦懒言、腹胀而喘、四肢发冷等症状。医学认为这是由于脾肾阳气不足，水湿内停所致。

　　需要特别注意的是，有的时候水肿也是某些疾病的信号，诸如心脏病、肝病、肾病、内分泌疾病及某些营养不良性疾病等，都可能导致水肿症状。所以如果是从脸部开始水肿，继而扩大到全身时，那么患上肾脏病的可能性就很高，很有可能是急性肾炎或肾病变；如果是从脚开始水肿，那么可能是心脏病、低蛋白血症、肝硬化等；在怀孕后期，全身及脚都很容易出现水肿，但如果水肿严重，就有可能是妊娠期高血压疾病。一旦出现这些情况，孕妈妈一定要注意及时到医院就诊。

防治方法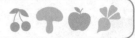

孕妈妈出现水肿时，饮食要少盐，每天的食盐摄入量应限制在4克以内，避免吃口味过重的食物，多吃一些利水的食物，多食用水果蔬菜。在身体可以承受的范围内多做运动。在治疗上，除用益气健脾、温肾助阳、化气行水之法外，在膳食方面，还应该选用温养而不燥烈，渗利而无损胎元的食品为宜。

推荐食材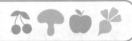

冬瓜、西瓜皮、油菜、莴笋、竹笋、山药、胡萝卜、生姜、小米、红豆、赤小豆、瘦肉、肝类、鲤鱼、鲫鱼、鸡肉、鸭肉等都可以帮助孕妈妈缓解水肿的症状。

调理食谱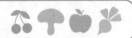

西瓜皮炒肉丝

原料： 西瓜皮500克，瘦猪肉100克，豆豉30克，青椒10克，红椒10克，料酒15克，嫩肉粉5克，老抽1克，精盐少许。

做法： 1.将西瓜皮去翠皮、红瓤，切成2厘米长的薄片，用精盐腌制30分钟，待用。

2.取精肉切成肉丝，加料酒、精盐、嫩肉粉、老抽拌匀码味，青椒、红椒切丝，待用。

3.将腌制好的西瓜皮拧干水分，反复漂洗几遍，控干水分，待用。

4.锅中加油，置旺火烧热，下肉丝爆炒后加入西瓜皮、豆豉、青椒、红椒煸炒3分钟即可。

功效
西瓜皮具有祛风利湿的作用，可以减轻孕妈妈妊娠期间的腿部水肿。

炖猪蹄

原料： 猪蹄2只，葱50克，精盐、酱油各适量。

做法： 1.猪蹄洗净，剁成段，放入沸水中焯一下，捞出沥水；葱洗净，切段。

2.煲内加入适量清水，放入猪蹄，旺火烧沸，打去浮沫，改文火炖煮至猪蹄熟烂，加入葱段稍煮，烹入酱油，调入精盐，煮至入味即可。

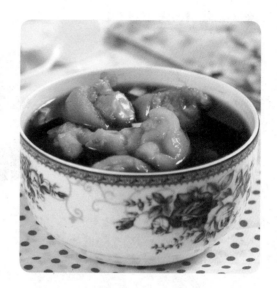

功效

此菜可以补血，消水肿。

鲤鱼陈皮煲

原料： 鲤鱼1条，赤小豆120克，陈皮6克，姜片适量，精盐少许。

做法： 1.将鲤鱼刮鳞，去内脏，洗净。

2.赤小豆淘洗干净；陈皮洗净。

3.以上三种原料加适量水，然后加入精盐、姜片，煲烂即可。

功效

此菜可以疏理肝气，补脾益气，利水消肿。

口蘑烧冬瓜

原料： 冬瓜500克，口蘑100克，料酒、精盐、水淀粉、植物油、清汤各适量。

做法： 1.冬瓜洗净，去皮、瓤，入沸水中焯一下，捞出，用凉水浸泡后切块；口蘑去杂洗净，切块。

2.炒锅倒油烧热，倒入清汤、口蘑、冬瓜块、料酒、精盐，旺火烧沸，改小火，烧至口蘑、冬瓜入味，用水淀粉勾芡，出锅装盘即可。

功效

此菜可以帮助孕妈妈排除体内毒素，缓解发热，水肿，还有利尿的功效。

赤小豆鲫鱼汤

原料: 鲫鱼1条,赤小豆50
克,料酒、葱、生姜各
适量。

做法: 1.将鲫鱼去鳞、鳃及内
脏,并洗干净,用料酒
浸片刻。

2.再将洗净的赤小豆放
入砂锅内,加适量水。
先用大火煮沸,再转用
小火煮至六成熟,下鲫
鱼、葱结、生姜片,同
煮成汤,不加盐即成。

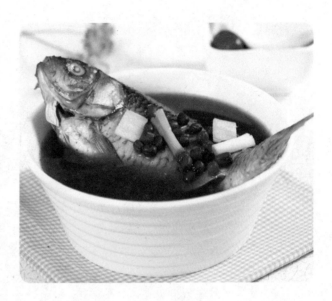

功效 ·········

此菜可以逐水利尿,消除水肿。适用于患有脾虚湿困型妊娠合并水肿的孕妈
妈食用。

赤小豆粥

原料: 赤小豆、粳米、白糖各100克。

做法: 1.赤小豆洗净浸泡过夜。

2.粳米淘洗干净,一起放入锅内,加水适量,煮沸后,用文火煮至赤小豆和粳
米熟透,加白糖调味即可。

功效 ·········

此粥可以利水消肿、健脾养肝、益气固肾,可以缓解孕期水肿。

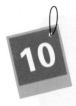

10 妊娠期高血压疾病

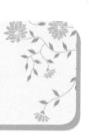

症状说明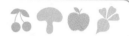

　　妊娠期高血压疾病是孕妈妈所特有而又常见的疾病，常发生于妊娠20周以后至产后2周。常会出现高血压、水肿、蛋白尿、抽搐、昏迷、心肾功能衰竭等症状，本病会严重威胁母婴的健康。妊娠期高血压疾病按病情的严重程度可以分为轻度子痫前期、重度子痫前期、子痫三个阶段。

🥄 轻度子痫前期

　　主要表现为血压轻度升高，但不超过21.3/14.7KPa（160/110mmHg），可能伴有轻度水肿和少量蛋白尿。此阶段可能会持续数日至数周，可逐渐发展或迅速恶化。

　　高血压　　测血压如有升高，需休息0.5～1h后再测。WHO专家认为血压升高需持续4h以上才能诊断，但在紧急分娩或低压＞110mmHg时，虽休息不足4h也可诊断。测量血压为140/90mmHg，则可诊断为妊娠期高血压。

　　水肿　　水肿有时是妊娠期高血压疾病最早出现的症状。开始时仅表现为体重增加（隐性水肿），以后逐渐发展为临床可见的水肿。水肿多从踝部开始，逐渐向上发展，按其程度可以分为四级，用"+"表示。（+）小腿以下凹陷性水肿，经休息后不消退。（++）水肿延及至大腿。（+++）水肿延及至外阴或腹部。（++++）全身水肿，甚或有胸腹水。

　　蛋白尿　　应留清洁的中段尿检查，如果24h尿蛋白≥0.3g，则为异常。

重度子痫前期

血压超过21.3/14.7KPa（160/110mmHg），尿蛋白增加，水肿程度不等，出现头痛、眼花等自觉症状，严重者会出现抽搐、昏迷。包括先兆子痫及子痫。

子痫

在上述各严重症状的基础上，抽搐发作，或伴有昏迷。少数患者病情进展迅速，子痫前期症状并不显著，而骤然发生抽搐，发生时间多在孕晚期及临产前，少数在产时，更少的还可能在产后24小时内发生。

防治方法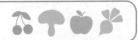

妊娠高血压疾病的防治是减少围产期母婴死亡率的关键。孕妈妈一定要定期做检查，尤其是在妊娠20～32周时测血压并观察有无浮肿，千万不要忽视了早期症状，因为早期轻度的妊娠高血压疾病经过积极的治疗，是可以治愈或控制病情发展的。

防治妊娠高血压疾病的措施主要是定期随访，注意休息，采取左侧卧位以减少子宫对下腔静脉的压迫，使下肢及腹部血流充分回到心脏，以保证肾脏及胎盘的血流量。在饮食上要适当限制盐的摄入量，注意多食用高蛋白食物。

无论对于妊娠高血压疾病还是妊娠合并高血压，降压治疗均有利于降低母胎死亡率。对孕妈妈来说，不能乱用药的，因为有些药物可以通过胎盘进入胎宝宝体内或出现在乳汁中，对胎宝宝或宝宝产生毒副作用，所以孕妈妈及哺乳期女性应用降压药时需十分谨慎，千万不要随便用药。

推荐食材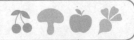

多吃芹菜、荠菜、鱼类、大豆类食品，保证奶类、新鲜水果和蔬菜的充分摄入。

调理食谱

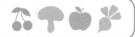

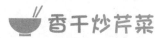

香干炒芹菜

原料： 芹菜350克，香干200克，葱花、料酒各5克，盐、香油各少许。

做法： 1. 芹菜择洗干净，剖细，再切成4厘米左右的段；香干切条。

2. 锅中放油烧热，炒香葱花，下入芹菜段翻炒几下，再放入香干、料酒、盐炒拌均匀，出锅前淋入香油拌匀即可。

功效

芹菜茎叶中含有芹菜苷、佛手苷内脂、挥发油等成分，有降压利尿、增进食欲和健胃等作用。

双菇扒荠菜

原料： 草菇、蘑菇各200克，嫩荠菜10棵，蚝油、白糖、水淀粉各适量，盐少许。

做法： 1. 荠菜择洗净，切段；草菇、蘑菇洗净，用盐开水焯一下，捞出。

2. 锅中放油烧热，下荠菜段煸炒，加盐调味，炒熟后盛入盘中。

3. 原锅放油烧热，下草菇、蘑菇煸炒，加蚝油、白糖炒入味，用水淀粉勾芡，盛出铺在荠菜上即可。

功效

荠菜所含的胆碱、乙酸胆碱等可以降血压，适合患高血压的孕妈妈食用。

首乌天麻瘦肉汤

原料： 首乌15克，天麻15克，钩藤15克，猪瘦肉100克，盐少许。

做法： 1. 将猪瘦肉切块，首乌、天麻洗净，放入砂锅内，加入猪瘦肉，再加适量清水，武火煮沸后，文火煮2个小时即可。

2. 把钩藤洗净，加入天麻猪肉汤内，再煮沸15分钟，加盐调味即可。

功效

此汤有助于降血压。

木耳拌瓜皮

原料： 西瓜皮500克，黑木耳50克，白糖、香油各适量。

做法： 1.削去西瓜皮最外面的硬皮，然后洗净，切片。

2.将黑木耳用温水泡发，入开水中略烫，捞出沥水。

3.将西瓜皮、黑木耳放入大碗内，加入白糖、香油拌匀，装盘即可。

功效 此菜有助于降血压，利尿祛湿。

酸甜三文鱼

原料： 三文鱼60克，柠檬汁15克，橄榄油10克，盐少许。

做法： 1.将柠檬汁、橄榄油混合搅匀。

2.将三文鱼放入做法1中搅匀的汁中，同时撒上少许盐，腌制约10分钟。

3.用橄榄油起锅，放入三文鱼两面煎熟，然后将腌汁一起加热后淋上即可。

功效 增强血管弹性，防治妊娠高血压。

黄豆炖青鱼

原料： 青鱼300克，干黄豆10克，葱花、香菜末、姜片、蒜片、酱油、精盐、植物油各适量。

做法： 1.干黄豆用冷水浸泡10小时，洗净；青鱼去鳞、除腮和内脏，洗净切段。

2.炒锅置火上，倒入适量植物油，烧至五成热，放入青鱼段两面煎熟，加葱花、蒜片、姜片炒香，淋入酱油，加黄豆和适量清水炖至黄豆熟透。

3.大火收汁，用精盐调味，撒上香菜末即可。

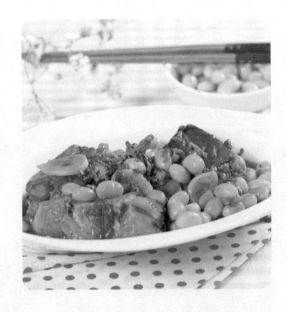

功效 此菜有助于孕妈妈降压、消水肿。

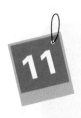

孕期糖尿病

症状说明

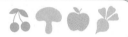

　　孕期糖尿病是糖尿病的一种特殊类型。是指确定妊娠后，若发现有各种程度的糖耐量减低或明显的糖尿病症状，不论是否需用胰岛素或仅需使用饮食治疗，也不论分娩后这一情况是否持续，均可认为是孕期糖尿病。孕期糖尿病易造成巨大儿、胎宝宝窘迫、胎死宫内，新生儿易发生呼吸窘迫综合征、低血糖、高胆红素血症、红细胞增多症及低血钙等，严重威胁孕妇及胎宝宝的健康。

　　妊娠合并糖尿病是临床常见的合并症之一，通常包含以下三种情况：

◆　妊娠前确诊为糖尿病。

◆　妊娠前是无症状糖尿病，妊娠后发展为有症状的糖尿病。

◆　妊娠前无糖尿病，妊娠后患有糖尿病，而产后即可恢复。

　　妊娠合并糖尿病，最明显的症状是"三多一少"，即吃多、喝多、尿多，但是体重会减轻，还伴有呕吐的症状。

　　妊娠早期合并糖尿病易发生真菌感染。妊娠中期糖尿病症状可减轻。妊娠晚期分娩、引产、剖宫产也容易导致细菌感染，而使糖尿病症状进一步加重。

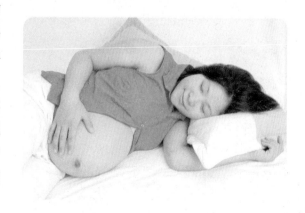

防治方法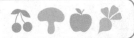

孕期糖尿病是妊娠并发症中常见的一种，发病率较高，病情变化快，与日常饮食、起居关系密切。对曾经有过糖尿病史的孕妈妈来说要注意以下几点，以避免孕期糖尿病带来的不良后果。

◆ 多学习、了解糖尿病基本知识。

◆ 要学会自行检验。

◆ 学会自己调整胰岛素及饮食数量。

◆ 特别注意清洁卫生。

◆ 生活要有规律。

推荐食材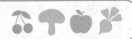

牛奶、冬瓜、瘦猪肉、动物的内脏、鳝鱼、豆腐、蔬菜、带皮的低糖水果等，对于改善孕妈妈孕期糖尿病都有一定的好处。

调理食谱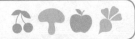

冬瓜瘦肉汤

原料： 冬瓜100克，瘦猪肉100克，葱花、精盐、香油各适量。

做法： 1.冬瓜去瓤，洗净切块，瘦猪肉洗净切片。

2.锅置火上，放入瘦猪肉，加适量清水煮沸，改小火煮至八成熟，放入冬瓜块煮至熟透，加入葱花、精盐和香油调味即可。

功效

此汤可以益气利水，降血糖。

黄瓜拌蛋丝

原料： 黄瓜250克，鸡蛋2个，葱花、香菜末、蒜末、精盐、香油、植物油各适量。

做法： 1.黄瓜洗净，切丝；鸡蛋洗净，磕入碗内，打匀。

2.锅置火上，倒入适量植物油，待油温烧至六成热时，淋入蛋液，制成蛋皮，出锅切丝备用。

3.取盘，放入黄瓜丝和蛋皮丝，用葱花、香菜末、蒜末、精盐和香油调味即可。

功效

此汤可以帮助孕妈妈降血糖。

猴头蘑炒菜心

原料： 猴头蘑200克，油菜心200克，番茄50克，葱花、水淀粉、植物油、精盐各适量。

做法： 1.猴头蘑洗净，切薄片，入沸水中焯透，捞出；油菜心择洗净；番茄洗净，去蒂，切月牙瓣。

2.炒锅置火上，倒入适量植物油，烧至七成热，加葱花炒香，放入油菜心和番茄炒熟，倒入猴头蘑翻炒均匀。用精盐调味，水淀粉勾芡即可。

功效

此菜可以降血糖，预防妊娠糖尿病。

猪腰蚌肉汤

原料： 猪腰200～300克，新鲜蚌肉500克，植物油、料酒、精盐各适量。

做法： 1.将猪腰洗净，滤干，切块。活河蚌去壳，取出蚌肉，洗净滤干，切块。

2.起油锅，放植物油2匙，用中火烧热油后，倒入蚌肉，翻炒5分钟，加料酒1匙，再改用小火慢煨2小时，然后加精盐半匙，继续慢煨1小时，直至蚌肉软烂，离火即可。

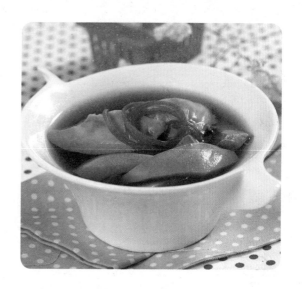

功效

此汤可以清肺胃之火，降血糖，适用于患妊娠糖尿病的孕妈妈食用。

红烧鳝鱼

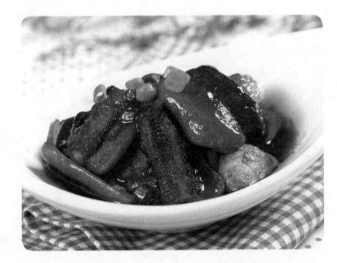

原料：鳝鱼250克，植物油、料酒、酱油、细盐、大蒜头各适量，葱花少许。

做法：1.鳝鱼活杀，去内脏、洗净，切成3厘米的段。

2.大蒜头半只，连皮打碎，去皮备用。

3.起油锅，放植物油3匙。旺火烧热后，先放入大蒜头，随即倒入鳝鱼段，翻炒3分钟，加料酒2匙。

4.再焖炒3分钟，待发出酒香后，加加细盐1匙，酱油1匙，冷水1大碗。继续焖烧20～30分钟，至汁水快干时，撒入葱花即可。

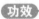 **功效**

此菜有补虚益气，通血脉，降血糖等功效。

 ## 栗子山药烧鸡

原料：鸡肉250克，栗子20颗，山药20克，熟地黄5克，冬菇5只，油、盐、糖、湿淀粉各适量。

做法：1.鸡肉切丝，加入盐、糖、姜汁、淀粉拌匀，约腌20分钟，泡嫩油捞起。

2.栗子去壳去皮，与山药同浸水约15分钟。

3.冬菇浸软去蒂，洗净后切丝，用油、盐、糖少许拌匀。

4.烧红油锅，炒热山药、栗子及冬菇，然后加入熟地黄、鸡肉同煮，再加一杯半水，加盖至栗子熟至软，加入辅料拌匀，至汁液将干时，加入湿淀粉即可。

功效

淮山药可以增强体质，有益于胃肠、肾脏的健康，地黄有壮体、补血的功效，适于患妊娠糖尿病的孕妈妈食用。

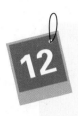

12 下肢静脉曲张

症状说明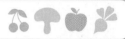

孕晚期孕妈妈由于内分泌改变、全身血量增多、胎宝宝压迫骨盆、体重增加等多项原因相互影响下最易引发静脉曲张。由于受到增大的子宫刺激甚至压迫作用，子宫周围血流量是妊娠前的4～10倍，下肢静脉的静脉瓣就失去了本来的功能，不能阻止血液倒流，从而使血液淤滞在皮肤下面的静脉中。静脉曲张，大多发生在大腿和小腿上，大腿根及外阴部，出现了一根根状如蚯蚓并沿着皮下静脉蜿蜒而行的紫蓝色条索物，有时还可形成瘤或伴有疼痛。

防治方法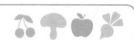

孕妈妈在怀孕3～4个月后，减少站立的时间是预防或减轻静脉曲张的最好方法。睡觉最好采用侧卧位，以免子宫压迫静脉。坚持散步，避免用过冷或过热的水洗澡；还可以用枕头等把腿部垫高，以利静脉血的回流；如果出现溃疡和出血应按医嘱，不要自己敷药，以免细菌感染；还可以穿上高强度的医疗弹力袜防护，以防静脉血栓和静脉瘤的发生。

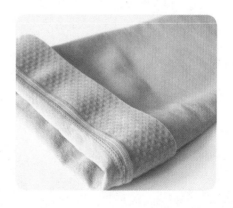

一般来说，孕妈妈的下肢静脉曲张是单纯性的，经过休息和睡眠后，静脉曲张的程度可减轻。如果不见减轻，应尽早去医院检查治疗。

推荐食材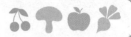

下肢静脉曲张的孕妇要在饮食上注意调理，要特别注意少吃高脂肪食物和糖、咸食等，以防曲张加重。可以吃些苦瓜、海带、虾仁、芦笋、草莓等。

调理食谱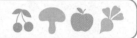

番茄炒虾仁

原料：虾仁300克，番茄250克，豌豆50克，鸡蛋1个，水淀粉1汤匙，葱末、姜末各少许，精盐、料酒、香油、植物油各适量。

做法：1.虾仁洗净，放碗内加精盐、料酒抓匀，加蛋清、水淀粉上浆。

2.番茄用热水烫后剥皮，去籽，切丁备用。

3.锅置火上，倒油烧热，放入虾仁过油后捞出备用。

4.锅内留底油，爆香葱末、姜末，加入番茄丁煸炒，随即加入精盐、虾仁，用水淀粉勾稀芡，加豌豆炒熟，淋上熟油即可。

功效 ·········
此菜可以降压，消肿。

松仁芦笋

原料：芦笋300克，松仁100克，精盐、植物油各适量。

做法：1.将芦笋清洗干净，去掉尾部的笋皮。

2.水沸腾后，加精盐，将芦笋放入焯一下，出锅前淋上一些植物油，可使芦笋颜色亮丽。

3.松子放入锅中略烤，不用放油，呈金黄色即可出锅。

4.芦笋切段，码放在盘中，将松仁放入调味即可。

功效
芦笋性微温、味甘。含有具保健功能的特殊营养物质，有滋阴润燥、生津止渴、解毒、消肿等作用，可以有效缓解下肢静脉曲张。

苦瓜豆腐汤

原料: 豆腐400克,苦瓜150克,植物油30毫升,香油、精盐、水淀粉各适量。

做法: 1.苦瓜去皮、籽,洗净,切片;豆腐洗净切块备用。

2.炒锅上火,加油烧热,放入苦瓜片翻炒几下,倒入开水、豆腐块,加入精盐,料酒煮沸,用水淀粉勾薄芡,淋上香油即可。

功效

此汤可以益气清热,解毒利水。

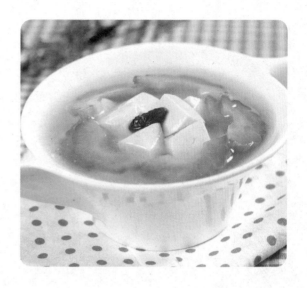

乌豆煲猪尾

原料: 猪尾450克斩件(连带猪尾骨),乌豆75克,南枣8粒去核,姜2大片拍松,盐少许。

做法: 1.南枣、姜洗净。乌豆放入锅中,不用放油,慢火炒至豆壳裂开,铲起洗净。

2.猪尾放入滚水中,煮5分钟,捞起洗净。

3.煲内放适量水煲滚,再放入全部用料煲滚,慢火煲3小时,最后下盐调味即可。

功效

此汤可以缓解孕期静脉曲张。

凉拌海带

原料: 海带300克,黄豆100克,盐、酱油、醋、葱花各适量。

做法: 1.干海带在高压锅中蒸4分钟。

2.洗干净后泡水,勤换水。

3.取泡发好的柔软的海带切丝,在开水中焯一下,沥干水分。

4.把黄豆煮熟。

5.把海带、黄豆一起放在盘内,加入葱花、盐、酱油、醋,充分拌匀即可。

功效

此菜可以利水消肿,缓解孕期静脉曲张。

图书在版编目（CIP）数据

孕期营养详解与同步食谱500例/罗立华主编.——北京：中国人口出版社，2013.9

ISBN 978-7-5101-1970-5

Ⅰ.①孕… Ⅱ.①罗… Ⅲ.①孕妇－营养卫生②孕妇－妇幼保健－食谱 Ⅳ.①R153.1②TS972.164

中国版本图书馆CIP数据核字（2013）第218199号

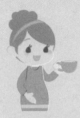

更权威、全面、实用的
孕期营养指导

孕期营养详解与同步食谱500例

罗立华　主编

出版发行	中国人口出版社
印　　刷	大厂正兴印务有限公司
开　　本	710毫米×1020毫米　1/16
印　　张	20
字　　数	180千字
版　　次	2014年1月第1版
印　　次	2014年1月第1次印刷
书　　号	ISBN 978-7-5101-1970-5
定　　价	42.80元

社　　长	陶庆军
网　　址	www.rkcbs.net
电子信箱	rkcbs@126.com
电　　话	(010)83519390
传　　真	(010)83519401
地　　址	北京市宣武区广安门南街80号中加大厦
邮　　编	100054